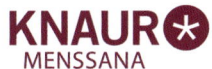

Christiane Wolff

Yoga-Detox für jeden Tag

Entspannen, Entgiften und Entschlacken

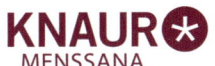

Inhalt

4.
Der Seele Flügel verleihen

5.
Das Power-Detox-Wochenende

Eine herzliche Einladung zum Loslassen

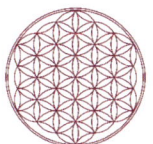 Sich innerlich zu befreien, Weite zu spüren und die Welt aus einer neuen Perspektive zu sehen – das ist der Grundgedanke des Yoga. Yoga ist ein seit Tausenden von Jahren praktizierter Übungsweg, der Menschen hilft, sich gelassener und glücklicher zu fühlen. Yoga schenkt uns eine positive Grundhaltung und die Stärke, dem Alltag mit seinen Herausforderungen und seiner Hektik gelassener und standhafter entgegenzutreten. Der Weg der Veränderung beginnt immer bei uns selbst. Wir erkennen, dass weniger die Umwelt, der neueste Lebensmittelskandal, der Arbeitsplatz oder die Nachbarin schuld sind an unserer Unausgeglichenheit, sondern dass wir Verantwortung für uns selbst übernehmen müssen.

Yoga führt zu einer großen inneren Freiheit, die sich nicht zuletzt in der Besänftigung chaotischer, widerstreitender Gedanken zeigt. Detox, im Sanskrit Shatkarma genannt, bedeutet Reinigung, Entgiftung und Befreiung von allem Belastenden; den Körper spüren, den Geist klären und die Emotionen in Balance bringen. Das Resultat ist eine positive Sichtweise auf uns selbst und die anderen.

Dank dieser veränderten Grundhaltung ist die Gefahr körperlicher Dysbalancen geringer, der Stoffwechsel harmonischer, die Konzentrationsfähigkeit steigert sich, der Muskeltonus wird ausgewogener, das Immunsystem gestärkt und auch der Schlaf verbessert sich.

In der Yoga-Praxis erfahren Sie, wie Ihr Körper »mitdenkt«. Sie halten inne, um zu spüren, zu erleben und zu verändern. Es ist eine erleichternde Lebenshilfe, Dinge anzunehmen, die nicht zu ändern sind. Aber vor allem kann es Ihnen auf diese Weise gelingen, sich von Dingen zu lösen, die das Leben kompliziert machen und Verwirrung auslösen.

In diesem Buch geht es um Detox mit Hilfe von Yoga, also um Reinigungstechniken durch Körperübungen (Asanas), Atemübungen (Pranayamas), Handgesten (Mudras) sowie Konzentrations- und Meditationsübungen. Die Übungen aus diesem Buch sollen Ihnen helfen, sich ganzheitlich zu reinigen und Körper, Geist und Seele zu entgiften. Ich habe selbst erfahren dürfen, dass Yoga ein Weg der Reinigung und der Befreiung ist, und habe Licht, Leichtigkeit und Offenheit erfahren. Und ich empfinde mich durch das regelmäßige Praktizieren als ernsthafter, ehrlicher und glücklicher.

Die Yoga-Detox-Praxis, die Sie in diesem Buch kennenlernen, legt ihren Schwerpunkt auf das Loslassen und Abgeben von Dingen, Gedanken und Gefühlen, die Sie nicht mehr brauchen und die Ihnen auf die Dauer schaden können. Sie erfahren einiges über yogische Reinigungsrituale, die auf körperlicher, geistiger und seelischer Ebene klären und Raum für Neues schaffen.

Die Reinigungsrituale erhöhen Ihre Aufmerksamkeit, die Atem- und Meditationsübungen Ihre Achtsamkeit. Die hier vorgestellten Atemübungen betonen aber auch die Reinigung und Klärung, nicht zuletzt durch die Anregung der Körpermitte – jener Region, in der das Verdauungsfeuer Agni seinen Sitz hat.

Mit den fließenden, kraftvollen Sequenzen der Yoga-Haltungen werden durch klärende Hitze und Anregung des Stoffwechsels körperliche Spannungen abgebaut. Die gebündelte Aufmerksamkeit lässt Sie auch in der Bewegung anmutig und konzentriert bleiben. Sie lernen das Geheimnis kennen, sich schnell zu bewegen und gleichzeitig ruhig zu werden. Bewusst Spannung herauszunehmen und dennoch in der Dynamik zu bleiben, sowohl in der Yoga-Sequenz als auch im Alltag. Aktivität und Stille mobilisieren Ihre individuellen Ressourcen, Sie lernen Feinfühligkeit in der Dynamik und in der Ruhe kennen. So wird es Ihnen immer besser gelingen, auch bei großen Herausforderungen mit sich in Verbindung zu bleiben.

Zusätzlich schenkt Ihnen Yoga-Detox eine neue, ungeahnte Energie. Stellen Sie sich diese Energie wie eine gleichmäßig brennende Flamme vor, die Ihnen die Möglichkeit schenkt, sich im neuen Licht zu sehen.

Das alles geht natürlich nicht von heute auf morgen. Reinigung und Klärung im yogischen Sinne sind ein Prozess. Eine regelmäßige Praxis, ein kraftvolles Bemühen fordert daher von Ihnen auch eine Bereitschaft, sich konsequent Zeit und Raum für diesen Weg zu nehmen.

Die Übungen, die Sie in diesem Buch kennenlernen, erweitern Ihr Bewusstsein für alles, was schädigt und bremst. Gleichzeitig wächst Ihre Wertschätzung für Ihren Körper und Ihre Persönlichkeit. Sie erkennen, dass Ihre Schwächen oder die kleineren und größeren Beschwerden Ihres Körpers zu Ihnen gehören, dass Sie aber viel mehr sind als diese Dysbalancen. Diese persönliche Wertschätzung macht Mut zu Veränderungen und ermöglicht es Ihnen, sich weniger an dem zu orientieren, was vordergründig nicht funktioniert, sondern sich Fragen zu stellen: Wie kann ich meine Haltung verändern, damit der Rücken nicht mehr schmerzt? Warum verspannt sich mein Nacken in dieser Situation? Warum werde ich so wütend, wenn …?

So sind denn auch die Themen dieses Buches weniger im Hinblick auf Beschwerden oder Disharmonien gegliedert, sondern orientieren sich an positiven Themen. Daraus wächst Ihr Verständnis und vielleicht auch Ihr Interesse für das, was Sie mit sich und dem Yoga erleben können.

Ähnlich ist es auch mir ergangen. Und was ich selbst erfahren habe, möchte ich mit Ihnen teilen und Ihnen einen Weg zum Loslassen, zur Befreiung und Reinigung aufzeigen. Zunächst im medizinischen Bereich ausgebildet, habe ich später als Yoga-Lehrerin immer mehr erfahren, dass eine ganzheitliche, spirituelle Sichtweise mich und meine TeilnehmerInnen mehr anspricht und tiefere Erfahrungen möglich macht. So ist dieses Buch eine Kombination aus medizinischem Wissen und ganzheitlichem Denken. Ich bin sehr glücklich über das wunderbare Geschenk, in meinem Leben Yoga in den unterschiedlichsten Ebenen zu praktizieren, zu teilen und weitergeben zu dürfen.

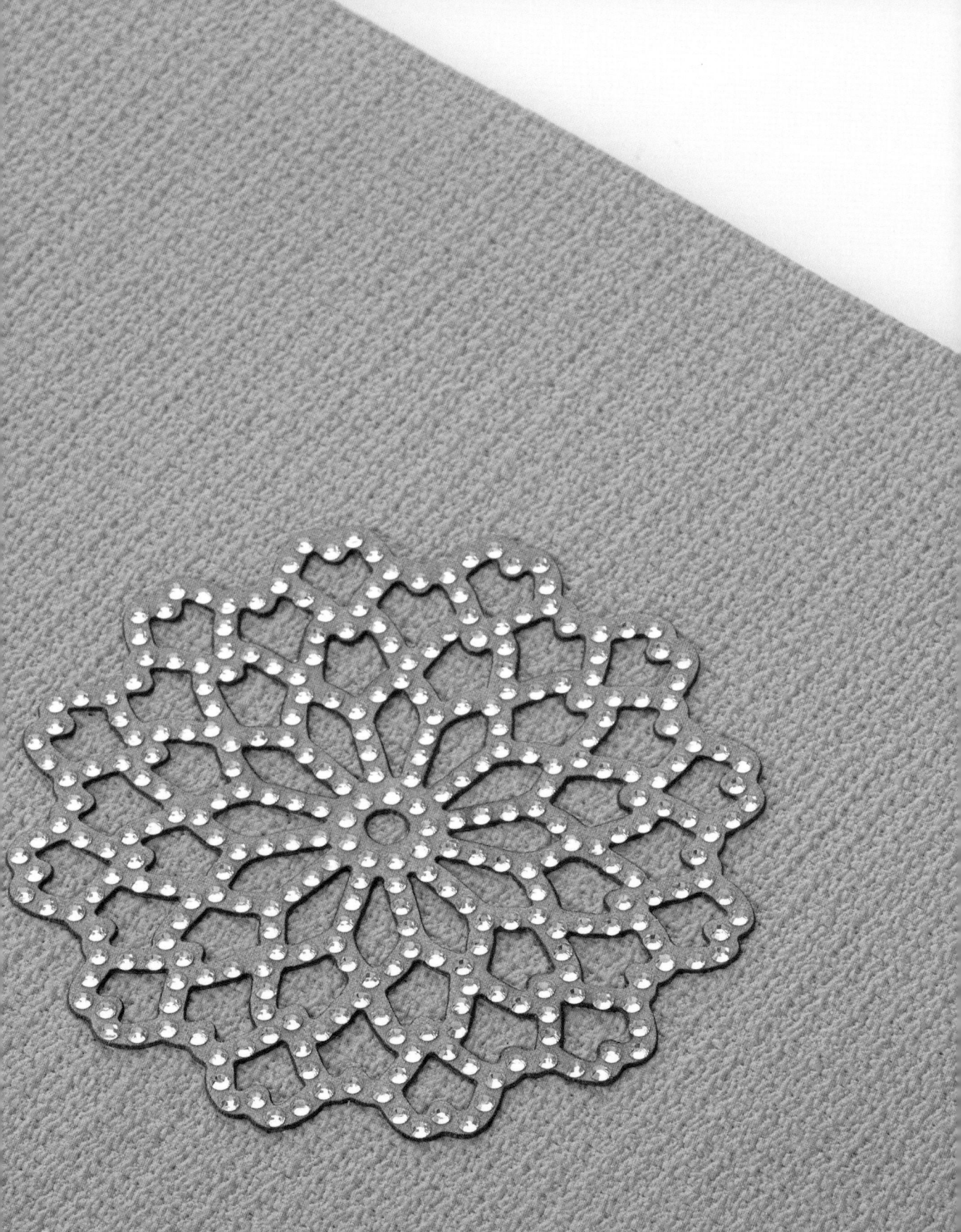

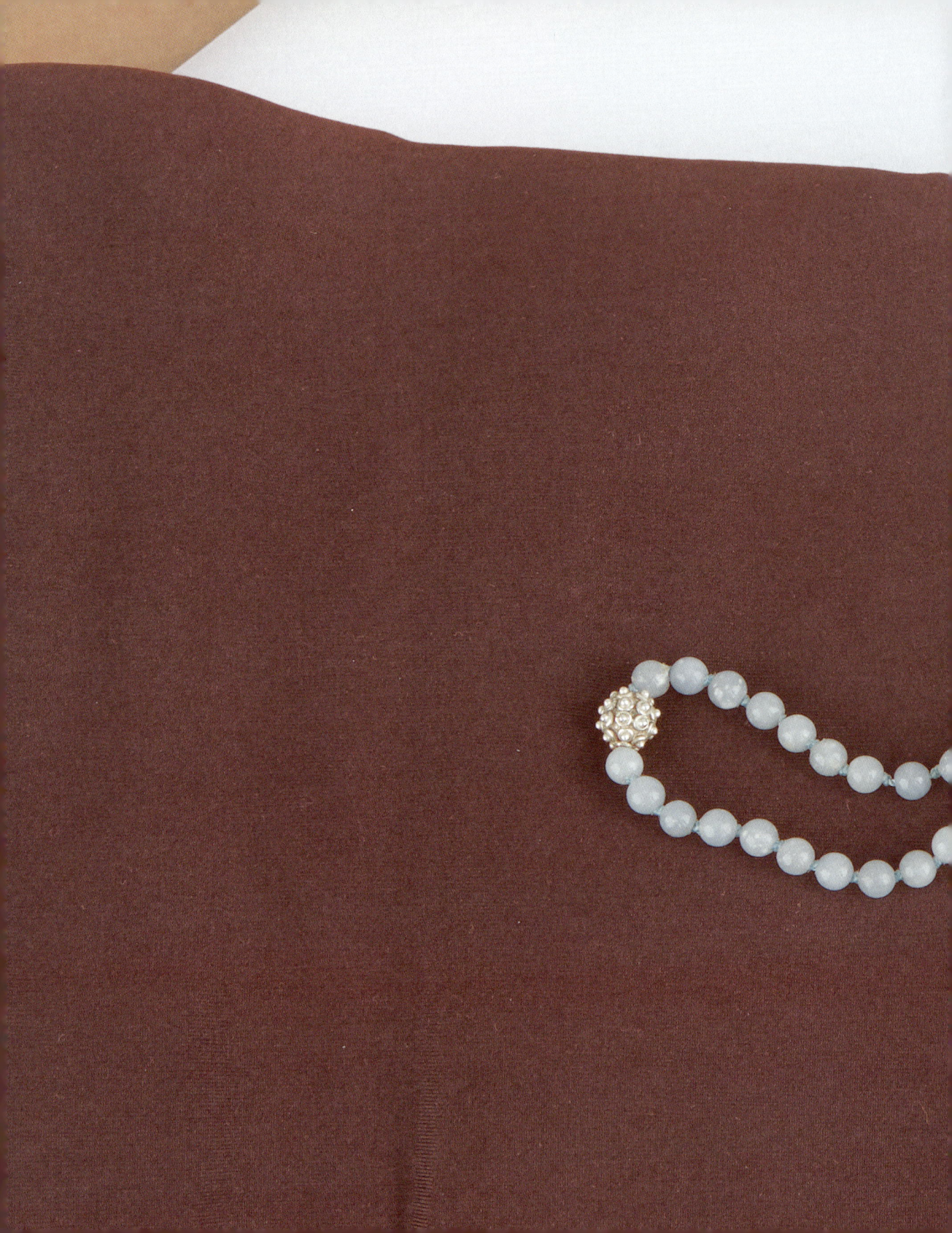

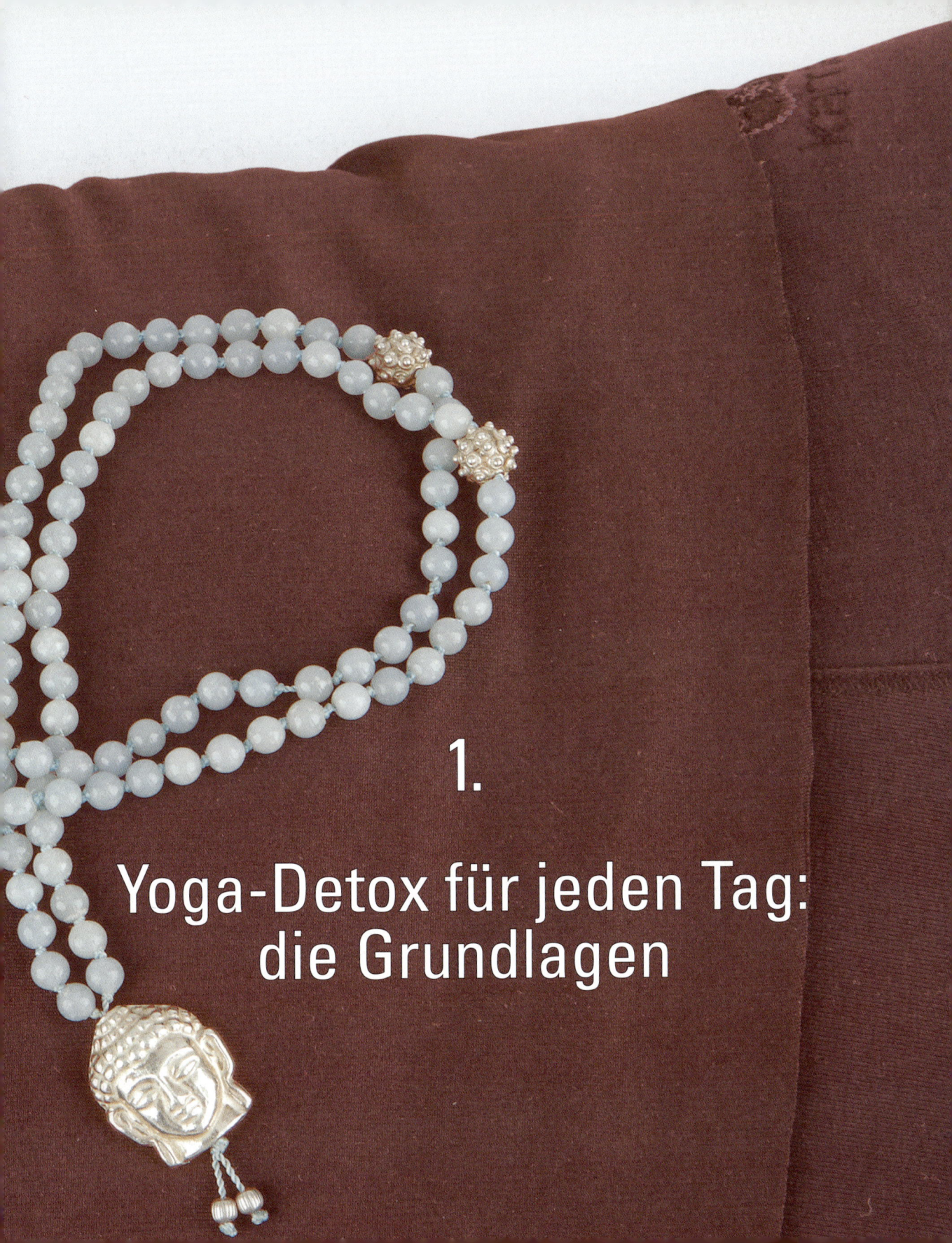

1.

Yoga-Detox für jeden Tag: die Grundlagen

Schleier, die uns die Sicht nehmen

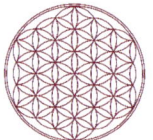 Kennen Sie das? Alles dreht sich ständig um einen dunklen Gedanken. Immer wieder lockt Ihr Geist Sie in die gleiche Richtung. Was auch vor dem geistigen Auge auftaucht, der Gedanke ist dunkel, negativ, einseitig und sorgenvoll. Alle guten Vorsätze, jeder Versuch, aus diesem Karussell auszusteigen, scheitert, weil Ihre Gedanken stets um das Gleiche kreisen. Die Yogis nennen diese kreisenden Gedanken Vritti.

Nach yogischem Grundverständnis schwingt in jedem Menschen und in allem, was existiert, ein reines Bewusstsein: etwas Göttliches, Lichtvolles. Erfahrungen, Enttäuschungen oder soziale Konditionierungen trennen uns von diesem Bewusstsein. Ein falsches Verständnis legt sich wie ein Schleier oder eine Illusion über das Einzigartige in uns und verhindert das Erkennen unseres Wesenskerns.

Im Yoga gibt es eine Geschichte, die das falsche Verständnis illustriert. Da verwechselt jemand im Dunkeln ein Seil mit einer Schlange. Und dieser Irrtum löst alle Gefühle und Reaktionen aus, die eine gefährliche Schlange hervorrufen würde. Es kommt zu übertriebenen Reaktionen und Missverständnissen. Ähnlich ist es, wenn wir unsere Aufgaben und Rollen im Leben – beispielsweise als Mutter, als Vater, als Kind, als Mitarbeiter – mit unserem Selbst verwechseln. Dann sind Verwirrungen vorprogrammiert. Werden Erfahrungen, Glaubenssätze und Erwartungen als Realität gewertet, eifern wir einer Anerkennung nach, die uns niemals befriedigen kann. Begründungen und Beweise für die Wichtigkeit und Deutung irgendwelcher Annahmen finden wir immer wieder: wissenschaftliche Erkenntnisse über dieses und jenes, Erfahrungen unserer Vorbilder oder auch Vorschriften und Richtlinien. Wir meinen, die Welt mit unserem Denken zu erkennen, und verhindern damit eine ganzheitliche Erfahrung. Der Wunsch, eine perfekte Mutter zu sein und darin das Glück des Lebens zu sehen, kann zunehmend verletzlich, abhängig und angreifbar machen.

Die Yogis nennen diese Illusion, die Verwechslung von Erwartungen und Realitäten, Maya. Sie verhindert, dass wir uns fragen, was wirklich wichtig ist und glücklich macht.

Eine eingeschränkte Sichtweise kann sich aus den unterschiedlichsten Situationen entwickeln. Ein Beispiel für einen körperlichen Auslöser: Der verspannte, schmerzende Nacken fordert Aufmerksamkeit, kann aber zugleich auch Ursache für eine Fehlhaltung sein. Um den Nacken vermeintlich zu schonen, fallen die Schultern immer weiter nach vorn. Der eingesunkene Körper verändert nicht nur die äußere, sondern auch die innere Haltung. Zusätzlich wirkt er auf die Menschen im Umfeld traurig und introvertiert. Der verkrampfte Nacken verändert den Stoffwechsel und damit die Energieversorgung des Körpers. Die Feinfühligkeit, aber auch das konstruktive Denken werden beeinträchtigt. Immer mehr wird der verhärtete Nacken zum Thema und schränkt Lebendigkeit, Leistungsfähigkeit und Lebensfreude ein.

Andere Beispiele zeigen, dass auch Emotionen die Sichtweise und das Erleben verändern können. Das gilt für die rosarote Brille in den Zeiten des Verliebtseins ebenso wie für die Angst vor dem Versagen oder dem Scheitern.

Yoga schenkt uns zahlreiche Techniken, um sich von diesen Schleiern zu befreien. Der erste Schritt ist die Achtsamkeit und damit das Gewahrwerden seiner selbst – die gefühlvolle Wahrnehmung des eigenen Körpers, des mentalen Raums und das emotionale Erleben.

Der Weg zur Befreiung

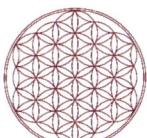 Der Yoga lehrt uns also: Das Reine, Lichtvolle schwingt im Körper; es ist erfahrbar und lebbar. Aber es kann »überdeckt« und verschleiert sein. Dann werden Techniken wichtig, die den Körper befreien. Dafür zeigt der Yoga einen Weg der Klärung und Reinigung auf. Der Mensch wird dabei als ein mehrdimensionales Wesen gesehen. Zum Wohlbefinden, zur Gesundheit, zur Stressresistenz und zur tiefen inneren Zufriedenheit unterscheidet der Yoga vier Ebenen des Seins.

Die körperliche Ebene

Die körperliche Ebene ist für viele Yoga-Interessierte zunächst der Beweggrund, mit Yoga zu beginnen. Haltungen und Körperübungen aus dem Yoga können von körperlichen Beschwerden befreien und Dysbalancen vorbeugen. Der Körper wird kräftiger, elastischer, flexibler und damit auch leistungsfähiger. Verspannungen, Rückenprobleme, aber auch Entgleisungen des Blutdrucks oder organische Beschwerden können durch Yoga-Übungen positiv beeinflusst werden.

Die geistige Ebene

Entspannungs-, Achtsamkeits- und Meditationsübungen harmonisieren die geistige Ebene. Sie befreien von Konzentrationsschwäche, Schlafstörungen. Bei regelmäßiger Praxis tragen diese Übungen zur leichteren Bewältigung persönlicher, beruflicher und familiärer Herausforderungen bei.

Die energetische Ebene

Die energetische Ebene beeinflusst Gedanken und Stimmungen. Innere Schwere und Trägheit können durch energetisierende Yoga-Übungen ausgeglichen werden. Die veränderte Energieschwingung schenkt Leichtigkeit und ein Empfinden von innerer Präsenz. Oft fühlen Yoga-Übende sich nach einer Yoga-Stunde erleichtert oder innerlich aufgeladen und schätzen das Gefühl, tief durchatmen zu können.

Die spirituelle Ebene

Die innere Auseinandersetzung mit dem Yoga führt zur spirituellen Ebene, der Erkenntnis, mehr zu sein als der sichtbare physische Körper. Eine zunehmende Balance auf körperlicher, geistiger und energetischer Ebene eröffnet einen tieferen Zugang. Mit Hilfe der Yoga-Philosophie wächst die Vorstellung, im Kern ein spirituelles Wesen zu sein. Dabei tauchen Fragen nach dem Sinn des Lebens und nach dem persönlichen

Potenzial auf. Oft entsteht auch der tiefe Wunsch, Spiritualität zu leben.

»Ich suchte in Tempeln, Kirchen und Moscheen. Doch das Göttliche fand ich in meinem Herzen.«
Rumi

Eine Klärung der Sichtweise

Jede Veränderung in den vier beschriebenen Ebenen bringt Erleichterung und ist für viele Yoga-Praktizierende eine Motivation, den Weg konsequent weiterzugehen. Das, was Yoga jedoch so einzigartig werden lässt, sind die Denkanstöße, die uns zeigen, was belastend, verunreinigend oder einschränkend wirkt. Diese ganzheitliche Klärung liegt – so der Ansatz des Yoga – in den Sichtweisen.

Zur Beseitigung dessen, was zwischen mir und meinem Glück steht, bedarf es einer dritten Dimension: der wertfreien Beobachtung. Meistens haben wir konkrete Vorstellungen, was sich ändern müsste, damit es besser werden könnte. Und diese Vorstellungen beziehen sich in den meisten Fällen auf Äußerlichkeiten und andere Personen: »Wenn das nicht wäre …« oder »Wenn er/sie so wäre …« – dann wäre der Weg zur Zufriedenheit gebahnt.

Yoga jedoch zeigt uns konkrete Denk- und Verhaltensmuster auf und hilft, uns von alten Vorstellungen zu befreien. Wir lernen, dass Missverständnisse, Belastungen und Bedrohungen nicht von außen auf uns einströmen, sondern ihre Wurzeln in unserem eigenen Geist, in der persönlichen Wahrnehmung haben. Aus der eingeschränkten Sichtweise entstehen die Verwirrungen und Ungereimtheiten. Daher beginnen die alten Leitfäden des Yoga – das Yoga-Sutra des Patanjali – mit der Definition des Yoga in nur einem Satz. Dort heißt es, Yoga sei »das Zur-Ruhe-Kommen und Stillwerden der Aktivitäten des Geistes«. Ziel des Yoga ist also ein ruhender Geisteszustand, eine mentale Freiheit, in der automatisch ablaufende, unbewusste und emotional gefärbte Aktivitäten des Geistes abgestellt wurden.

Um dieses Ziel des inneren Friedens und der Ausgeglichenheit zu erfahren, entwirft Patanjali einen gangbaren Weg, eine genaue Struktur, um Belastendes aufzudecken und neue Denk- und Handlungsmuster zu realisieren. Er nennt ihn Ashtanga oder den achtgliedrigen Weg. Gemeint ist damit eine ganzheitliche Übungspraxis, die schrittweise von außen nach innen führt. Alle Schritte auf diesem Weg sind gleichberechtigte, integrale und unverzichtbare Bestandteile des Yoga.

1. **Yama** – der persönliche Umgang mit der Umwelt; Ahimsa – Gewaltlosigkeit; Satya – Wahrhaftigkeit; Asteya – nicht stehlen; Bramacharya – Mäßigung, reiner Lebenswandel; Aparigaha – nicht Besitz ergreifen, nicht anhäufen
2. **Niyama** – der Umgang mit sich selbst; Sauca – Reinheit; Samtosa – innere Ruhe, Zufriedenheit; Tapas – Askese, Hitze; Svadhyaya – Innenschau, Selbststudium; Isvarapranidhanan – Hingabe und Vertrauen an eine höhere Kraft
3. **Asana** – die körperliche Praxis
4. **Pranayama** – die Erfahrung mit dem Atem
5. **Pratayara** – das Nach-innen-Lenken der Sinne
6. **Dharana** – die Konzentrationsfähigkeit
7. **Dhyana** – Meditation, das Verinnerlichen
8. **Samadhi** – die Erfahrung von Klarheit und Erfüllung

Die Entwicklung der Persönlichkeit, die Wellen des Lebens und das Hineinwachsen in diese ganzheitliche Sichtweise verlaufen nie linear, sondern eher spiralförmig. Jede Wandlungsphase fordert ein neues Überdenken, Hinterfragen und Durchschreiten des achtgliedrigen Pfades. Bei jedem neuen Ablauf des Weges werden neue Einsichten verinnerlicht und neue Felder der Erkenntnis integriert.

Jeder der acht Schritte bietet eine große Unterstützung auf dem Weg zu Ausgeglichenheit, innerem Wachstum und geistigem Frieden. Die eigene Reflexion über die Verhaltensweisen und das Umfeld ermöglichen Klarheit über die persönlichen inneren Einstellungen und Verhaltensmuster. Die Ratschläge der ersten zwei Schritte (Yama und Niyama) leiten liebevoll zu einem friedlichen, mitfühlenden und unterstützenden Miteinander an. Werden diese Sichtweisen mehr und mehr verinnerlicht, wächst die Erkenntnis, dass ungünstige Muster veränderbar sind und ein verständnisvolles und wohlwollendes Handeln umsetzbar ist.

»Jede Wahrheit ist leicht zu verstehen, sobald sie entdeckt worden ist; man muss sie aber erst einmal entdecken.«
Galileo Galilei

Das Erkennen der Muster

Dysbalancen, emotionale Entgleisungen und Reaktionen des Körpers sind nach yogischem Grundverständnis weniger die Folge objektiver äußerer Bedingungen als vielmehr der eigenen subjektiven Wahrnehmung, die zwangsläufig fehlerhaft und »gefiltert« ist. Das Handeln, das auf diesen subjektiven, fehlerhaften Informationen basiert, schafft ungewollt Verwirrungen, Missverständnisse und Leid für uns selbst und andere. Nachhaltige Probleme entstehen, wenn wir uns mit den verzerrten Wahrnehmungen unseres Geistes identifizieren.

Yoga ist das Mittel, um Klarheit des Geistes zu erreichen. Indem der unruhige Geist beruhigt wird, der Blick ohne Ablenkungen gebündelt werden kann und die Schleier der falschen Vorstellungen entfernt werden, wird es möglich, Dinge zu sehen, wie sie sind, und auf ausgeglichene, angemessene, sichere und sensible Weise damit umzugehen.

In den frühen Yoga-Schriften werden die Verblendungen des Geistes Kleshas genannt. Sie sind, so Patanjali, die Ursachen für Missverständnis und Leid: Unwissenheit, Egoismus, Anhaftung, Abneigung und instinktive Selbsterhaltung. Sie sind angeboren und in jedem Menschen immer vorhanden. Regelmäßige Yoga-Praxis bringt sie in einen »schlafenden«, inaktiven Zustand und verändert ihre Intensität.

Unwissenheit (Avidya) ist eine falsche Art des Verstehens. Sie verweist auf unsere subjektive Wahrnehmung und die große Gefahr, die eigene Wahrheit als absolut anzusehen, sich mit den täuschenden Gedanken, die wir über uns selbst haben, zu identifizieren und die »gefärbte« Wahrheit zu verinnerlichen.

Egoismus (Asmita) bezeichnet die Zentrierung auf das übermächtige Ego.

Anhaftung (Raga) ist die Begierde, haben zu wollen, was nicht möglich ist. Wir können uns selbst blockieren, wenn die Erfüllung persönlicher Wünsche und Erwartungen der einzige Antrieb unseres Handelns ist.

Abneigung (Dvesa) zeigt sich in Abstoßen, Hass, Nicht-haben-Wollen, kurz: in der Ablehnung dessen, was nicht zu ändern ist. Lenken wir unsere Energie zu sehr auf die Ablehnung von Dingen, die sich unserem Einfluss entziehen – zum Beispiel den Alterungsprozess oder das Ende eines Lebensabschnitts –, dann können wir vor lauter Schatten das Licht nicht mehr erkennen.

Die instinktive Selbsterhaltung (Abhinivesa) ist gleichbedeutend mit der Angst vor dem Tod, dem Hängen am irdischen Leben. Einerseits kann Angst uns schützen, weil der Lebenswille uns motiviert, Risiken abzuwägen und vorsichtig zu sein. Andererseits macht Angst angreifbar und schwächt uns, gerade wenn sie unsere Gedanken beherrscht.

Jede Lebensgeschichte kennt Krisensituationen, jeder Entwicklungsweg führt durch Höhen und Tiefen. Durch regelmäßige Yoga-Praxis und das Wissen um die Kleshas kann man »zukünftiges Leid im Voraus erkennen und vermeiden«, so Patanjali (Yoga-Sutra 2.16). Wenn wir Schwierigkeiten hinterfragen und die Hintergründe überprüfen, dann überdenken wir unser Tun und unsere Reaktionen und können den Dingen auf den Grund gehen. Indem wir uns in kleinen Schritten mit jedem Atemzug von Anhaftungen lösen, finden wir zunehmend neuen Raum und entdecken uns dabei selbst.

Yoga des Handelns

Der Yoga schenkt konkrete Denkanstöße und neue Sichtweisen, aber auch ein umsetzbares Übungsprogramm: den Yoga des Handelns, auch Kriya-Yoga genannt. Bei Patanjali wird die aktive Übungspraxis mit drei Qualitäten oder Wegweisern beschrieben: Klärung, Selbstreflexion und die Akzeptanz der persönlichen Grenzen und des göttlichen Lichts. Tapas, Svadhyaya und Isvara pranidhana sind dafür die Begriffe im Sanskrit.

Tapas kann mit Hitze, Brennen und Leidenschaft übersetzt werden. Sich auf den Yoga-Weg zu begeben verlangt Entschlossenheit, uneingeschränkten Einsatz sowie die innere Einstellung, mit Feuer und Flamme dabei sein zu wollen. Diese Intensität lässt einen Prozess entstehen: einen klärenden Wandel. Sva heißt selbst und adhyaya lernen, studieren. Aktiver Yoga verlangt Beobachtung und Achtsamkeit sowie die Bereitschaft, etwas über sich selbst lernen zu wollen. Um die Struktur des Geistes zu erkennen, um persön-liche Reaktionsmuster aufzudecken, um das Spiel der eingefahrenen Impulse zu zügeln, müssen Gewohnheiten möglichst neutral und unvoreingenommen betrachtet werden. Die Innenschau befreit von Unruhe und Gedankenwellen. Der Weg von der Unbewusstheit zur Bewusstheit führt dabei unumgänglich auch zur Begegnung mit dem eigenen Schatten, den dunklen Seiten unserer Seele.

Isvara pranidhana meint die Anerkennung und Hingabe an das göttliche Prinzip. Aus dem Grundverständnis, dass der göttliche Funke, das Besondere oder Außergewöhnliche im Inneren jedes Einzelnen zu finden ist, ermutigt dieser dritte Wegweiser, sich genau dieser inneren Instanz hinzugeben. Daraus resultiert die Bereitschaft, sich vertrauensvoll dem Auf und Ab des Lebens zuzuwenden, Dinge anzunehmen, die aus der momentanen, eingeschränkten Perspektive eher leidvoll und schmerzlich erscheinen, aber eine Chance zur Veränderung sein können. Die Akzeptanz, dass nicht alles kontrollierbar ist, ermöglicht es uns, Unvorhersehbares mit Offenheit anzunehmen und den eigenen Willen nicht überzubewerten.

Der Yoga der Tat verlangt vom Übenden, die Motive des eigenen Handelns immer wieder selbstkritisch zu hinterfragen, mit tiefem Engagement und Enthusiasmus dabei zu sein und durch Hingabe an das Göttliche Gleichmut zu erfahren. Yoga heißt, beständig und gleichmütig zu üben.

> »Practice, practice, practice —
> everything will come.«
> *Pattabhi Jois*

Üben und loslassen

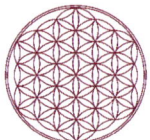

Der Yoga ist also eine Lebenseinstellung, eine Lebensidee für ein glückliches Sein. Die ethischen, praktischen und philosophischen Denkanstöße wollen bewusst machen, wo wir uns selbst im Wege stehen. Yoga hilft anzuerkennen, dass das Leben in Wellen schwingt. Der Yoga ermöglicht, diese Wellen mit Gleichmut zu erleben, die Höhen zu genießen, ohne abzuheben, und die Tiefen zu überstehen mit dem Wissen, dass wir gestärkt wieder aufsteigen werden.

Dazu schlägt Patanjali zwei Qualitäten vor. Übung (Abhyasa) und Wunschlosigkeit/Loslösung (Vairagya). Wie Zwillinge gehören diese beiden Prinzipien zusammen. Sowohl die Yoga-Praxis mit Körperübungen, Atemübungen und Meditation als auch die Lebens- und Geisteseinstellung sollen von diesen Prinzipien durchzogen sein.

Die Übung soll achtsam und besonnen, aber auch diszipliniert und konsequent sein. Spürbare Resultate und Veränderungen stellen sich erst nach einer längeren und regelmäßigen Praxis ein. Es bedarf einer positiven inneren Einstellung und einer Offenheit für Veränderungen sowie eines Vertrauens für die Wirkungsweise. Trotz Disziplin und Konsequenz fordert der Yoga ein stetiges Hinterfragen der Praxis und des Übens, ein Reflektieren und Nachspüren beim Prozess der Veränderungen. Wichtig sind vor allem ein bewusstes Verändern und Abwandeln, die uns vor Automatismen bewahren. Dadurch finden wir die angemessene Anstrengung und Intensität und verwechseln Disziplin nicht mit Verbissenheit.

Mit Wunschlosigkeit oder Loslösung ist gemeint, dass wir das »Habenwollen« auflösen und Zwänge bzw. übertriebenes Verlangen ablegen. Dadurch entsteht eine natürliche Reinigung: Wir lernen, auch mit weniger auszukommen, die Stille und die Leere zu genießen und auch mal fünfe gerade sein zu lassen. Es geht auch darum, loslassen zu lernen, ohne sich aufzugeben, etwas ziehen zu lassen und dennoch ausgerichtet zu bleiben. Dieser klärende Abstand schult das Unterscheidungsvermögen und schenkt Gelassenheit und Gleichmut. Nicht alles Anziehende sofort haben oder tun zu müssen schenkt die Klarheit, zu entscheiden, was wirklich entscheidend ist.

Ein Bettler saß seit über dreißig Jahren an einer Straße. Eines Tages kam ein Fremder vorbei. »Haben Sie etwas Kleingeld?«, murmelte der Bettler mechanisch.

»Ich habe Ihnen nichts zu geben«, sagte der Fremde. Dann fragte er: »Was ist das, worauf Sie sitzen?«

»Nichts«, antwortete der Bettler. »Nur ein alter Kasten. Ich sitze auf ihm, solange ich denken kann.«

»Haben Sie jemals reingesehen?«, fragte der Fremde.

»Nein«, sagte der Bettler. »Was hätte das für einen Sinn? Es ist nichts drin.«

»Werfen Sie einen Blick hinein«, forderte ihn der Fremde auf. Der Bettler stand auf und hob den Deckel. Mit Erstaunen, Unglauben und Begeisterung sah er, dass die Kiste mit Gold gefüllt war.

> »Alle, die ihren wahren Reichtum
> noch nicht gefunden haben,
> die strahlende Freude des Seins
> und den tiefen, unerschütterlichen
> Frieden, der damit einhergeht,
> sie alle sind Bettler, mögen sie materiell
> auch noch so reich sein. Sie suchen
> außen nach Vergnügen und Erfüllung,
> nach Wertschätzung, Sicherheit
> und Liebe, während sie einen Schatz in
> sich tragen, der all dies beinhaltet und
> zugleich unendlich viel größer
> ist als alles, was die Welt zu bieten hat.«
> *Eckhart Tolle*

Körperliche Klärung und Reinigung

Im Yoga wird der Körper als Tempel der Erfahrung gesehen. Er ist das Geschenk des Lebens, mit dem wir alle Erfahrungen leben können. Alles Erlebte wird im Körper gespeichert. Wir können Freude, Herausforderung, Lust und Frust, Streicheleinheiten und Schmerz mit ihm erfahren. Alle Yamas und Niyamas und auch alle ihre Wirkungen können wir mit unserem Körper erleben.

Mit zunehmender Übungspraxis und Achtsamkeit spüren wir, was der Körper alles erzählen kann. Den Termindruck, die Überforderung im Nacken; die wackligen Knie, weil der Boden unter den Füßen den nötigen Halt nicht mehr bietet. Die flache Atmung, weil Sorgen und Trauer ein tiefes Durchatmen unmöglich machen. Körper, Geist und Seele sind untrennbar verbunden und bedingen sich wechselseitig. Befreien wir die

Schultern von belastenden Verspannungen, richten wir uns von innen auf, dann finden wir vielleicht auch den Mut, Termine abzusagen, neue Strukturen zu finden. Wenn der Körper durch eine kraftvolle Standhaltung in der Yoga-Praxis innerlich aufgerichtet wird, schenkt uns diese Erfahrung vielleicht auch den Mut zu einem nächsten Schritt.

Asanas – den Körper von Einschränkungen und Enge befreien

Die Körperübungen des Yoga bieten die Möglichkeit, den Körper genau zu beobachten, ihn zu beeinflussen und ihn damit besser zu verstehen. Der Begriff Asana bedeutet »sich zu den Lebenskräften setzen«. Mit Hilfe der Haltungen können unnötige Spannungen gelöst, Dysbalancen in den Muskeln, unökonomische Haltungen und Körperausrichtungen verändert werden. Die Grundidee der Asana-Praxis ist es, den Körper wahrzunehmen und zu spüren, sich zu ihm in Beziehung zu setzen und ihn zu entwickeln. Dazu gehört auch, Unökonomisches und Einengendes aufzuspüren und zu lösen. Eine regelmäßige, feinfühlige Asana-Praxis belebt den Körper und macht Weite, Lebendigkeit und Vitalität erfahrbar.

> «Jedes Asana ist ein achtsamer Prozess, um den Körper sinnvoll auszurichten, wachsam zu erforschen und so die stabilste und angenehmste Haltung zu finden. Um den Ozean des Lebens zu überqueren, ist es hilfreich, ein Boot ohne Löcher zu haben, deshalb bringen wir zunächst das Boot in Ordnung. Ist der Körper gesund, ist die vitale Energie stark. Diese starke physische Energie benötigen wir als spirituellen Kraftstoff.»
> *Kaliji Ray*

Pranayama – tief durchatmen lernen

Der Atem ist unser lebenslanger Begleiter. Wir können tagelang, sogar wochenlang ohne feste Nahrung auskommen und auch einige Zeit ohne Flüssigkeit überleben. Aber schon wenige Minuten ohne Sauerstoff schädigen das Gehirn, und fünf bis fünfzehn Minuten Atemstillstand führen zum Tod. Der Atem existiert in der Welt des Unterbewusstseins ebenso wie in der des Bewusstseins. Er spiegelt unser Inneres, denn er ist direkt abhängig von unserer Stimmung und den Gefühlen; andererseits wird er durch unsere Haltung beeinflusst und durch Bewegung inspiriert. Aktiv können wir seinen Rhythmus, seine Intensität und seine Qualität verändern.

Eine konsequente Verbindung zum Atem kann Gedankenwellen beruhigen und schult ein empfindsames Körpergefühl und eine detaillierte Wahrnehmung. Die direkte Beziehung zwischen Atemvorgang und vegetativem Nervensystem, das den Erregungszustand des Körpers steuert, ist dafür verantwortlich und lässt den Atem zum Spiegel der Seele werden. Sind wir ergriffen, empfinden wir Angst oder Furcht, dann wird der Atem unregelmäßig, flach, die Frequenz steigt. Ungeduld kann sich in kurzen und unkoordinierten Atemzügen, Schuld und Schamgefühl in schwerem Atem (Seufzen) äußern.

Falsche Atemmuster manifestieren sich auf Dauer in Verspannungen in Brust, Nacken, Kiefer oder Händen, äußern sich in Spannungsgefühlen im Brust- und Herzraum, schnüren die Kehle zu oder werden als Leere oder Knoten im Bauchraum wahrgenommen.

Die vollständige Yoga-Atmung (Purna) kann auf psychischer Ebene ausgleichend wirken. Die Konzentration auf die Atmung lenkt die Aufmerksamkeit vom Kopf (in dem unter Umständen dunkle Gedanken kreisen) auf den Körper und macht es möglich, sich nicht mehr von negativen Gedanken bestimmen zu lassen. Die verlängerte und bewusste Ausatmung kann einen Lösungsprozess einleiten, in dem gestaute oder tiefsitzende Gefühle in Fluss kommen, so dass Schritt für Schritt der Weg zu emotionaler Ausgeglichenheit eingeleitet wird. Sie wirkt entspannend und unterstützt das körperliche Wohlbefinden, nicht zuletzt durch eine verbesserte Ausscheidung von Stoffwechselendprodukten und eine Entsäuerung des Körpers.

> »Das innere Lächeln
> Ich atme ein und weiß,
> dass Wut mich hässlich macht.
> Ich atme aus und will nicht
> verzerrt werden durch Wut.
> Ich atme ein und weiß, dass ich mich
> um mich selbst kümmern muss.
> Ich atme aus und weiß,
> dass wohlwollende Güte
> die einzige Antwort ist.«
> *Thich Nhat Hanh*

Daraus kann die Offenheit entstehen, ruhig und gelassen das Leben, die Menschen, Verhaltensmuster und Gefühle zu betrachten, sie vorurteilsfrei anzunehmen, vorbehaltlos zu vergeben, aber auch Abstand zu halten, um sich nicht zu verstricken.

> »Wer nach außen schaut,
> träumt, wer nach
> innen schaut, erwacht.«
> *C. G. Jung*

Meditation – geistige Disharmonie ziehen lassen

Entspannungsübungen und Affirmationen entschleunigen die Gedankenwellen und sind der Einstieg in eine stille innere Kommunikation. Sie sind eine wunderbare Möglichkeit, sich sehr gesammelt und gelöst wahrzunehmen.

Der Yoga schlägt als Ausweg aus Engstirnigkeit oder der Sackgasse von festgefahrenen Gedanken die Instanz des »objektiven Zeugen« vor. Dazu gehört vor allem, Situationen, Störungen, Herausforderungen aus einer neutralen Perspektive, einem neuen Blickwinkel zu betrachten.

Affirmationen oder Meditationen mit Meditationsbildern (Bhavanas) werden genutzt, um sich innerlich mit einem positiven Bild, einem Gefühl zu verbinden. In der Meditation werden diese Bewusstseinszustände tief im Gehirn verankert und bahnen den Weg zu einer gütigen, positiven Wahrnehmung und inneren Haltung.

Yoga und Ernährung

Mit dem Reinigungsprozess und der Energieerfahrung wird sich auch Ihr Ernährungs- und Konsumverhalten verändern. Das Verlangen nach gesunden Lebensmitteln wächst, das Interesse an einer ausgewogenen, natürlichen Ernährung, aber auch ein Empfinden für geistige Nahrung und die Einflüsse auf Ihre Sinne. Ernährung ist allerdings ein umfassendes und eigenständiges Thema, zu dem es viele Ratgeber und Fachbücher gibt. Ich begrüße es, dass sich immer mehr Menschen mit diesem essenziellen Thema auseinandersetzen. Und ich freue mich, wenn die Yoga-Praxis dieses Buches auch Ihr Interesse an diesem Thema wachsen lässt und Sie unter den unterschiedlichen Ernährungsansätzen Ihren eigenen Weg finden. Einen kleinen Einblick bekommen Sie im letzten Teil des Buches zum Power-Detox-Wochenende.

Yoga und Ayurveda

Yoga und Ayurveda sind eng miteinander verbunden. Während der Yoga sich der spirituellen Entwicklung zuwendet und Techniken zur Klärung des Geistes bietet, ist Ayurveda die Wissenschaft vom langen Leben (Ayur = langes Leben und veda = Wissenschaft). Ayurveda ist die älteste überlieferte Medizinlehre; sie entwickelte sich in der Zeit der indischen Hochkultur vor rund 4500 Jahren. Das Wissen um die ayurvedische Heilkunst wurde über Jahrtausende weitergegeben und ist noch heute in Indien eine Grundlage des Gesundheitssystems.

Diese Heilkunst basiert auf der Annahme, dass jede Materie aus einer Kombination der fünf Elemente Wasser (Jala), Feuer (Agni), Luft (Vayu), Erde (Prithivi) und Äther (Aksha) besteht. Diese Elemente werden beim Menschen durch drei Funktionsprinzipien aktiv, die Doshas genannt werden.

Diese Doshas – Vata (Wind), Pitta (Galle) und Kapha (Schleim) – sind verantwortlich für alle Funktionen des Körpers, des Verstandes und des Bewusstseins. Störungen des Körpers, aus denen sich auch Krankheiten entwickeln können, werden auf ein Ungleichgewicht der Doshas zurückgeführt.

Ziel der Ayurveda-Therapie ist es deshalb, die Ursache eines möglicherweise bestehenden Ungleichgewichts zu finden und die Doshas wieder ins Gleichgewicht zu bringen. Die drei Doshas sind in jedem Menschen vorhanden, jedoch dominieren meist ein oder zwei Doshas. Diese individuelle Gewichtung bestimmt Körperbau, Charakter, Veranlagung und Natur des Menschen. Eine gute Balance der Doshas ist ausschlaggebend für Wohlbefinden, Ausgeglichenheit und Gesundheit.

Lebensstil, Ernährung und Herausforderungen des Lebens beeinflussen die Doshas. Je nach Zusammensetzung und Gewichtung der Doshas werden die Behandlungsmethoden bei der Ayurveda-Therapie ausgewählt und abgestimmt, um Vata, Pitta und Kapha anzuregen, zu dämpfen oder zu harmonisieren.

Auch in den Quellentexten des Yoga tauchen Fachbegriffe des Ayurveda auf; nicht zuletzt ist dort ebenfalls vom Ausgleich der Doshas die Rede.

Vata steht dort für Gase. Im Ayurveda ist Vata dem Element Luft und Äther zugeordnet und ist verantwortlich für Bewegung und Lebensfreude. Es ist eng mit Nervensystem, Immunsystem und Bewegungssystem verbunden. Sein Hauptsitz liegt im Körper unterhalb des Nabels, im Bereich des Dickdarms. Alles, was sich bewegt, ist von Vata bestimmt, so auch die Wellen des Atems und der Verdauung sowie der gesamte Stoffwechsel, der Herzschlag und die Gedanken. Menschen vom Vata-Typ sind reiselustig, begeisterungsfähig, wissensdurstig und fürchten windiges, kaltes Wetter. Trockene Haut, dünnes Haar und oft kalte Hände und Füße sind ein Anzeichen für Vata. Eine schnelle

Auffassungsgabe, rasche Sprache und Feinsinnigkeit, aber auch das Leitmotiv »wechselhaft« zeichnen den Vata-Menschen aus. Wird Vata allzu dominierend, dann zeigt sich das in Schlaflosigkeit und Nervosität.

Pitta findet sich als Galle und Säure im unteren Teil des Magens und im Zwölffingerdarm. Pitta ist mit dem Element Feuer verbunden und verantwortlich für Verdauung und den Wärmehaushalt des Körpers. Es steuert den Stoffwechsel und die Hormontätigkeit. Pitta steht für das Umsetzungsprinzip auf körperlicher und geistiger Ebene. Seine Attribute sind: heiß, scharf, flüssig, feucht, sauer, bitter, leicht, sich gut verteilend und plötzlich auftretend. Ein Pitta-Typ ist vor allem an seiner ausgeprägten Führungspersönlichkeit zu erkennen: Pitta schafft Lust am Organisieren und Führen. Pitta-Menschen können sehr viel arbeiten, sind aber auch gerne bestimmend. Die Feuerkraft schenkt viel Energie, Charisma und Ausstrahlung, birgt aber auch die Tendenz zu Entzündungen, Reizbarkeit, geröteter Haut und viel Hitze.

Kapha ist das Struktur- und Stabilitätsprinzip und bildet die Grundpfeiler der Materie. Es regelt die Abwehrkräfte, die Ausdauer und den Sexualtrieb. Kapha steht für Schleim und ist hauptsächlich im oberen Magen und in der Lunge zu finden. Es ist dem Element Erde und Wasser zugeordnet. Kapha-Typen sind Familienmenschen, strahlen Ruhe aus, sind zufrieden und schätzen das Altbewährte. Sie agieren eher wohlüberlegt und gründlich und bevorzugen einen ruhigen, gleichmäßigen Lebens- und Arbeitsstil. Ist Kapha erhöht, kann im Körper Übermaß entstehen in Form von Diabetes mellitus oder Tumorbildung. In leichterer Ausprägung finden sich häufig Übergewicht, Antriebslosigkeit oder Verschleimung im Brust- und Kopfbereich.

> »Durch die Übungen der sechs Reinigungstechniken werden extreme Schwankungen der Doshas ins Gleichgewicht gebracht. Dann werden die Energieübungen erfolgreich ohne Anstrengung geübt!«
> *Hatha-Yoga Pradipikâ, Kapitel 2, Vers 36*

Agni – das Verdauungsfeuer

Im Ayurveda wird der Schlüssel für eine ausbalancierte Gesundheit im Agni, dem Verdauungsfeuer gesehen. Im harmonischen Dosha-Gleichgewicht produziert Pitta das Verdauungsfeuer, das eine zentrale Bedeutung für den Stoffwechsel und alle Erneuerungsprozesse hat. Ein Ungleichgewicht führt zur Schwächung des Agni, bei einer Kapha-Dominanz zum trägen Stoffwechsel mit Völlegefühl und Müdigkeit; bei Pitta-Dominanz zur Entzündungsneigung im Magen und Darm sowie Sodbrennen und bei Vata-Dominanz zu Blähungen oder Verstopfung.

In einem ausgeglichenen Körper brennt die Lebensflamme im Oberbauch (etwa dort, wo wir das sogenannte Sonnengeflecht, den Solarplexus ansiedeln), bietet ausreichende Verdauungskraft und schenkt Lebensfreude. Agni nährt das Immunsystem und vernichtet Mikroorganismen, Bakterien und Toxine im Magen, Dünndarm und Dickdarm. Resorption, Assimilation und reibungslose Zersetzung der Nahrung hängen vom Verdauungsfeuer ab. Der Solarplexus gilt aber auch als Verbindungszentrale zwischen Emotionen und Intellekt. Er ist das Zentrum des vegetativen Nervensystems und wird häufig auch als zweites Gehirn bezeichnet. Von hier ausgehend und vernetzend, steuern zahlreiche Nervenbahnen das vegetative und autonome Nervensystem und somit viele lebenswichtige Bereiche wie Atmung, Schlaf, Herzrhythmus, Wärmeversorgung, Verdauung und Ausscheidung. Er ist der Ort, an dem physische und emotionale Nahrung verdaut wird.

Die Anregung des Verdauungsfeuers ist ein entscheidender Aspekt, um die entschlackenden und reinigenden Wirkungen der Körperhaltungen und der Atemtechniken im Yoga-Detox zu erhöhen.

> »Das Licht deines wahren Wesens strahlt von deinem Mittelpunkt, erleuchtet den ganzen Körper, so, wie die Sonne die ganze Welt beleuchtet aus dem Mittelpunkt des Sonnensystems.«
> *Maharishi Mahesh Yogi*

Die Reinigungstechniken des Yoga

Der Yoga-Weg möchte uns von verdunkelnden Schleiern befreien und zur Erfahrung des Lichts in uns führen. Dieses höchste Ziel wird Moksha – die Befreiung – genannt. Dazu dienen auch besondere Reinigungsübungen. In den Ursprungszeiten des Yoga wurden die reinigenden Techniken zunächst von erfahrenen Yogis als Einstiegsrituale an die Anfänger weitergegeben. Der Körper sollte durch die Reinigung vorbereitet werden. Erst nach erfolgreicher und gründlicher Reinigung wurde mit den Körperübungen begonnen. Nach konsequenter Vorbereitung des Körpers folgten dann die Einführungen in die Atemtechniken und die Meditation.

Heute, angesichts eines schnelllebigen und belastenden Lebensstils, der immer höhere Anforderungen an die Belastbarkeit des Körpers stellt, rücken Reinigungskuren und -techniken immer mehr ins Bewusstsein vieler Menschen. Der Gedanke, dass unsere Lebensweise und unsere Ernährung den Körper belasten, ist nicht mehr von der Hand zu weisen, und so experimentieren immer mehr Menschen mit Reinigungskuren, Detox-Angeboten und Fastentechniken. Fast einheitlich beschreiben diese Menschen ihre eigenen Empfindungen nach solchen Reinigungsritualen als energiegeladen und befreit.

Energiegewinn und Befreiung sind auch die Grundgedanken der yogischen Reinigung. Im Yoga wird der Körper als Energiegefäß gesehen. Und Yoga ist das »Energie-Management« der Lebensenergie, im Sanskrit

Prana genannt. Ein Gefühl von Lebendigkeit, Ausgeglichenheit und Gesundheit ist abhängig vom freien Fluss der Lebensenergie in den vielen tausenden Energiebahnen und den Energiestrudeln oder Rädern, den Chakren entlang des Hauptenergiekanals der Wirbelsäule. Die Reinigungstechniken dienen vor allem der Lösung von Blockaden, Verklebungen und Irritationen der Energie. Disharmonien auf energetischer Ebene zeigen sich natürlich im körperlichen Bereich, beispielsweise in verspannter Muskulatur, gehemmter Verdauung und verschleimten Nasenhöhlen. Wer allerdings den Grundgedanken des Energieflusses verinnerlicht hat, spürt und versteht mehr als eine mechanische Reinigung einzelner Körperteile.

Die Reinigungstechniken des Yoga bieten also einen ganzheitlichen Prozess der Lösung und Befreiung. Vergleichbar einem Motor, der für eine gute Funktion regelmäßig gereinigt werden muss, soll der Körper von allen überflüssigen Ansammlungen befreit werden, die Einschränkungen verursachen. Je ungehinderter der Stoffwechsel und die Verdauung funktionieren, desto effektiver kann die Nahrung verwertet werden. Das spüren wir: Wenn Magen und Darm mit blähenden oder schweren Lebensmitteln beschäftigt sind, fühlen wir uns träge und matt. Anschließend etwas Gesundes zu essen hat keinen befreienden oder erleichternden Effekt. Es braucht zunächst etwas Klärendes und Reinigendes.

Der ganze Zauber der Reinigungstechniken entfaltet sich aber erst mit dem Verständnis und dem Zugang zur Lebensenergie wird.

Dann führen die Reinigungen zu dem Erlebnis, durchströmt zu sein und Vitalkraft zu erleben; sie schenken Selbstbewusstsein und innere Stärke. Mit dieser inneren Verbindung öffnet sich das Tor zum spirituellen Erleben, zur Meditation.

Die natürlichen Reinigungswege des Körpers

Verbrauchtes, Toxisches, Abfall- und Giftstoffe entstehen zum einen im Körper selbst beim Stoffwechsel; andererseits nimmt der Körper aus der Umwelt und der Nahrung auch Belastendes auf. Das biologische Wunderwerk Körper hat vier unterschiedliche Ausscheidungswege.

Durch den Darm werden in Form des Stuhls feste Abfallstoffe ausgeschieden. Konsistenz, Farbe, Geruch und Regelmäßigkeit lassen Rückschlüsse auf die Darmaktivität, regelmäßige Bewegung und die Ernährungs- und Trinkgewohnheiten zu. Eine tägliche, entspannte Darmentleerung ist natürlich und ein Ausdruck für Gesundheit.

Durch die Nieren werden in Form von Urin flüssige Abfallstoffe ausgeschieden. Die Nierentätigkeit ist abhängig von ausreichender Flüssigkeitszufuhr. Warmes Wasser kann vom Körper am besten aufgenommen und verarbeitet werden.

Die Haut gehört ebenfalls zum Ausscheidungssystem. Sie ist das größte Organ des menschlichen Körpers. Über sie wird Flüssigkeit (Schweiß) ausgeschieden, deshalb wird sie auch als dritte Niere bezeichnet.

Schwitzen in ayurvedischen Dampfbädern oder bei hitziger Yoga-Praxis ist eine wirkungsvolle Entgiftung.

Die Atmung, die gasförmige Ausscheidung, ist der vierte Ausscheidungsweg. Alle Pranayama-Atemtechniken verbessern die Entgiftung auf diesem Weg. Einerseits wird über Purna – die vollständige Atmung – die Atemtiefe verbessert. Statt in oberflächlicher Atmung das Gas-Luft-Gemisch nur zu verschieben, wird die Lunge bis in die Tiefe durchlüftet. Die Atemfläche wird vergrößert, das Gasgemisch im Blut wird optimiert und die gesamte Lungenkapazität ausgeschöpft. Atemtechniken mit verlängerter Ausatmung vertiefen die Entgiftung zusätzlich. Anschließend kann der Körper mehr Sauerstoff aufnehmen und auch verwerten.

Ama – die Verdauungsrückstände

Ama bedeutet wörtlich »nicht gekocht« und bezeichnet im Ayurveda alle Schlacken und toxischen Verdauungsrückstände. Sie entstehen vor allem, wenn das Verdauungsfeuer Agni zu schwach ist. Ama ist entscheidend für die Entstehung von Krankheiten. Die Qualität der Nahrungsmittel hat dabei natürlich eine große Bedeutung.

Schwer verdauliche Lebensmittel wie Fleisch, Eier, Wurst; fettige und frittierte Speisen, Milchprodukte, Sahne und Käse; schwere Süß- und Mehlspeisen, aber auch kalte Speisen und Rohkost gelten als schwer verdaulich. Natürlich fördern auch alle Verunreinigungen, Chemikalien und Gifte die Bildung von Ama.

Zu den Verdauungsrückständen zählen aber auch alle »unverdauten« Emotionen, nicht verinnerlichter Lernstoff und alles, was das vegetative Nervensystem schwächt.

Arteriosklerose, Gelenkschmerzen, Körpergeruch, belegte Zunge, zu viel Nasenschleim oder Appetitlosigkeit können physische Symptome eines Übermaßes an Ama sein. Auf energetischer Ebene kann sich die Anhäufung von Ama in Kraftlosigkeit und Schwere, aber auch in übermäßigem Verlangen, Gereiztheit oder fehlender Sensibilität zeigen.

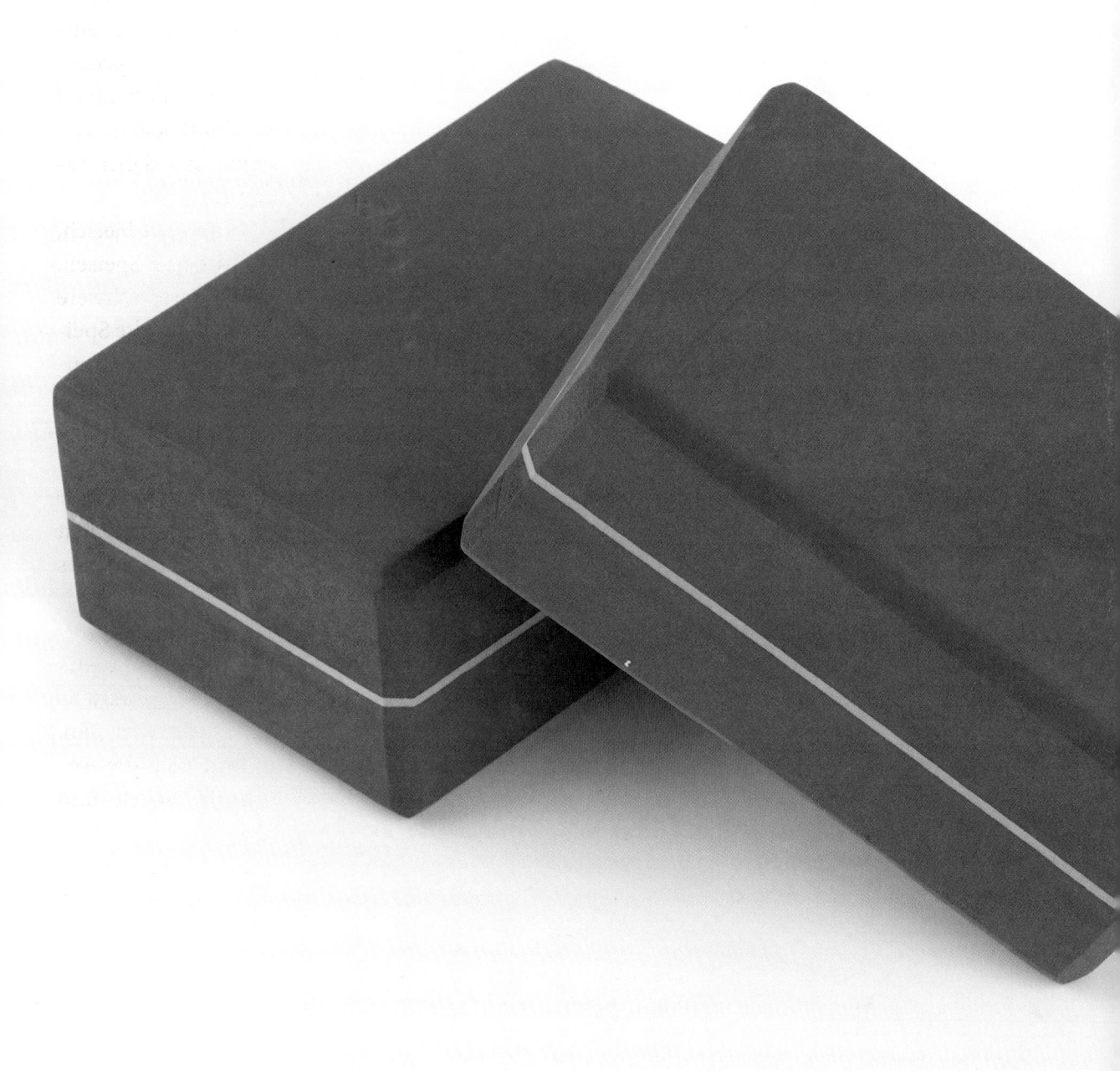

Die Reinigungsrituale im Yoga

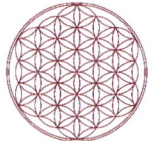 In den frühen Schriften des Yoga werden die Reinigungsübungen als geheim bezeichnet, was einerseits auf ihre intensive Wirkung schließen lässt und andererseits darauf hinweist, dass ein erfahrener Lehrer oder eine erfahrene Lehrerin notwendig ist, um die Techniken richtig zu erlernen.

Das gilt vor allem für die Magenreinigung mit einer Mullbinde oder Salzwasser (Dhauti) und für die Darmreinigung nach dem Prinzip eines Einlaufs (Bhasti). Falls Sie sich für diese Reinigungstechniken interessieren, sollten Sie eine erfahrene Lehrperson zu Rate ziehen.

Die Nasenwäsche – Jala Neti

Die Nasenreinigung ist eine grundlegende Reinigungstechnik im Ayurveda und Yoga. Jala bedeutet Wasser, Neti Nasenreinigung. Jala Neti befreit die Nase von Ablagerungen, Verkrustungen und überflüssigem Schleim. Heute wird diese leichte Reinigungstechnik auch von vielen HeilpraktikerInnen und ÄrztInnen empfohlen. Die regelmäßige Nasenspülung entlastet bei Allergien, chronischem Schnupfen, Nasennebenhöhlenentzündungen und trockener Nasenschleimhaut, wie sie durch Heizungsluft und trockene Raumatmosphäre hervorgerufen werden kann.

Die Atemluft strömt über die Nase in den Körper. Dabei wird die Luft von Millionen feinster Flimmerhärchen, die aus dem Nasenschleim herausragen, gereinigt und aufgrund der guten Durchblutung der Nasenschleimhaut erwärmt. Die Flimmerhärchen wiegen sich etwa 450- bis 900-mal pro Minute hin und her wie ein Getreidefeld im Wind und verschieben so die Schleimschicht. Innerhalb von höchstens zwanzig Minuten ist die alte Schleimschicht gegen eine neue ausgetauscht. Mit spezifischen Abwehrstoffen in der Schleimhaut werden Krankheitserreger abgewehrt, soweit diese nicht ausgeschneuzt, ausgeniest oder einfach in den Rachen abtransportiert werden.

In der Nase sind sieben Öffnungen miteinander verbunden: zwei Nasenlöcher, zwei Tränengänge, zwei eustachische Röhren (die Ohrentrompeten) sowie der Rachen. Eine freie Nase hat also eine große Bedeutung für alle Sinnesorgane des Kopfes, den Klang der Stimme, die Atmung sowie das körperliche und geistige Wohlbefinden.

Sie benötigen für die Nasenwäsche ein Neti-Kännchen (ein Gefäß ähnlich einer Schnabeltasse) und etwa einen halben Liter lauwarmes Wasser mit etwa einem halben Teelöffel Salz. Um den genauen persönlichen Salzgehalt für die Nasenspülung zu finden, brauchen Sie etwas Geduld beim Experimentieren. Das Wasser-Salz-Gemisch sollte der Tränenflüssigkeit entsprechen. Zu viel oder zu wenig Salz kann vor allem bei empfindlicher Nase ein Brennen hervorrufen. Nutzen Sie jodfreies Kochsalz; Meersalz könnte zu grobkörnig sein. Das Salz muss sich vor der Spülung vollständig auflösen.

Neigen Sie sich dann etwas nach vorn über

das Waschbecken und legen Sie den Kopf zur Seite, bis die Ohren übereinander stehen. Führen Sie das Nasenkännchen zu einem Nasenflügel. Während Sie gleichmäßig durch den (wichtig!) geöffneten Mund ein- und ausatmen, läuft das warme Salzwasser von einem Nasengang in den anderen und wieder aus der Nase heraus. Bleiben Sie innerlich ganz entspannt. Sollten Sie Wasser im Rachen spüren, ändern Sie leicht die Kopfhaltung. Ist die Hälfte des Wassers verbraucht, wechseln Sie die Richtung.

Abschließend schneuzen Sie kräftig das verbliebene Wasser aus der Nase in das Waschbecken. Zum Schluss können Sie die Nase mit einem Tropfen Sesamöl benetzen.

Alternative: Nasenreinigung mit Öl

Bei dieser Reinigungstechnik werden die Nasenflügel mit Öl überzogen. Dazu nehmen Sie einen Tropfen Sesamöl, Ghee oder spezielles Nasenöl und tröpfeln ein bis zwei Tropfen in den rechten Nasenflügel. Halten Sie die linke Nasenseite zu und ziehen Sie das Öl einatmend nach oben. Wiederholen Sie dies mit dem linken Nasenflügel. Vermeiden Sie, Ihren Kopf unmittelbar danach Wind (zum Beispiel durch Föhnen) und intensiver Sonnenbestrahlung auszusetzen.

Lassen Sie die Nasenreinigung zum täglichen Morgenritual werden. Sie werden die Klarheit und den tiefen Atem nach einiger Zeit nicht mehr missen wollen.

Die Reinigung der Mundhöhle

Im Yoga und Ayurveda wird der morgendlichen Mundhygiene eine große Bedeutung zugeschrieben. Sie dient dem Abbau von angesammeltem Kapha. Die Neutralisierung harmonisiert Ernährungsvorlieben, Schleimhäute und Körpergewebe.

Die Zungenreinigung – Jihva Dhauti

Im Ayurveda wird die Zunge als Verlängerung des Magen-Darm-Trakts gesehen und zählt zu den Reflexzonen der Verdauung. Beläge auf der Zunge sind Ama, Stoffwechselablagerungen, und ein Zeichen für mangelnde Verdauungskraft. Vor allem gräuliche und klebrige Zungenbeläge sind toxisch. Die Farbe des Belags lässt die Fehlfunktionen erkennen. Durch einen Überschuss an Kapha

entstehen dicke weißliche Beläge, durch Pitta grüne oder gelbliche Gallenbeläge, und bei Vata entstehen eher trockene, gräuliche Beläge, hervorgerufen durch eine Dysbalance im Dickdarm.

Die Säuberung der Zunge erhält und verbessert den Geschmackssinn, weil die Geschmacksknospen gereinigt werden. Irritationen von unnatürlichen Nahrungsmitteln, Geschmacksverstärkern oder weißem Zucker werden abgetragen. Die Zungenreinigung verleiht dem Mundraum Frische und verhütet Mundgeruch. Bakterielle Verunreinigungen, die zu Entzündungen führen können, werden beseitigt, und die Verdauung wird angeregt. Nach yogischer Auffassung wird sogar die Atmung durch eine Zungenreinigung verbessert.

Strecken Sie die Zunge etwas heraus und streichen Sie sie mit einem Löffel oder einem Zungenschaber aus gebogenem Metall vom Rachen zur Zungenspitze mehrfach ab. Dadurch wird die Zunge breitflächig abgeschabt. Nach vier bis fünf Zügen sollte die Zunge sauber sein.

Das Ölziehen – Gandusa

Idealerweise folgt auf das Zungenschaben das Ölziehen. Behalten Sie einen Esslöffel Öl fünf bis zehn Minuten im Mund und ziehen Sie das Öl alle dreißig Sekunden durch die Zähne. Am besten geeignet ist kalt gepresstes und auf ökologischer Basis hergestelltes Sesam- oder Olivenöl. Das Öl zieht Giftstoffe aus dem Mundraum, beseitigt Karies verursachende Säuren, nährt das Zahnfleisch und beugt so Zahnfleischentzündung, Zahnfleischrückbildung und Mundgeruch vor. Das Enzymsystem wird gestärkt und die Verdauungskraft verbessert. Regelmäßige Anwendung verhindert Trockenheit im Mundraum und eingerissene Lippen und stärkt die Mundschleimhaut.

Es ist allerdings sehr wichtig, das Speichel-Öl-Gemisch nicht zu schlucken, weil es hochtoxisch ist. Spucken Sie die Giftstoffe und Bakterien am besten in die Toilette oder in ein Papierhandtuch, im Waschbecken droht Verstopfung.

Nach dem Ölziehen wird der Mund mit klarem Wasser ausgespült; anschließend werden die Zähne geputzt. Im Ayurveda empfiehlt man eine weiche Zahnbürste und Zahncreme auf Kräuterbasis, beispielsweise Gewürznelken, Neem, Trikatu, Kamille und Zimt. Die Zahnpaste kann auch abgestimmt auf die Konstitution gewählt werden: Vata eher süßlich, Pitta bitter und Kapha scharf. Zungenschaben, Ölziehen und anschließendes Zähneputzen – das ist die vollständige Mundhygiene, die Sie jeden Morgen als Ritual Ihrem Körper gönnen sollten.

Die Reinigung für Augen und Nervensystem – Trataka

Nehmen Sie einen aufrechten und bequemen Sitz ein, und stellen Sie etwa eine Armlänge entfernt und auf Schulterhöhe eine brennende Kerze vor sich auf. Die Kerze sollte ruhig brennen und nicht rußen. Gegebenenfalls dunkeln Sie den Raum etwas ab. Legen Sie Brille oder Kontaktlinsen ab.

Richten Sie sich mit geradem Rücken von innen auf, und balancieren Sie Ihren Kopf wie eine wertvolle Schale aus. Schließen Sie die Augen, und entspannen Sie sie in ihren Höhlen. Lassen Sie den Atem gleichmäßig fließen, und entspannen Sie den Stirnraum in seiner Breite, Höhe und Tiefe. Genießen Sie die Dunkelheit, und entspannen Sie sich ganz und gar. Nach ein paar Minuten öffnen Sie die Augen und wenden den Blick zur Kerzenflamme. Konzentrieren Sie sich auf die hellsten Teile der Flamme knapp über dem Kerzendocht. Bestaunen Sie ungefähr eine Minute bewegungslos die Flamme. Fokussieren Sie den Blick, ohne zu blinzeln. Schließen Sie die Augen wieder, bevor sie ermüden oder wenn sich ein Blinzeln nicht mehr vermeiden lässt. Sollten Ihre Augen tränen, lassen Sie die Reinigung einfach geschehen. Schließen Sie entspannt die Augenlider.

Einige Sekunden, nachdem Sie die Augen geschlossen haben, sehen Sie ein Abbild der Kerze oder ein Licht. Lassen Sie das innere Auge auf der Erscheinung ruhen, bis sie sich auflöst.

Reiben Sie die Handteller aneinander. Legen Sie die erwärmten und energetisierten Hände vor die geschlossenen Augen. Genießen Sie das Energiegeschenk. Lösen Sie die Hände, und legen Sie die Handrücken auf den Beinen ab. Öffnen Sie behutsam die Augen. Üben Sie zunächst sehr behutsam und auf keinen Fall zu lange. Ein Brennen der Augen oder Schmerzen sollten nicht entstehen.

Eine regelmäßige Praxis ist wesentlich wichtiger als die Länge der Übungszeit.

Dieser Übung wird eine Vielzahl von positiven Wirkungen zugeschrieben. Neben der Reinigung der Augen, Stirnhöhlen und Nasennebenhöhlen wird der Geist beruhigt, die Konzentrationsfähigkeit geschult, das Gedächtnis verbessert. Depressionen und Schlafstörungen sollen geheilt werden. Spürbar werden bei regelmäßiger Praxis aber vor allem eine klare Präsenz und die Fähigkeit, sich auf einen Punkt zu fokussieren und die Konzentration auf dem Wesentlichen ruhen zu lassen.

> »Arbeitet, als würdet ihr kein Geld brauchen, liebt, als hätte euch noch nie jemand verletzt, tanzt, als würde keiner hinschauen, singt, als würde keiner zuhören, lebt, als wäre das Paradies auf der Erde.«
> *Buddhistische Weisheit*

Die reinigende Atmung – Kapalabhati

Kapala bedeutet Schädel, bhati Licht oder Leuchten: Mit dem Namen der Reinigungsübung wird schon die Wirkung beschrieben. In dieser rhythmischen Atemübung wird immer wieder durch Einziehen der Bauchdecke die Ausatmung betont und forciert, die Einatmung geschieht passiv und reflektorisch. Die Wirkung dieser Reinigungsübung ist effektiv und unmittelbar spürbar.

Sie erfrischt den Geist, macht den Kopf frei und entschleunigt den Fluss der Gedanken. Die Stakkato-Ausatmungsfrequenz wird durch rhythmische Kontraktionen der Bauchdecke hervorgerufen. Das Zwerchfell, der wichtigste Atemmuskel, wird dabei harmonisiert. Auf körperlicher Ebene wird bei regelmäßigem Üben die Atemmuskulatur gekräftigt und der Säure-Basen-Haushalt des Körpers harmonisiert. Während der Übung wird verstärkt Kohlendioxid ausgeatmet. Die Sensoren im Blut melden an das Atemzentrum weniger Anreize für die Einatmung. Dadurch werden lange, mühelose Atempausen möglich. Aufgrund der ruhigeren Atmung und des klaren Gefühls im Geist ist Kapalabhati eine gute Vorbereitung auf die Meditation. Gleichzeitig reinigt diese Atemtechnik Stirn- und Nebenhöhlen. In der Regel sind nach einem Übungszyklus auch im natürlichen Atemfluss verlängerte Atempausen fühlbar. Der gelassene Atem beruhigt auch den Geist. Gleichzeitig sind ein belebendes Schwingen, Vibrieren und angenehmes Kribbeln – eine Energetisierung – im Stirn- oder Kopfraum deutlich spürbar.

Zunächst üben Sie die Grundtechnik:
Wählen Sie eine aufrechte Sitzposition und lenken die Aufmerksamkeit auf die natürlichen Atembewegungen. Nehmen Sie die Wellen der Atmung im Bauch- und Beckenraum wahr. Einatmend, weitet sich die Bauchdecke sanft nach vorn, zur Seite und nach hinten. Ausatmend, schwingen Taille und Bauch nach innen.

Atmen Sie ganz natürlich ein. Dann atmen Sie rasch und kraftvoll aus und ziehen die Bauchdecke dabei bewusst und aktiv nach innen. Die forcierte Ausatmung provoziert ein leichtes Schnauben, das an den Nasenflügeln spürbar ist. Brustkorb und Schultern bleiben ruhig und entspannt. Lösen Sie die Kontraktion, und lassen Sie die Einatmung von selbst geschehen.

Experimentieren Sie nochmals: Ausatmend den Bauch aktiv nach innen ziehen, die Atemluft durch die Nase kraftvoll nach außen fließen lassen. Die Bauchdecke entspannen, die Einatmung ganz natürlich kommen lassen.

Führen Sie die forcierte Ausatmung nun kontinuierlich mit der kraftvollen Aktivität der Bauchdecke fort. Wiederholen Sie den rhythmischen Zyklus zunächst etwa fünf bis zehn Ausatemzüge lang. Beenden Sie mit einer Ausatmung, und verweilen Sie in der Atempause.

Lassen Sie dann den Atem wieder natürlich fließen. Nach einigen entspannten Atemzügen wiederholen Sie Kapalabhati. Steigern Sie die Anzahl der Atemzüge mehr und mehr. Finden Sie Ihren Übungsrhythmus, den Sie kontinuierlich einhalten können.

Empfohlen wird ein Rhythmus von einer Sekunde pro Ausatmung. Entscheidend ist aber vor allem die Beständigkeit des Rhythmus. Wiederholen Sie sanft und leicht noch zwei Zyklen. Die Zyklen können stufenweise von zwanzig bis auf achtzig Atemstöße gesteigert werden.

In den Übungen, die in diesem Buch vorgestellt werden, wird die reinigende Atmung Kapalabhati immer wieder vorkommen. Üben Sie zunächst die Grundtechnik, um sie sicher zu verinnerlichen.

Die Bauchmassage – Nauli

Diese Technik aktiviert Agni, das Verdauungsfeuer, fördert die Entgiftung über die Leber und die Niere, massiert den Darm und fördert so die Verdauungstätigkeit. Auf mentaler Ebene wirkt diese Technik klärend und emotional ausgleichend.

Beginnen Sie in einem schulterbreiten Stand. Beugen Sie sich aus den Hüftgelenken nach vorn, und stützen Sie sich mit beiden Händen nach innen gedreht an den Oberschenkeln ab. Die Schultern bleiben höher als das Becken. Lassen Sie zunächst den Atem fließen, und beobachten Sie die Wellen der Bauchdecke. Nach einer natürlichen Einatmung atmen Sie vollständig aus. Halten Sie den Atem in der Leere an, und saugen Sie die Bauchdecke nach innen und oben. Lösen Sie die Bauchspannung, und ziehen Sie auch im Weiteren in der Atempause die Bauchdecke nach innen und oben; lösen Sie dann wieder.

Wiederholen Sie die Bauchwelle, bis das Bedürfnis zum Einatmen spürbar wird. Richten Sie sich auf, und lassen Sie den Atem kommen.

Diese Massage in der Atempause ist eine wirkungsvolle Variante der klassischen, sehr anspruchsvollen Bauchmassage.

Wann Vorsicht geboten ist

Die reinigenden Atemtechniken, die aktive Bauchmassage und das Zurückhalten des Atems sind kraftvolle Techniken und haben eine große Wirkung auf den Organismus. Aus schulmedizinischer Sicht gibt es zahlreiche Zustände, bei denen diese Techniken verboten oder doch jedenfalls nicht anzuraten sind. Das oberste Gebot des Yoga ist jedoch Achtsamkeit und Gewaltlosigkeit. Wählen Sie eine empfindsame Übungspraxis, verbannen Sie jeden übertriebenen Ehrgeiz, jeden Zwang. Lernen Sie die Signale Ihres Körpers zu schätzen, zu achten und zu akzeptieren.

Jedes unkontrollierte Seufzen, jede Unregelmäßigkeit des Atems oder gar ein auftretendes Unwohlsein, Schwindel oder Beklemmung zeigen ein Überschreiten der Grenzen auf. Üben Sie konsequent und regelmäßig, aber einfühlsam. Nach und nach werden Ihnen die Techniken vertrauter, Widerstände lösen sich, und Sie können die Veränderungen spüren. Bei Bluthochdruck und Herzbeschwerden sollten Sie besonders vorsichtig sein. Im Nachspüren der Übungen sollte immer ein gelöstes, befreiendes Gefühl spürbar sein, auch wenn Widerstände aufgekommen sind. Um Dinge zu lösen und zu verändern, braucht man Impulse. Körper und Geist haben viele Strategien, um uns davon zu überzeugen, dass Veränderung nicht nötig ist. Neues, Ungewohntes löst oft viele Widerstände aus, und wir finden viele Gründe, abzubrechen oder gar nicht erst anzufangen.

Yoga schenkt mit der Zeit ein Unterscheidungsvermögen, wie viel Disziplin und hitziges Engagement nötig sind und wo übertriebene Geschäftigkeit und falscher Ehrgeiz beginnen. Laden Sie bei allen Techniken Ihren Körper auf eine Erfahrungsreise ein. Lenken Sie Ihre Gedanken, Ihre Handlungsabsicht, das Maß Ihres Übens in Richtung Entgiften, Befreien und Weiten. Reinigen im Sinne von dumpfem Putzen und Schrubben löst eher die negative Empfindung aus, etwas eliminieren zu müssen. Vertrauen Sie darauf, Spannung abzubauen, Unnötiges abzugeben, Vergebung zu finden und individuelle Ressourcen zu mobilisieren.

Om Namaḥ Shivaya – ich verbeuge mich vor dem Guten in mir.

Reinigungsrituale: die Praxis

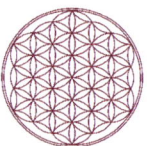

Der Atem ist der Urrhythmus des Lebens. Seine unaufhörlichen, rhythmisch fließenden Wellen, vergleichbar mit den kommenden und gehenden Wellen des Meeres, stellen die unmittelbare Verbindung zum Leben her. Er ist aber auch unsere direkteste Verbindung zur Umwelt. Wir nehmen die gleiche Luft, Schwingung und Energie auf, die andere Menschen, Tiere und Pflanzen atmen. Durch uns fließen die gleichen Atome wie durch Buddha, Christus, indianische Medizinmänner und indische Weise. Atem ist Energieaustausch, im Universum wie auch im »Kosmos Mensch«.

Atembewusstsein ist Körperbewusstsein, denn der Atem spiegelt uns unaufhörlich unsere Befindlichkeiten. Sind wir überfordert, kann der Atem stocken, sind wir unausgeglichen, ist er unregelmäßig, haben wir Sorgen, fehlt die Atemtiefe. Den Atem beobachten heißt, sich selbst näherkommen.

Die folgenden Rituale können Sie täglich als Reinigungstechnik üben. Außerdem dienen sie als Vorbereitung für die Körperübungen.

»... erlaubt dem Engel der Luft,
euren ganzen Körper zu umarmen.
Dann atmet lang und tief.
Wahrlich, ich sage euch,
der Engel der Luft wird alle Unreinheiten
aus eurem Körper ausscheiden ...
Alles muss durch die Luft wiedergeboren
werden.«
Friedensevangelium der Essener

Das erste Ritual:
die reinigende Ausatmung

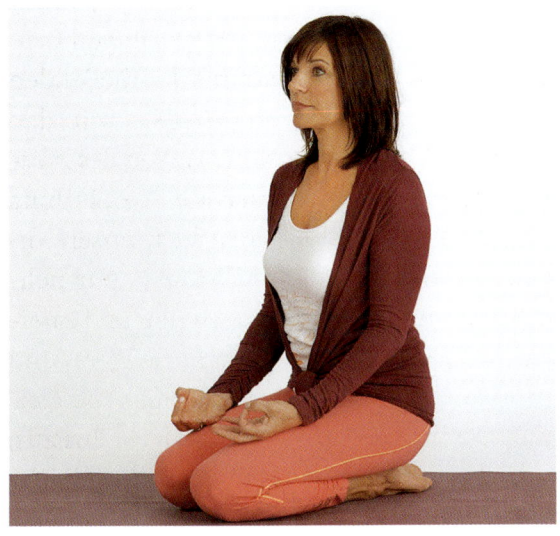

Im aufrechten Sitz oder auch im Stand beobachten Sie zunächst die Wellen der Atmung. Am Ende einer vollständigen Ausatmung lassen Sie dann den Bauch nach innen gleiten, um die Ausatmung zu unterstützen. Nach einer gelassenen Atempause warten Sie ab, bis der Körper selbständig mit der Einatmung beginnt. Füllen Sie zunächst den unteren, dann den mittleren und schließlich den oberen Bereich der Lunge. Zunächst dehnt sich der Bauch, danach dehnen sich die seitlichen Rippen, Brustbein und Schlüsselbeine. Die Schultern bleiben entspannt. Diese Atemvertiefung wirkt energetisierend und fördert Aufnahme und Verteilung von Prana und Sauerstoff. Bleiben Sie mehrere Atemzüge lang bei dieser vollständigen Atmung. Im Sanskrit wird sie Purna genannt. Nun verlängern Sie die Ausatmung, um die Entgiftung sowie die Massage der Organe zu intensivieren. Streben Sie ein Verhältnis zwischen Ein- und Ausatmung von eins zu zwei an. Zählen Sie zum Beispiel langsam bei der Einatmung bis zwei, lassen Sie eine gelassene Pause entstehen und atmen Sie dann doppelt so lange auf vier Zählzeiten aus. Sie können sich mit der Zeit und bei regelmäßiger Praxis beispielsweise auf vier beim Einatmen und acht beim Ausatmen steigern. Wenn Sie nicht zählen wollen, dann lassen Sie Ihr Gefühl entscheiden.

Das zweite Ritual:
die anregende Bauchmassage

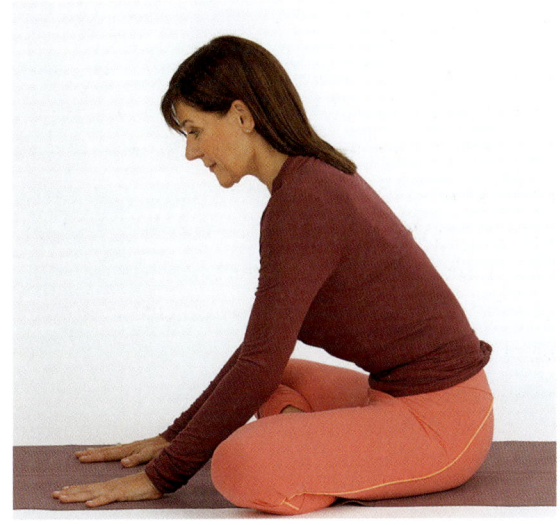

Im aufrechten freien Sitz, beide Unterschenkel voreinander gekreuzt, beginnen Sie mit einer Einstimmung durch die vollständige Atmung (Purna). Atmen Sie dann natürlich ein und beginnen Sie mit Kapalabhati, der rhythmischen, reinigenden Atmung, die Sie zwanzig bis vierzig Zyklen lang durchführen.

Atmen Sie vollständig aus und neigen Sie sich mit langem Rücken aus den Hüftgelenken nach vorn. Legen Sie beide Hände flach auf den Boden. Führen Sie in der Atemleere mehrere Wellen der Bauchmassage aus (siehe oben): Saugen Sie den Bauch nach innen und oben, lösen Sie die Spannung wieder und wiederholen Sie. Spüren Sie den Impuls für eine Einatmung, richten Sie den Oberkörper auf, entspannen die Bauchdecke und lassen die Einatmung ganz natürlich entstehen. Gönnen Sie sich mindestens fünf Atemzüge lang eine Pause.

Wiederholen Sie den Ablauf noch zweimal.

Das dritte Ritual:
Energie bündeln und lenken

Die gezielten Muskelkontraktionen, die in diesem Ritual zur Anwendung kommen, werden Bandhas (bandh – binden, fesseln) genannt. Sie werden als Verschluss oder besser als Ventil genutzt, um Energie zu binden und in bestimmten Körperräumen zu fixieren. Sie verhindern, dass Energie ungehindert und unkontrolliert abfließen kann, und lenken sie in eine gezielte Richtung.

Diese Kontraktionen dienen als Übungselement, um tiefer in den Bereich der Energie einzudringen. Auf körperlicher Ebene trainieren sie die entsprechende Muskulatur und regen Stoffwechsel und Verdauung an. Sie schulen das Körpergefühl. Dabei richten sie den Körper von innen auf, regen die Durchblutung im Becken an, harmonisieren das Zwerchfell und weiten den Nacken. Die

intensiven Muskelverschlüsse werden mit Atemverhalten geübt, um den Organismus zu schützen. Als Vorbereitung wird die reinigende Atmung Kapalabhati genutzt, um länger die Luft anhalten zu können. Vor allem nach dem Lösen der Bandhas, wenn Sie sich »durchströmt« fühlen, ist eine tiefe Energieerfahrung möglich.

Wurzelverschluss – Mula Bandha

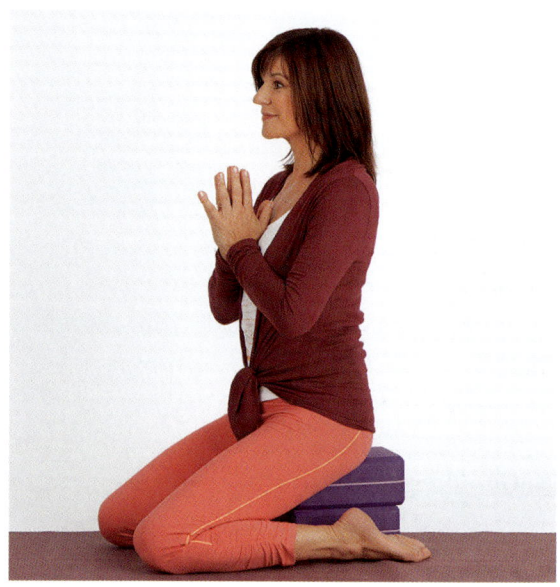

Der Wurzelverschluss, die Kontraktion des Beckenbodens, erhält dessen Elastizität und ist darüber hinaus eine effektive Prophylaxe für Organsenkungen. Die Ansteuerung der Verschlussmuskulatur unterstützt die Darm- und Blasentätigkeit, kann die Gefäße des Beckens von venösem Blut entstauen und gegebenenfalls Regelbeschwerden lindern. Durch die Aktivierung des Mula Bandhas können Sie das Verdauungsfeuer anregen und gleichzeitig verhindern, dass die Energie durch die Beine entweicht. Mit Mula Bandha erfahren Sie die Impulskraft des Beckens.

Beginnen Sie im aufrechten Sitz auf den Fersen. Um das Becken in der Aufrichtung zu unterstützen, können Sie einen oder zwei Yoga-Blöcke zwischen die Unterschenkel legen. So können Sie Ihre beiden Sitzbeinknochen deutlich spüren.

Setzen Sie sich auf den höchsten Punkt der Sitzbeinknochen, und richten Sie sich vom Becken her auf. Lassen Sie zunächst den Atem bis in den Beckenraum fließen, und nehmen Sie dort die Schwingungen wahr. Es folgen wieder eine natürliche Einatmung und zwanzig bis vierzig Kapalabhati-Atemzyklen.

Atmen Sie vollständig aus; am Ende der Ausatmung kontrahiert der Beckenboden. Ziehen Sie beide Sitzbeinknochen, Schambein und Steißbein aufeinander zu. Einatmend, lenken Sie diese Kraft nach innen und oben und ziehen den Dammpunkt nach oben. Verweilen Sie gelassen in der Atempause, und halten Sie den Beckenverschluss. Entsteht das Bedürfnis auszuatmen, lassen Sie den Atem langsam nach außen fließen, und lösen Sie am Ende die Spannung des Beckenbodens. Spüren Sie empfindsam nach.

Bauchverschluss – Uddiyana Bandha

Hierbei handelt es sich um einen Bauchverschluss, eine kontrollierte Kontraktion der Bauchwand nach innen und oben. Das wird schon im Namen deutlich, denn Uddiyana heißt »hinauffliegen«. Das Zwerchfell – der wichtigste Atemmuskel – verbindet die kraftvollen Energien des Beckens mit der feineren, spirituellen Energie des Herzens. Das Symbol des vitalen Atems ist der große Vogel, und dieser soll aufsteigen. Solange Vögel auf der Erde sind, wirken sie schwerfällig; in den Lüften vermitteln sie den Eindruck von Leichtigkeit und haben eine neue Sichtweise, einen Weitblick.

Im aufrechten Sitz beginnen Sie nach einer natürlichen Einatmung mit Kapalabhati für zwanzig bis vierzig Zyklen.

Mit einer vollständigen Einatmung heben Sie den Brustkorb. Halten Sie die Rippen angehoben, und atmen Sie langsam und vollständig aus. Am Ende der Ausatmung ziehen Sie die Bauchdecke nach innen und oben, bis der Bauch vollständig gehöhlt ist. Verweilen Sie gelassen in der Atemleere. Lösen Sie dann zunächst die Bauchdeckenspannung, und lassen Sie dann die Luft einströmen. Der Ablauf ist sanft, lautlos, weich und fließend.

Halsverschluss – Jalandhara Bandha

Durch den »Halsverschluss«, eine Kontraktion an der Vorderseite des Halses, sowie durch Druck des Kinns gegen die Brust wird der Energiefluss kurzzeitig gestoppt, um anschließend aufzusteigen. Jala bedeutet in yogischen Grundtexten Netz und adhara Stütze. Dieses Bandha dichtet das Netz der Energiebahnen im Hals (Nadis) ab.

Die intensive Dehnung des Nackens ermöglicht eine Entspannung gestresster Strukturen in diesem Bereich. Das Senken des Kinns bewirkt eine Kompression des Nervengeflechts Sinus caroticus und des Nervus vagus, des größten Nervs des Parasympathikus. Dieser Druck kann ein Absinken der arteriellen Spannung und eine Verlangsamung des Herzschlages bewirken. Gleichzeitig stimuliert dieses Bandha die Schilddrüse.

Im schmalen Hals verbinden sich Rumpf und Kopf. Sind sich Bauchgefühl und Verstand nicht einig, können ein klares Bremsen und ein kurzzeitiges Unterbrechen der Verbindung helfen, Kopflastigkeit zu lösen. Bei einer regelmäßigen Praxis dieses Bandhas wächst die Möglichkeit, »Hartnäckigkeit« aufzugeben und für Durchlässigkeit beim Informationsaustausch zwischen Kopf und Bauch zu sorgen.

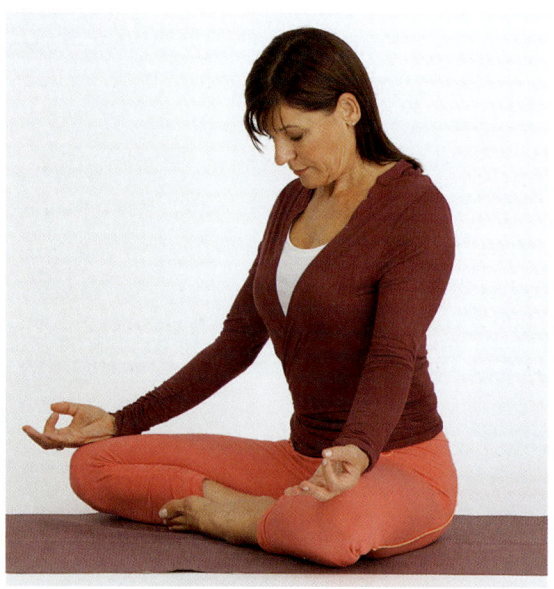

Im aufrechten Sitz lassen Sie zunächst den Atem frei fließen und nehmen die zarte Berührung des Atems während der Ein- und Ausatmung in Rachen und Hals wahr.

Atmen Sie dann wieder ganz natürlich ein, und beginnen Sie mit der reinigenden Atmung Kapalabhati. Nach zwanzig bis vierzig Atemzügen atmen Sie vollständig aus. Mit der folgenden Einatmung heben Sie bei entspannten Schultern das Brustbein bewusst an, verlängern gefühlvoll den Nacken und senken in der Atempause das Kinn in Richtung der Mulde zwischen den Schlüsselbeinen. Die Schultern bleiben breit zur Seite ausgerichtet, die Wirbelsäule aufgerichtet. Führen Sie den Kopf gerade und mittig; Gesicht und Kiefer sind entspannt. Vermeiden Sie jede Anspannung und jeden Zwang in Hals und Nacken. Halten Sie gelassen die Atempause. Entsteht das Bedürfnis auszuatmen, heben Sie den Kopf langsam an, und lassen Sie zart die Ausatmung kommen. Während einer natürlichen Atmung spüren Sie wieder empfindsam den Schwingungen des Atems im Rachen nach.

Die Zusammenführung – Maha Bandhas

Verbinden Sie nun die drei kraftvollen Bandhas. Tauchen Sie in die Erfahrung der Stille und der Pause ein. Für einen kleinen von Ihnen gewählten Moment bremsen Sie den Atem und die Aktivität des Körpers. Nach dem Lösen können ein Pulsieren, Durchströmen und ein tiefes Gefühl von Lebendigkeit spürbar sein.

Im aufrechten Sitz führen Sie zunächst wieder zwanzig bis vierzig Kapalabhati-Zyklen aus. Atmen Sie dann vollständig aus, aktivieren Sie die Beckenbodenkraft (Mula Bandha). Lenken Sie die Bauchdecke nach oben, und senken Sie das Kinn mit langem Nacken. Verweilen Sie in der Atempause. Halten Sie kraftvoll, ohne zu übertreiben, ohne Zwang, bis das Bedürfnis einzuatmen deutlich spürbar wird. Lösen Sie die Bandhas in umgekehrter Reihenfolge. Heben Sie zunächst den Kopf, lösen Sie dann die Bauchspannung, atmen Sie sanft ein, und lösen Sie die Beckenbodenspannung. Lassen Sie den Atem schwingen, und spüren Sie nach.

Das vierte Ritual: Energieausgleich

Bei dieser Übung werden die Energiekanäle (Nadis) gereinigt. Dazu wird die Wechselatmung eingesetzt, die in den Quellentexten des Yoga als essenzielle Reinigungsübung beschrieben wird. Die Balance zwischen Apana, der absteigenden und ausscheidenden Lebensenergie, und Prana, dem aufsteigenden und aufnehmenden Lebensstrom, ist wesentlich für das Wohlbefinden und die spirituelle Entwicklung. Bei der Einatmung durch den rechten Nasenflügel nehmen wir Sonnenenergie auf, durch die linke Seite die Energie des Mondes. Die sanft fließende Wechselatmung reinigt und harmonisiert die Energiekanäle, wirkt beruhigend und kann die Alpha-Wellen-Tätigkeit des Gehirns unterstützen. Eine regelmäßige Praxis der Wechselatmung kann Dysbalancen der wechselnden Durchflutung der Nasenflügel ausgleichen und den natürlichen Rhythmus reaktivieren. In Kombination mit der reinigenden Atmung Kapalabhati wird die Wirkung betont und intensiviert. In den Asanas wird diese Technik mit Drehungen kombiniert, um Agni, das Verdauungsfeuer, zusätzlich anzuregen.

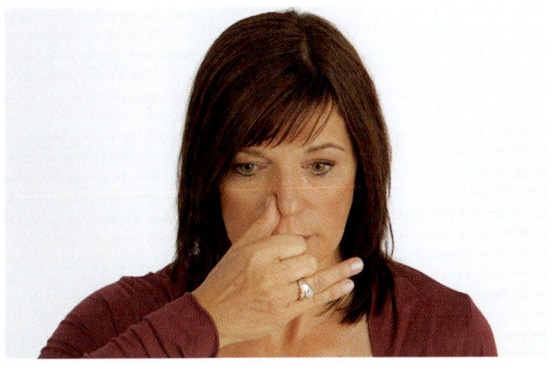

Im aufrechten, bequemen Sitz mit neutraler Beckenposition liegt die linke Hand entspannt auf den Oberschenkeln und die rechte Hand in der Vishnu-Mudra: Die Hand ist zu einer lockeren Faust geschlossen, der Daumen sowie der Ringfinger und der kleine Finger sind locker gestreckt.

Lauschen Sie zunächst dem natürlichen Atem. Nach einer vollständigen Ausatmung durch beide Nasenflügel legen Sie sanft den Daumen auf den rechten Nasenflügel in Höhe des Nasenbeins. Die Nase bleibt gerade, nur der Nasenflügel schmiegt sich an die Nasenbasis. Der rechte Ellbogen ist angehoben, so dass die Rippen schwingen können. Atmen Sie vollständig durch die linke Seite ein. Verweilen Sie einen Moment in der Atemfülle. Legen Sie den Ringfinger an das Nasenbein des linken Nasenflügels und atmen Sie rechts aus, um nach der Atempause, in der Leere, wieder auf der rechten Seite langsam und sanft einzuatmen. Lassen Sie den Atem in diesem Wechsel weiterfließen. Legen Sie die Finger so zart an die Nasenflügel, dass lediglich der Luftstrom unterbrochen wird. Den Atem lassen Sie langsam fließen und nehmen die Atempausen bewusst wahr. Nach mehreren Zyklen beenden Sie mit der Ausatmung durch die linke Seite. Lassen Sie den rechten Arm sinken, und nehmen Sie entspannt Atmung, Gefühle und Geist wahr.

Das fünfte Ritual: pulsierender Energieausgleich

Stimmen Sie sich im aufrechten Sitz mit dem–frei fließenden Atem ein. Beginnen Sie dann mit der reinigenden Atmung Kapalabhati (etwa zehn Zyklen). Den Kapalabhati-Rhythmus behalten Sie nun konsequent und gleichmäßig bei und ergänzen die Wechselatmung.

Die rechte Hand in der Vishnu-Mudra schließt nun mit dem Ringfinger den linken Nasenflügel. Sie lenken zehn Kapalabhati-Atemzüge durch den rechten Nasenflügel. Anschließend schließt der rechte Daumen den rechten Nasenflügel, und es folgen zehn Kapalabhati-Atemzyklen durch den rechten Nasenflügel. Wiederholen Sie nochmals rechts und links.

Gehen Sie dann fließend weiter zu einem stetigen Wechsel mit jeweils einer Kapalabhati-Ausatmung durch einen Nasenflügel. Beenden Sie mit der Ausatmung durch den linken Nasenflügel. Lassen Sie die rechte Hand auf die Beine sinken. Beobachten Sie den gleichmäßigen Rhythmus Ihres Atems und die natürlichen Atempausen, die jetzt entstanden sind. Spüren Sie die Klarheit von Nase und Stirnraum, und heißen Sie jede Botschaft, die jetzt auftaucht, willkommen.

Yoga für die Hände: Mudras

Zu vielen Themen gibt es neben den Körperhaltungen und Abläufen auch Handhaltungen – Mudras. Diese Fingergesten sind eine stille, wirkungsvolle Möglichkeit, in die Welt der Energie einzutauchen. Unser Alltag ist geprägt von Handgesten: Wir drücken jemandem die Daumen, besiegeln einen Vertrag mit Handschlag, ballen wütend die Faust oder zeigen jemandem einen Vogel. Gerade die Hände sind häufig Ausdruck von Gefühlen, Gemütszuständen und Stimmungen.

Das Sanskrit-Wort Mudra kann mit »Siegel« oder »bekräftigende Gebärde« übersetzt werden. Zum einen können die symbolischen Fingerhaltungen bestimmte Bewusstseinszustände oder -vorgänge symbolisieren oder bildhaft darstellen. Zum anderen können die Haltungen auch zu den Bewusstseinszuständen führen, die sie symbolisieren. Das Substantiv »mud« steht für Freude und Lust und das Adjektiv »ra« für besitzend, gewährend, bewirkend. Mudra ist demnach ein Symbol, ein Siegel, eine mystische Geste, die Freude gewährt oder bewirkt.

»Gesundheit und Glück liegen in deinen Händen.«
Acharya Keshav Dev

Sie können die Handgesten in den Alltag integrieren und sich immer wieder kleine Yoga-Auszeiten nehmen, in denen Sie die Hände gemäß den Mudras ausrichten. Lenken Sie die Gedanken auf das Symbol, und lassen Sie den Atem und die Energie des Lebens ruhig fließen.

Meditative Abschlussrituale

Um Ihre Yoga-Praxis zu beenden, wählen Sie eines der meditativen Abschlussrituale. Die Yogis beschreiben immer wieder, dass Yoga erst im Ausklang, im Nachspüren zu erleben ist und sich die positiven Wirkungen von Atem und Körperhaltung vertiefen, wenn wir innehalten.

Klärendes Abschlussritual: die Wasserquelle

Im aufrechten Sitz oder in der entspannten Rückenlage stellen Sie sich vor, dass Ihre rechte Schulter ein leerer Raum sei. Während Sie einatmen, füllt sich die Schulter mit frischem Quellwasser. Jeder Atemzug reinigt und durchspült das Gelenk. Vergleichen Sie nach mehreren Atemzügen beide Schultern miteinander. Wiederholen Sie die klärende Reinigung mit der anderen Schulter.

Sie können die »Wasserquelle« mit allen Gelenken oder Körperräumen ausführen, die Sie klären möchten.

Abschlussritual: die Dankbarkeit

In der entspannten Rückenlage lenken Sie Ihren Atem zu den Füßen. Danken Sie mit den nächsten drei Atemzügen Ihren Füßen, die Sie tragen, die Sie die Erde spüren lassen. Lenken Sie den Atem zu den Beinen. Danken Sie mit den nächsten drei Atemzügen Ihren Beinen, die Sie durchs Leben tragen, die Ihnen Kraft zum Fortschreiten geben und Sie ausbalancieren.

Lenken Sie den Atem zum Becken. Danken Sie mit den nächsten drei Atemzügen dem Becken, das Ihre Organe und Gefühle trägt, aber auch Ihre Sexualität und Impulskraft.

Lenken Sie den Atem zu den Armen und Schultern. Danken Sie mit den nächsten drei Atemzügen Ihren Armen. Mit ihnen können Sie umarmen, zugreifen und eine Hand reichen.

Nehmen Sie den Atem im Raum des Herzens wahr. Tauchen Sie in die gleichmäßigen fließenden Wellen des Atems ein. Lassen Sie sich erfüllen von der Herzensqualität Ihrer Dankbarkeit.

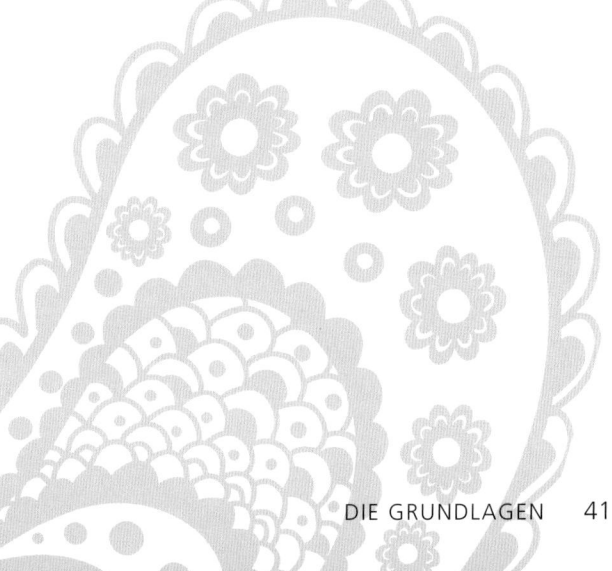

Wie Sie mit diesem Buch üben können

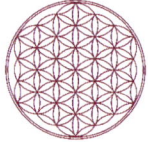 Um mit Yoga-Detox zu beginnen, lesen Sie sich das Grundlagenkapitel genau durch, um einen Überblick über die Wirkungsweise zu erhalten.

Beginnen Sie am besten sofort mit den täglichen Reinigungstechniken des Nasenspülens, Ölziehens und der Zungenreinigung.

Wählen Sie ein bis drei Atemrituale aus, die Sie täglich oder in einem festen Rhythmus praktizieren, beispielsweise dreimal pro Woche oder auch täglich.

Beenden Sie jeden Tag mit einem Ritual in der Stille. Das könnte eine der vielen Mudras sein, die Sie in meditativer Ruhe fünf bis zehn Minuten praktizieren, oder eine der Meditationen.

Wählen Sie dann entweder jeweils ein Kapitel aus jedem der drei Praxisteile oder – wenn Ihnen eines der Themen, also Körper, Geist und Seele, sehr am Herzen liegt – drei aus diesem einen Teil. Finden Sie auch hier Ihren Rhythmus: täglich oder genau geplant dreimal in der Woche. Nehmen Sie sich nicht zu viel vor, sonst ist der Eifer des Neubeginns schnell aufgebraucht, und Sie ärgern sich, wenn Sie Ihren Plan nicht einhalten können.

Für Ihre regelmäßige Yoga-Praxis benötigen Sie eine Yoga-Matte, ein Sitzkissen, zwei Yoga-Blöcke und eventuell eine wärmende Decke. Nehmen Sie sich ausreichend Zeit zur Einstimmung, zum Üben und zum Nachspüren. Aus meiner Erfahrung ist es sehr dienlich, sich einen Yoga-Raum einzurichten, einen besonderen Bereich in Ihrer Wohnung, den Sie für Ihre Praxis nutzen. Gestalten Sie diesen Raum so, dass er zum Loslassen und Entspannen einlädt. Vergewissern Sie sich, dass Sie ungestört üben können. Der Raum sollte gut gelüftet, aber auch warm genug sein. Schalten Sie alle Störquellen wie zum Beispiel das Telefon aus.

Gönnen Sie sich ausreichend Zeit, um nachspüren und voller Achtsamkeit üben zu können. Am Ende Ihrer Übungszeit sollten immer ein Nachspüren in friedvoller Rückenlage und eine Abschlussmeditation stehen.

Üben Sie die ausgewählte Asana-Praxis mindestens drei Wochen, um die Bewegungen zu verinnerlichen und eine Veränderung wahrnehmen zu können. Dann wählen Sie eventuell das nächste Programm aus.

Beachten Sie bei der Auswahl Ihrer Übungen: Die Asanas und Bewegungsflows sind nach Themen geordnet.

Dynamische Abläufe erhöhen die Körpertemperatur und wirken reinigend über die Haut.

Forcierte Atmung hilft, reinigend die Ausatmung zu intensivieren.

Meditative Akzente helfen, zur Ruhe zu kommen, die Gedankenwellen zu entschleunigen, sich zu entspannen.

Um die Wirkungen Ihrer Yoga-Detox-Praxis zu vertiefen, überprüfen Sie Ihren Umgang mit Genussgiften und Ihr Ernährungsverhalten. Fragen Sie sich, ob Sie den Kaffee wirklich trinken möchten oder ob es eine Gewohnheit ist. Nehmen Sie wahr, wie der

Wein vom Abend vorher Ihre Yoga-Praxis beeinflusst. Spüren Sie Ihrem Atem an einem Tag nach, an dem Sie tierische Produkte gegessen haben, und vergleichen Sie ihn an einem Tag mit gesundem, leichtem vegetarischem Essen. Spüren Sie auf, was Ihren Körper beeinflusst, belastet und befreit. Werden Sie neugierig, und bleiben Sie offen für Neues. Erleben Sie, was Ihren Körper, Ihren Geist und Ihre Seele erleichtert oder belastet. Finden Sie auf ganz natürliche Weise Ihren Weg zur Veränderung.

In der ayurvedischen Gesundheitslehre wird empfohlen, abgekochtes Wasser zu trinken. Das fünf bis zehn Minuten lang abgekochte Wasser regt Agni, das Verdauungsfeuer, an. Besonders spürbar und wirksam wird das, wenn Sie gleich nach dem Aufstehen zwei bis drei Tassen abgekochtes Wasser trinken. Durch das Kochen wird es mit Energie angereichert und kann so besser aufgenommen und verarbeitet werden. Gekochtes Wasser während der Mahlzeiten verbessert die Verarbeitung und die Aufnahme der Nahrung. Zwischen den Mahlzeiten wird die Ausscheidung wasserlöslicher Toxine aus dem Körpergewebe wirkungsvoll unterstützt. Rezepte für spezielle Getränke mit mehr »Geschmack« finden Sie am Ende des Buches im Kapitel zum Power-Detox-Wochenende.

Sutra vom Weg der Reinheit

Möge ich friedvoll, glücklich und leicht in Körper und Geist sein.
Möge ich sicher und beschützt sein.
Möge ich frei von Angst, Kummer, Furcht und Ärger sein.
Möge ich fähig sein, die Samen der Freude und des Glücks zu erkennen und zu berühren.
Möge ich lernen, Gründe von Ärger, Begehren und Unwissenheit in mir zu erkennen und zu sehen.
Möge ich erkennen, wie die Samen der Freude mich jeden Tag nähren können.
Möge ich fähig sein, frisch, gefestigt und frei zu leben.
Möge ich frei von Anhaftung und Abneigung sein, ohne gleichgültig zu werden.

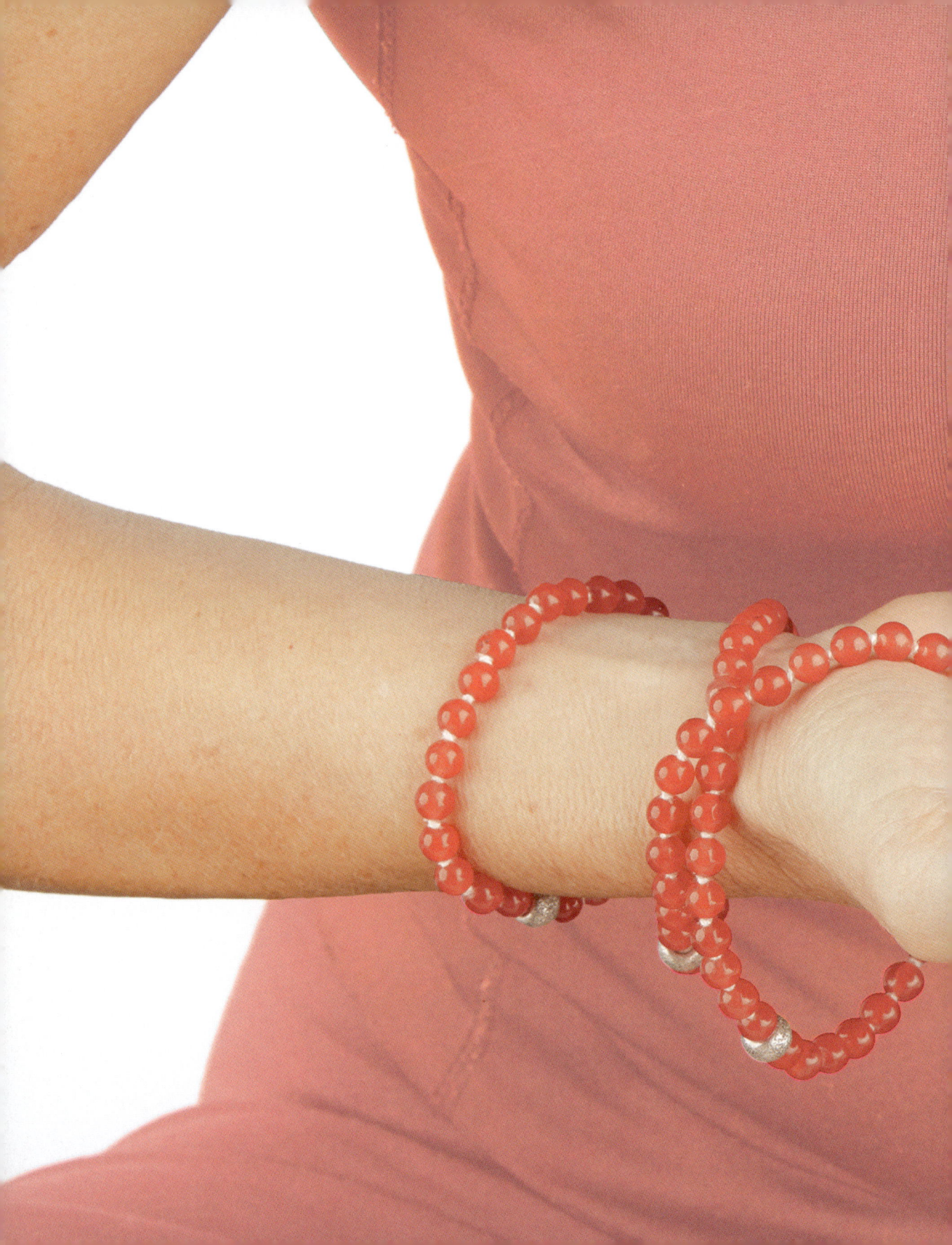

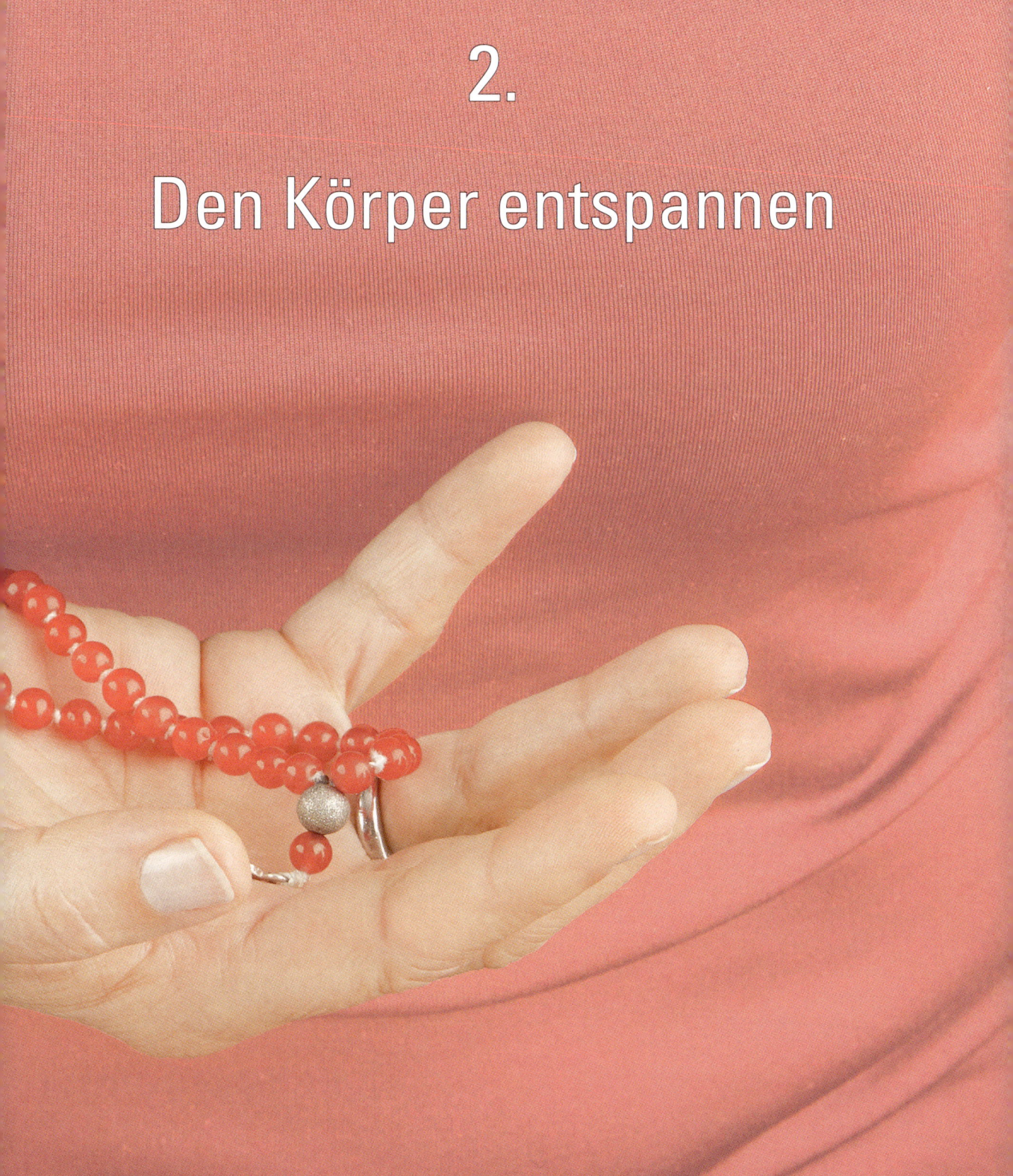

2.

Den Körper entspannen

In einem der vier Grundlagentexte des Hatha-Yoga, der Gheranda Samhita, wird der Körper des Menschen als Gefäß aus ungebranntem Ton beschrieben. In Indien werden solche ungebrannten Gefäße als Teetassen oder »Einmal-Kochtöpfe« verwendet. Sie sind sehr empfindlich, lösen sich in Wasser auf und zerbrechen äußerst leicht. Die regelmäßige Yoga-Praxis wird als »Brennen« des Topfes beschrieben. Der Körper wird durch das »Feuer« der Praxis gereinigt und von Schlacken befreit. Die zunehmende Widerstandsfähigkeit des Topfes lässt ein vollkommenes Gefäß entstehen. Ein Gefäß, welches das Licht der Reinheit, das göttliche Licht, aufnehmen, bewahren und festhalten kann. Durch die Reinheit des Gefäßes kann das Licht nach außen strahlen. Dieses wunderschöne Bild beschreibt den Yoga-Weg zur Erkenntnis des inneren Lichtes, das den spirituellen Yogi durchlässig und feinfühlig werden lässt.

Ein anderes Bild des Topfes ist in dem älteren Konzept des Vedanta zu finden. Hier wird der Körper als ein leeres Gefäß beschrieben. Das Innere des Gefäßes enthält das Gleiche wie der das Gefäß umgebende Raum des Gefäßes – innen und auch außen. Das göttliche Licht, das im Inneren des Körpers zu erfahren ist, umgibt uns und verbindet uns.

Das Loslösen von Einschränkungen, die Befreiung von Blockaden auf der körperlichen Ebene schenkt einen schmerzfreien, starken, flexiblen und ausgeglichenen Körper. Der Körper ist das »Instrument«, das wir selbst »stimmen« können. Er ist das lebendige Gefäß, in dem Prozesse erlebbar sind, in dem fühlbar wird, was jetzt stimmig ist, wo etwas klemmt oder blockiert und was sich verändert. Der Körper wird zur wertvollen Erfahrungswelt für einen feinfühligen Umgang mit sich selbst. Das Positive und Wirkungsvolle, was den Körper verändert und was ihm guttut, lässt sich dann übertragen auf einen mitfühlenden Umgang mit anderen und der Umwelt.

Den Kopf ausbalancieren

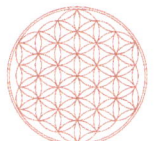 Seitdem sich der Mensch vom Vierbeiner zum Zweibeiner entwickelt hat, ist der Kopf sein höchster Punkt. Und so muss der Mensch nun den verhältnismäßig schweren Kopf auf dem schmalen Hals und Nacken balancieren. Das Wunderwerk Körper organisiert diese Leistung auf erstaunliche Weise: Der oberste Halswirbel, der Atlas, ist der einzige der vierundzwanzig Wirbel, der wie ein Ring geformt ist. Der Kopf liegt mit zwei konvex geformten Kondylen in zwei Knochenschalen des Atlas.

Auf diesen »Kufen« wiegt sich der Kopf wie ein Schaukelpferd hin und her. Der Schwerpunkt liegt etwas hinter den Kopfgelenken. Im besten Fall stützen kleine, tiefe Halsmuskeln das Gleichgewicht, der Nacken ist aufgerichtet, die Muskulatur gespannt, aber nicht verspannt. All dies ermöglicht eine horizontale Ausrichtung unserer Sinne. Ein feinsinniges Wahrnehmen nach außen wird möglich, um die Schönheit der Natur und die Signale der Menschen um uns herum wahrzunehmen. Der Hals hat Raum für Luftröhre, Speiseröhre, Rückenmark, für die Lymphe und für den Blutfluss und eine freie Stimme.

Unser Kopf ist im täglichen Leben unaufhörlich gefordert. Unzählige Gedanken schwirren im Haus des Geistes und müssen geordnet werden, damit wir Entscheidungen treffen können. Wird das Leben nun zu »kopflastig« oder der Alltag zu stürmisch, dann wird das sensible Gleichgewicht irritiert. Zunächst gleicht die Muskulatur die Verschiebungen aus und übernimmt mehr Haltearbeit, wofür sie natürlich mehr Energie braucht. Manifestiert sich die Dysbalance, dann bleibt das Kinn ständig angehoben, so dass der Nacken belastend knickt. Oder der Kopf bleibt traurig aus dem Lot nach vorn geneigt, verspannt die Muskulatur, und das Feingefühl für seine Ausrichtung geht verloren. Wir wissen nicht mehr, »wo uns der Kopf steht«.

Gedankenkarussell und überforderte Muskulatur stressen auf unterschiedlichen Ebenen. Den Kopf anmutig und entspannt zu tragen öffnet die sinnliche Welt, löst verspannte Muskulatur und vergrößert das Energiepotenzial für das geistige und spirituelle Erleben.

*»Es ist leicht zu leben
mit verschlossenen Augen
und alles misszuverstehen,
was man sieht ...«*
John Lennon

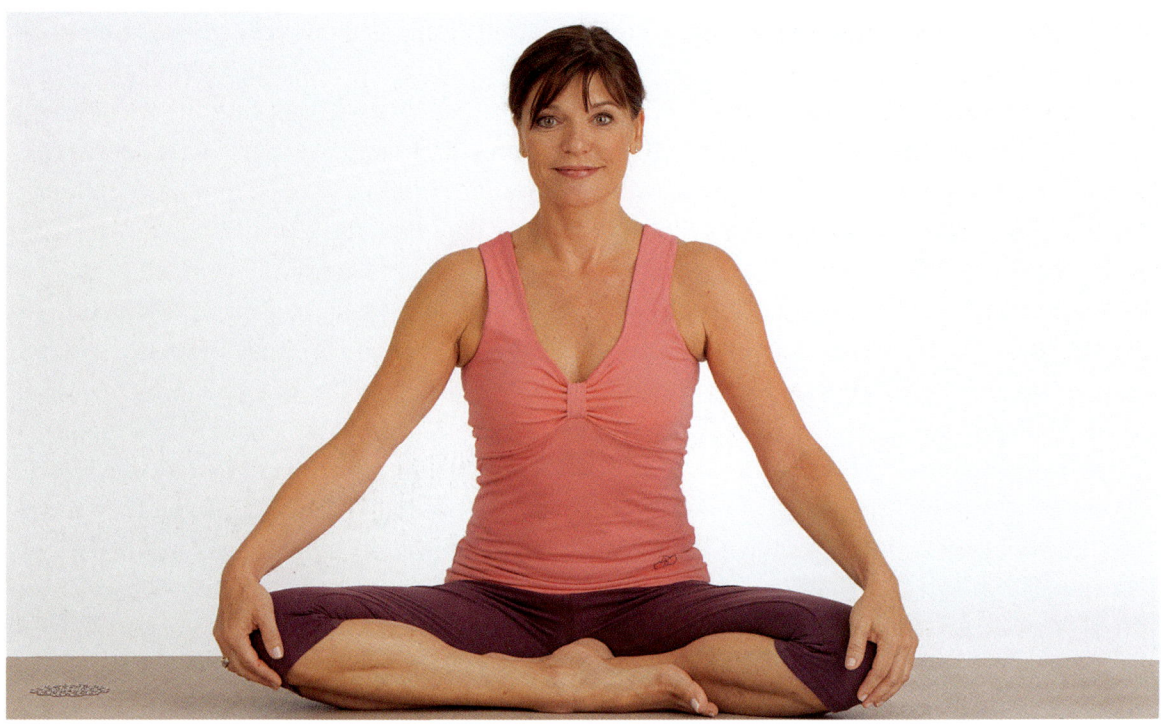

Der freie Sitz – Mukti-Sitz

Wählen Sie eine Sitzhaltung, bei der Sie Beine und Becken als stabile Basis wahrnehmen und Ihre Wirbelsäule stressfrei in ihrer Wellenform aufrichten können.

Lassen Sie die Knie nach außen gleiten, und legen Sie die Unterschenkel voreinander. Ihre beiden Sitzbeinknochen sollten wie Füße senkrecht unter dem Becken stehen. Um den Sitz zu optimieren, können Sie sich auf ein Meditationskissen, einen Yoga-Block oder eine gefaltete Decke setzen. Diese Übung ist aber auch auf einem Stuhl oder im Fersensitz möglich.

Richten Sie sich in Ihrem Sitz ein, und schließen Sie die Augen. Lassen Sie den Atem gelassen kommen und gehen. Ihr Becken ist aufgerichtet und ruht auf der Erde. Schieben Sie einatmend die Krone des Kopfes, des höchsten Punktes Ihres Schädels, in den Himmel. Der Nacken und die Wirbelsäule verlängern sich. Während der Atem gleichmäßig fließt, richten Sie beide Augen und Ohren in einer horizontalen Ebene aus. Einatmend, verlängern Sie sanft den Nacken, vergleichbar mit einer minimalen zustimmenden Ja-Nickbewegung. Dabei richtet sich das Kinn im rechten Winkel zum Hals aus. Ihr Atem strömt ungehindert durch den freien Hals.

Nun lenken Sie den inneren Blick, Ihre Konzentration auf die Kopfgelenke. Fühlen Sie sich in die Verbindung von Kopf und Nacken. Lassen Sie Ihren Atem dort Raum finden.

Spielen Sie nun feinfühlig, leicht und ruhig mit der Beweglichkeit:

Schieben Sie abwechselnd das rechte und das linke Kopfgelenk etwas weiter himmelwärts, und gleichen Sie dann wieder aus. Richten Sie einatmend den Kopf in der Nickbewegung auf.

Tauchen Sie Ihre Nase ein in Ihre Lieblingsfarben, und zeichnen Sie sehr kleine liegende Achten mit der Nasenspitze in die Luft. Nehmen Sie die kleinen Bewegungen an den Kopfgelenken wahr. Der Nacken bleibt fast unbewegt.

Die Meditation

Visualisieren Sie ein helles, strahlendes Licht an der sensiblen Verbindung zwischen Kopf und Nacken. Im gleichmäßigen Atmen dehnt sich dieses Licht weiter und weiter aus. Im Strahlen des Lichts werden Weite und Balance immer mehr spürbar.

Mudra der Klarheit

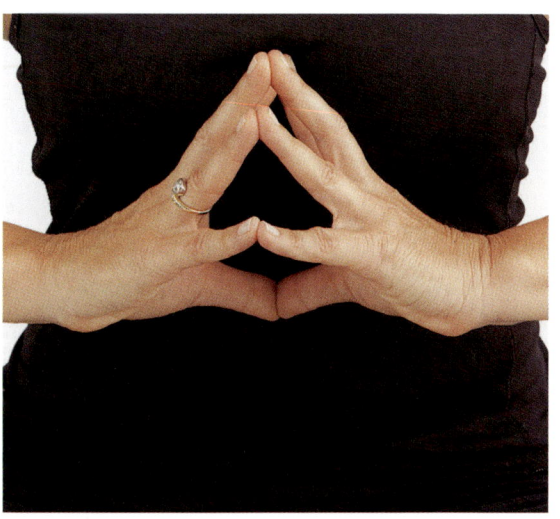

Hakini ist die Göttin der inneren Wahrheit und Klarheit. Legen Sie alle Fingerkuppen zart aneinander. Ihre Fingerkuppen sind empfindsame Fühler Ihres Körpers. Konzentrieren Sie sich auf die sanfte Berührung. Sie kann die Gehirnaktivität anregen und das flexible Denken aktivieren. Lassen Sie sich von einem aufrichtigen Gefühl von Dankbarkeit durchströmen. In der Dankbarkeit können sich die Sinne entfalten, und die Kopflastigkeit kann sich auflösen. Sie öffnen sich für die Geschenke der höheren Mächte und erweitern Ihre Sinne für göttliche Schwingungen.

Den Nacken befreien

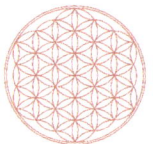 Nacken und Sinnesorgane stehen in einer engen Verbindung. Die Kopfbewegung folgt Augen, Ohren und Nase, wenn diese Reize aufnehmen. Aber auch unsere Intentionen und Gefühle teilen wir über Gesichts- und Kopfbewegungen mit. So bewegen wir zum Beispiel unwillkürlich den Kopf, wenn wir mit jemandem sprechen; wir weichen mit dem Kopf zurück, wenn uns etwas anwidert, legen ihn erstaunt in den Nacken, strecken ihn wütend nach vorn, neigen ihn zweifelnd zur Seite, nicken zustimmend. Alle diese Reaktionen und Bewegungen sind abhängig von der Durchlässigkeit der Nackenfaszie und dem Tonus der Nackenmuskulatur. Gerade und schräge Nackenmuskeln liegen in fünf Schichten übereinander und sind über eine sensible und dichte Nackenfaszie miteinander vernetzt. Zwei Muskeln verbinden von vorn die Schlüsselbeine mit dem Hinterkopf in Höhe der Ohren.

Die Orientierungsreaktion verändert sich, wenn die Reize zu viel werden oder das Nervensystem geschwächt ist. Starre Bildschirmarbeit fixiert die Augen an einem Punkt, wodurch die Augenmuskulatur ebenso geschwächt wird wie die Nackenmuskulatur.

Und nicht selten liegen Termindruck, Überforderung, ängstliche Erwartung, Schrecken und Sorgen schwer auf unseren Schultern und belastend im Nacken. Kein Wunder, wenn wir dann die Schultern zu den Ohren hochziehen und traurig nach vorne rutschen lassen – aber diese Schutzreaktion ist leider ganz und gar unwirksam.

Was passiert? Nacken und Schultermuskeln halten fest, »werden sauer« und verspannen sich. Das gilt besonders für den oberen Teil des Trapezmuskels, des großen Nackenmuskels, der sich wie eine Kapuze von der Schädelbasis zu den Schultern aufspannt und als Fieberthermometer der Psyche gilt, weil sein Muskeltonus direkt mit dem vegetativen Nervensystem vernetzt ist. Von hier aus kommt es zu einer unheilvollen Kettenreaktion: Der verspannte Nacken bremst den Austausch zwischen Kopf und Herz. Wir werden hartnäckig und fühlen uns erst recht überfordert.

Übungen, die den Nacken nachhaltig aus diesem Muskelpanzer befreien, verbessern den Stoffwechsel und können vegetative Dysbalancen (zum Beispiel Schwindel, Übelkeit, Sehen von Doppelbildern) auflösen. Die Bereitschaft zum Loslassen verändert die Sichtweise, hilft, dunkle Gedanken aufzulösen, und stärkt die Gabe, Dinge aus einer anderen Perspektive zu sehen.

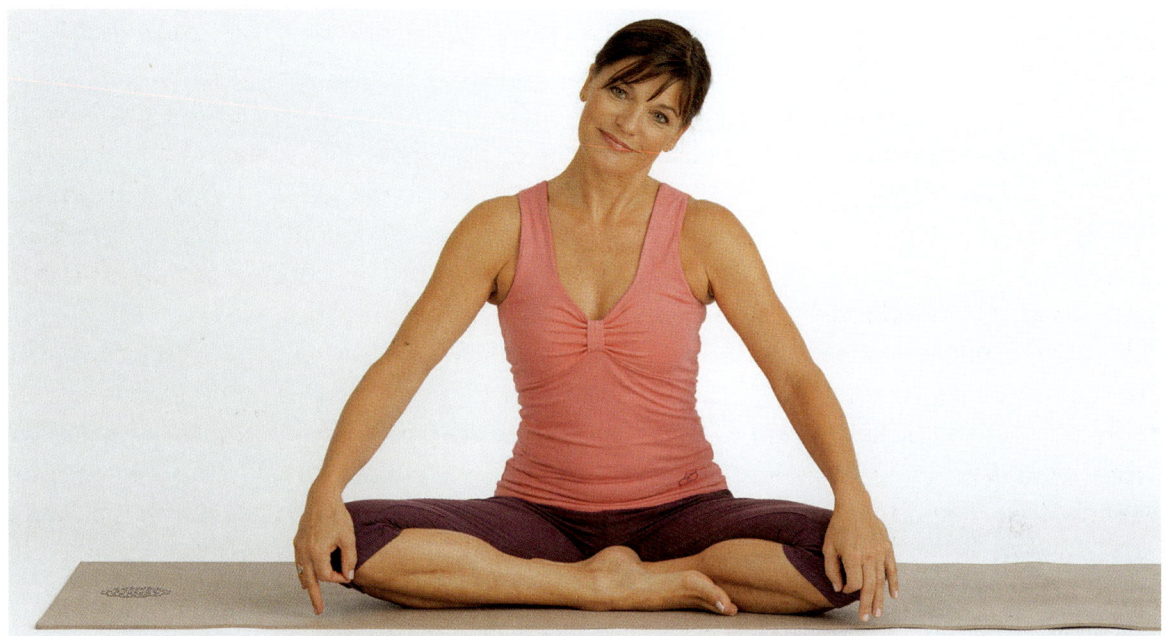

Die Nackenbewegungen – Grivacalana

Im aufrechten Sitz balancieren Sie Ihren Kopf anmutig aus. Verschränken Sie alle Finger, und legen Sie die Handteller auf den höchsten Punkt des Kopfes. Die gebeugten Ellbogen zeigen diagonal nach vorn, so dass Kopf und Unterarme ein Dreieck bilden.

Einatmend, schieben Sie den Kopf in die Hände, und die Hände geben Widerstand. Während der Atem gleichmäßig fließt, spüren Sie die Aufrichtung des Nackens und eine sanfte Spannung in der Tiefe des Halses. Halten Sie mehrere Atemzüge lang eine gleichmäßige Spannung.

Halten Sie die Aufrichtung des Nackens, und lösen Sie die Gegenspannung, um die Hände entspannt auf die Beine zu legen.

Einatmend schieben Sie die Krone des Kopfes himmelwärts und nehmen die innere Aufrichtung wahr. Dabei schieben Sie beide Schultern weit seitwärts. Ausatmend, neigen Sie den Kopf nach rechts und dehnen gleichzeitig das linke Ohr weit nach oben.

Einatmend, richten Sie den Kopf wieder in Verlängerung der Wirbelsäule auf.

Wiederholen Sie im Einklang der Atembewegungen den Ablauf nach links.

Nach fünf gleitenden Bewegungen in beide Richtungen verweilen Sie zunächst in der Dehnung der linken Nackenseite fünf Atemzüge lang. In der Seitneigung nach rechts schieben Sie immer wieder das linke Ohr nach oben und nehmen die Weite zwischen Ohr und linker Schulter wahr. Das Kinn steht im rechten Winkel zum Hals. Richten Sie sich auf, und neigen Sie den Kopf nach links. Verweilen Sie fünf Atemzüge. Spüren

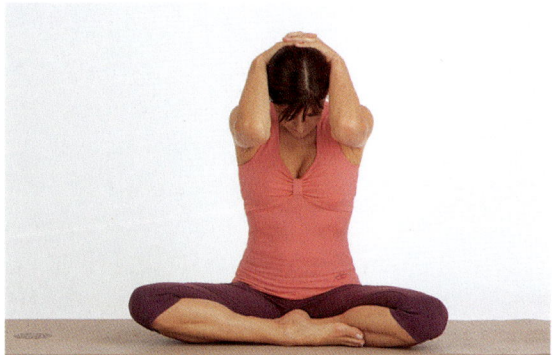

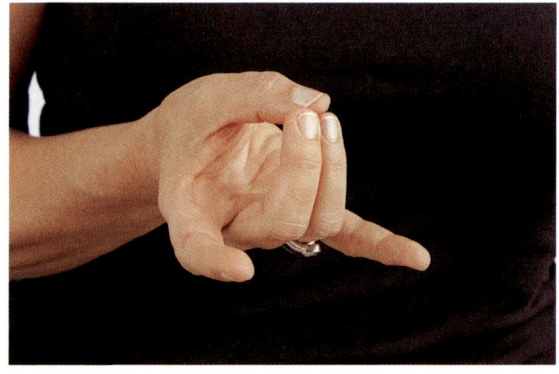

Sie im aufrechten Sitz nach, und balancieren Sie den Kopf mit Leichtigkeit auf dem weiten Nacken.

Verschränken Sie beide Hände am Hinterkopf. Beide Daumen legen Sie an den unteren Rand des Kopfes. Einatmend, längen die Daumen den Nacken, indem sie den Hinterkopf leicht anheben. Ausatmend, senken Sie den Kopf im großen Bogen, die Ellbogen lassen Sie sinken. Das Gewicht der Hände vertieft sanft die Dehnung des Nackens.

Wiederholen Sie synchron zum Atem noch viermal das Längen des Nackens und die Dehnung.

Verweilen Sie dann drei bis fünf Atemzüge in der Dehnung des Nackens. Die Brustwirbelsäule bleibt aufgerichtet, die Schultern geweitet. Füllen Sie einatmend den Nacken mit Lebensenergie. Lassen Sie ausatmend bewusst den Nacken weit werden.

Heben Sie einatmend den Kopf, legen Sie die Hände wieder auf die Oberschenkel, und spüren Sie der Weite und Leichtigkeit des Nackens nach.

Legen Sie bei beiden Händen die Daumen an Ringfinger- und Mittelfingerkuppe.

Dieser Handgeste wird eine reinigende und klärende Wirkung zugeschrieben. Sie konzentriert die absteigende Energie (Apana Prana), die sich auch in der Ausatmung und in allen Ausscheidungsvorgängen erleben lässt. Verlängern Sie Ihre Ausatmung, und lassen Sie sich von der Vorstellung durchströmen, alles Feste, Blockierende, Bremsende auszuatmen, auszuleiten. Lassen Sie Verspannungen schmelzen, lösen Sie überholte, belastende Muster auf der emotionalen und mentalen Ebene auf, und tauchen Sie in die Bereitschaft, die Fülle und Leichtigkeit willkommen zu heißen.

Im aufrechten Sitz führen Sie die drei Runden Kapalabhati und Ialandhara aus (siehe Grundlagen).

Den Kiefer lösen

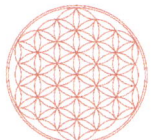 Der Kaumuskel ist im Verhältnis zu seiner Größe der stärkste Muskel des menschlichen Körpers. Die Muskeln an der Wange und an der Schläfe spannen sich beim Schließen der Kiefer sowie beim Sprechen, Lachen und Gähnen an.

In grauer Vorzeit mussten wir sicher häufig kraftvoll zubeißen oder gefährlich die Zähne zeigen, um zu überleben. Heute ist die Kiefermuskulatur leider ständig in Gefahr, zu verspannen. Viele Menschen reagieren nämlich auf emotional aufwühlende Reize, allgemeine Belastungen, Stress und Leistungsdruck mit einer verstärkten Anspannung der Kiefermuskulatur, meist in Kombination mit Nackenverspannungen. Die körperliche Reaktion zeigt sich entweder in einer Stoppreaktion, einer Art Rückzugshaltung: Der Kopf wird zurückgenommen, die Kiefer werden zurückgezogen und die Zähne zusammengebissen. Der Leitsatz »Zähne zusammenbeißen und durch!« wird zu wörtlich genommen, und viele Menschen trainieren sich eine regelrechte »Verbissenheit« an. Die verspannte Kiefermuskulatur ist beim Kauen unangenehm spürbar; sie führt zu Verspannungen im Nacken bis hin zur Maulfaulheit und zum Verlust der Lebensfreude, weil das Sprechen und irgendwann auch das Lachen immer schwerer fällt. Der Spannungsschmerz in den Kiefergelenken wird sehr häufig von dem verspannten Bindegewebe des Kiefers, der Haut und dem Mundboden hervorgerufen. Das fasziale Bindegewebe verliert an Elastizität und Gleitfähigkeit. Mimik und Beweglichkeit von Kiefer und Nacken sind eingeschränkt, aber auch Ohrgeräusche sowie vermehrter Zahnabrieb sind mögliche Folgen. Gleichzeitig verschließt sich der Körper auch auf anderer Ebene: Die Augen werden zusammengekniffen, die Nase verschlossen, die Bauchmuskeln verspannt, die Atmung gedrosselt.

Die gegensätzliche Reaktion ist das Startmuster. Bei Belastungen werden eher Widerstand, Kampfeswille und Selbstbehauptung ausgelöst. Der körperliche Ausdruck ist ein hohler unterer Rücken, ein überstreckter Nacken und zusammengebissene Zähne.

Kiefer und Becken sind sowohl energetisch als auch funktionell miteinander verbunden. Eine ausgeglichene Schwingung im Becken kann sich in einem Lächeln, einer harmonischen Spannung des Beckenbodens und in einem freien Mundraum widerspiegeln. Um den Herausforderungen des Lebens gelassen und hinterfragend zu begegnen, sollte jegliche Verbissenheit gelöst werden und Lebensfreude in der Gesichtsmimik strahlen. Gleichzeitig braucht es Mut, den Mund aufzumachen und die eigene Stimme für das zu finden, was im Herzen schwingt.

Der Löwe – Simhasana

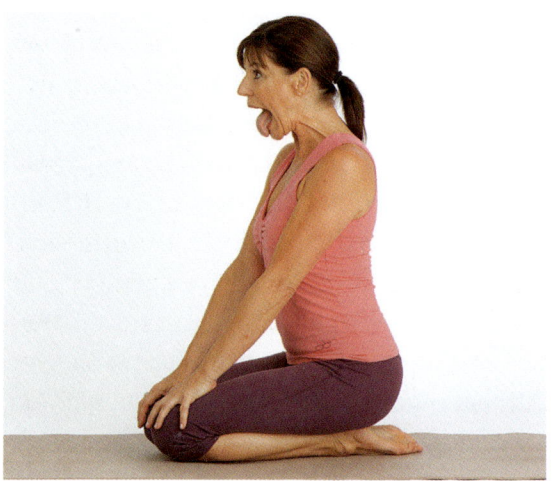

Setzen Sie sich auf beide Fersen oder auf einen Yoga-Block zwischen den Unterschenkeln.
Zunächst öffnen Sie leicht den Mund, legen die geschlossenen Finger an den Kiefer und massieren mit leichtem Druck kreisförmig Ihre Kiefermuskulatur. Entspannen Sie dabei den Mundraum und das Gesicht.
Neigen Sie sich aus den Hüftgelenken leicht nach vorn. Legen Sie beide Hände weit gefächert von oben auf die Knie. Öffnen Sie den Mund so weit wie möglich, und strecken Sie die Zunge weit heraus. Atmen Sie dabei kraftvoll aus, oder brüllen Sie hörbar mehrfach wie ein Löwe. Lassen Sie die Atmung oder das Brüllen aus dem tiefen Bauchraum entstehen.
Wiederholen Sie noch viermal.
Um die Übung zu beenden, nehmen Sie die Zunge zurück und schließen sanft die Lippen. Bewahren Sie die gewonnene Weite des Mundraums. Die Zunge liegt entspannt im Mund, die Zungenspitze berührt den oberen Gaumen. Spüren Sie dem Löwen befreit und mutig nach, um seine Kräfte im Alltag zu integrieren.

Mudra der Geduld

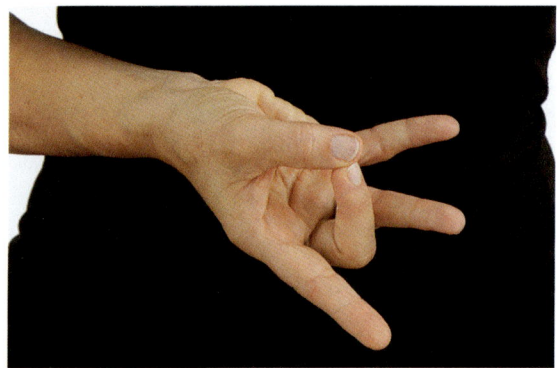

Der Mittelfinger ist dem Element Äther und Raum sowie der Weite des Himmels zugeordnet. Die sanfte Verbindung zwischen der Daumenkuppe und der Mittelfingerspitze und der entstandene Kreis zwischen den Fingern verbinden Sie mit diesem Element. Lassen Sie den Mundraum und anschließend den ganzen Körper von der Weite des Himmels, von der Durchlässigkeit des Raumes durchfluten.
In der meditativen Zuwendung und der sanften Berührung der Finger soll diese Shuni-Mudra außerdem Sinn für Verpflichtung und Engagement schenken.

Die Schultern lockern

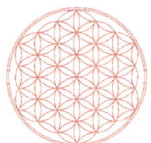 Der Schultergürtel liegt mit nur einer einzigen knöchernen Verbindung auf dem Brustkorb. Die luftige, leichte Struktur ermöglicht den Schultern und Armen eine große Bewegungsfreiheit – im yogischen Sinne ein dreidimensionales Handeln aus dem Herzen. Die hohe Beweglichkeit und vor allem die geringe knöcherne Führung des Schultergürtels begünstigen ein Verschieben der Strukturen, das von den Muskeln des Schultergürtels aufgefangen werden muss. Eine chronische Fehlhaltung verspannt die Muskeln, verhärtet das fasziale Gewebe und führt zur einschränkenden Dauerspannung. Lange können diese Bewegungseinschränkungen und der zu hohe Tonus von Muskeln und Faszien kompensiert werden. Manchmal löst dann eine kraftvolle Yoga-Stunde oder beispielsweise längere Gartenarbeit Schmerzen aus. Die Ursache für den Schmerz liegt jedoch in langer Fehl- und Überbelastung und fehlender Achtsamkeit.

Die beiden schon angesprochenen Belastungsmuster (Stopp- und Startmuster) zeigen sich auch im Schultergürtel. Menschen, die auf emotionalen oder körperlichen Druck und Belastung eher mit einem Stoppreflex reagieren, neigen sich aus der Brustwirbelsäule nach vorn, die Schultern rollen sich nach vorn ein und werden angehoben.

Diese häufigste Fehlhaltung der Schultern – die nach vorn und oben gezogenen und gehaltenen Schultern – wird häufig bereits bei jeder Tätigkeit mit den Händen ausgelöst. Schon der Gedanke, die Planung, eine bestimmte Hand- oder Armbewegung auszuführen, lässt die Schultern zu den Ohren aufsteigen. Meist ist mit dem Stoppreflex auch die Neigung verbunden, die Finger und Ellbogen gebeugt und die Arme zum Brustkorb herangezogen zu halten. Statt aus dem Herzen zu handeln, signalisiert diese Körperhaltung Rückzug und den Wunsch, sich zu schützen, als Ausdruck von Überforderung, Angst oder depressiver Verstimmung. Beim Startreflexmuster, also der Hohlkreuzhaltung, sind die Schultern beidseitig vor allem nach hinten, aber auch gleichzeitig nach oben gezogen. Diese Haltung erschwert in erster Linie die Bewegung der Schulter und des ausgestreckten Armes nach vorn oder zur Seite.

In jedem Fall hemmt eine verspannte Muskulatur Bewegung und Energiefluss. Um Schultern zu lösen, sind vor allem Bewusstheit und Achtsamkeit für die Ausrichtung wichtig sowie der Blick für die persönlichen Belastungsmuster. Weite, Lockerheit, Flexibilität und angemessener Krafteinsatz lösen nachhaltig Blockaden auf den unterschiedlichen Ebenen.

Die Vorbereitende Bewegungsmeditation

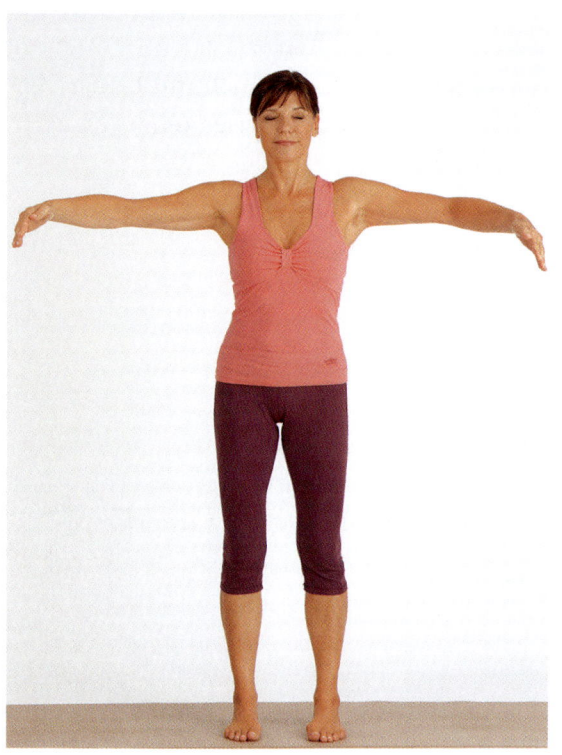

Im aufrechten Stand lassen Sie sich von Ihrem Atem zur Mitte des Herzraums leiten. Nehmen Sie die Schwingungen des Atems im Herzraum wahr. Visualisieren Sie ein helles, strahlendes Licht im Herzen. Mit jedem Atemzug dehnt es sich im Brustraum und im ganzen Herzen aus. Weiter und weiter dehnt sich die Kugel aus Licht aus, bis Sie in einer großen Energiekugel stehen. Nun steigen Sie mit der Einatmung, beide Arme vor dem Körper haltend, auf. Die Handinnenflächen sind zum Körper gewendet und streichen über die Innenseite der Lichtkugel. Ausatmend, streichen die Arme über die Innenseiten der Kugel nach unten. Ihre Arme

werden getragen von Licht und Atem. Mit der folgenden Einatmung steigen beide Arme seitlich an der Innenseite der Kugel auf und gleiten ausatmend vorn nach unten. Wiederholen Sie die fließende Bewegung fünfmal im Einklang mit dem Atem, und verweilen Sie anschließend, umhüllt von Licht und Energie.

Der Schulter-Flow

Beginnen Sie im aufgerichteten Sitz auf den Fersen. Das Becken ist aufgerichtet wie eine Schale. Legen Sie die Handflächen vor dem

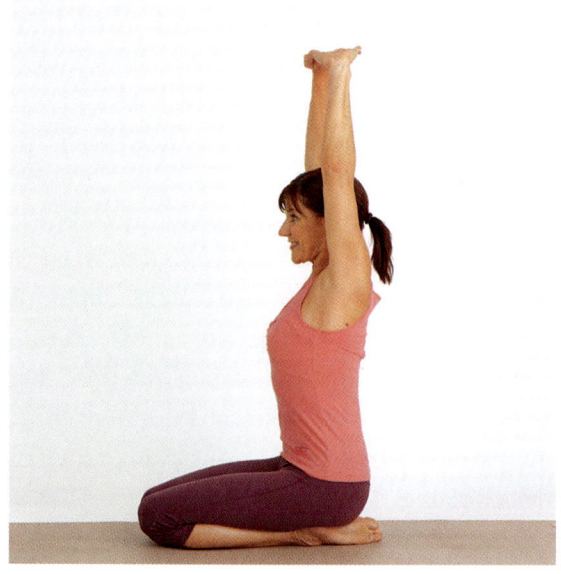

Herzen zur Gebetshaltung aneinander. Die Daumen berühren das Brustbein. Während der Atem gleichmäßig kommt und geht, schmiegen Sie die Handballen aneinander. Beide Schultern weiten sich mit jeder Einatmung seitwärts. Ausatmend lassen Sie alles, was auf den Schultern liegt, sinken. Visualisieren Sie eine warme Welle, die über die

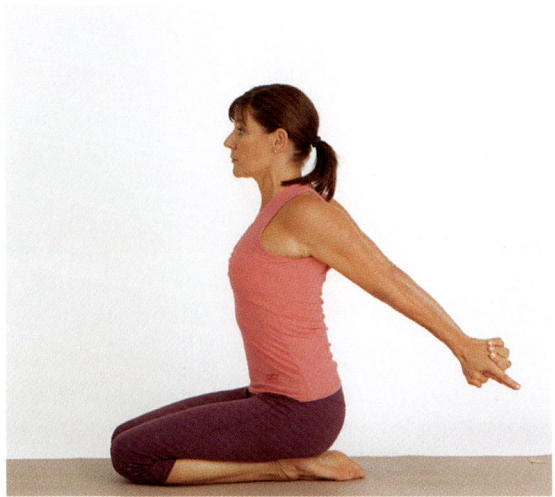

Gelenke und die Schultern gleitet – eine lösende Welle, die Dinge in Gang bringt. Nehmen Sie den gewonnenen Spielraum wahr, die Freiheit, nun auf der körperlichen Ebene zu agieren.

Verschränken Sie ausatmend alle Finger vor dem Herzen, drehen Sie die Handinnenfläche nach vorn, und strecken Sie beide Arme horizontal nach vorn aus.

Einatmend, lassen Sie beide Schulterblätter über den Brustkorb nach unten und außen gleiten und heben mit weiten Schultern beide Arme senkrecht nach oben an. Die Handinnenflächen sind zum Himmel gerichtet, als wollten sie den Himmel stützen. Schultern und Ohrläppchen sind weit entfernt voneinander.

Ausatmend, lassen Sie beide Arme über die Seite nach unten gleiten, verschränken alle Finger hinter dem Rücken und legen die Zeigefinger gestreckt aneinander. Einatmend,

lenken Sie die Krone des Kopfes himmelwärts und dehnen die Schultern weit weg von den Ohren, indem Sie die Arme und Hände weit in Richtung Boden schieben.

Ausatmend, neigen Sie sich mit langer Wirbelsäule aus den Hüftgelenken nach vorn.

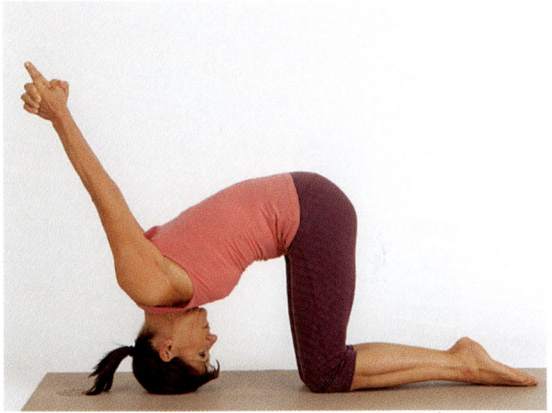

Berührt die Bauchdecke die Oberschenkel, heben Sie das Becken an, erden die Mitte der Stirn vor Ihren Knien und rollen auf den höchsten Punkt des Kopfes. Der Nacken richtet sich in die Länge auf, beide Arme dehnen Sie über den Kopf hinweg.

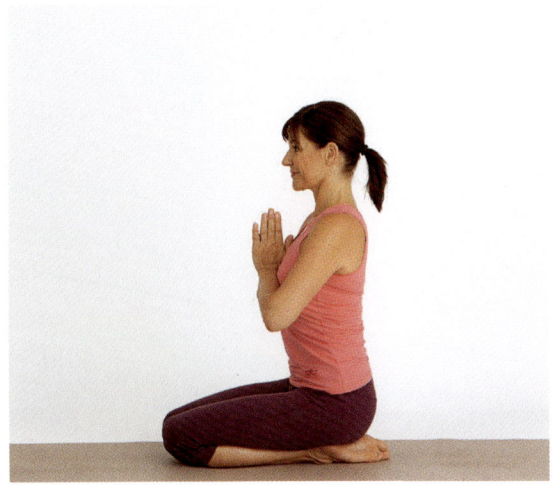

Schieben Sie ausatmend das Becken zurück zu den Fersen, und rollen Sie wieder zur Mitte der Stirn. Ziehen Sie beide Sitzbeinknochen zu den Fersen; das Becken rollt sich ein. Sie lösen die Handhaltung und lassen die Arme entspannt neben dem Oberkörper hängen. Nun richten Sie sich einatmend wieder Wirbel für Wirbel in den natürlichen Sitz auf. Beide Hände verschmelzen vor dem Herzen in der Gebetshaltung.

Wiederholen Sie den Flow achtsam dreimal, und verweilen Sie bei folgendem Ablauf in jeder Position drei bis fünf Atemzüge lang.

Mudra des Loslassens

Während die drei hinteren Finger locker verschränkt sind, liegen die gestreckten Zeigefinger aneinander und die Daumen übereinander gekreuzt. In der Schulterdehnung oder in anderen Asanas dient dieses Mudra dem Versiegeln der Hände und schließt einen Energiekreis zwischen beiden Schultern und Händen.

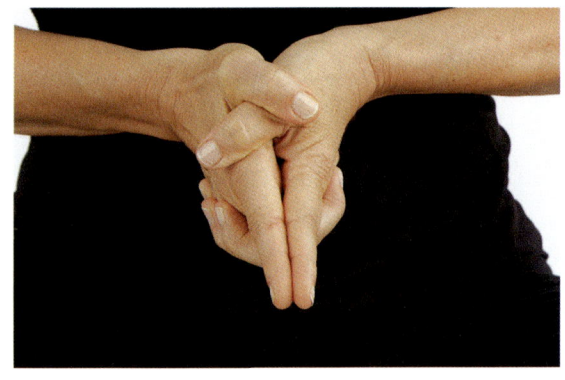

Als Mudra der Besinnung können Sie die gestreckten Zeigefinger in Richtung Boden ausrichten. Im Ayurveda ist diese Mudra mit Ausleitung und Loslassen verbunden. Es regt den Dickdarm an, stimuliert die Energiepunkte der Verdauung. Verlängern Sie die Ausatmung, und lassen Sie die Schultern mehr und mehr los.

Die Schultern weiten

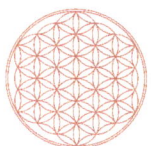 Ökonomische Armbewegungen werden aus einer kräftigen Rückenmuskulatur und sogar aus der Körpermitte geführt. Im stressfreien Körper spannt sich zunächst der quer verlaufende tiefe Bauchmuskel an und dann die Schultermuskulatur, die die Arme hebt. Dieser Bauchmuskel verläuft wie ein schützender Gürtel um Rücken, Taille und Bauch. Das Schulterblatt gleitet während der stabilisierenden Vorspannung des Bauchmuskels über den Brustkorb nach unten und dreht sich leicht mit der unteren Spitze nach außen. Es wirkt wie das Gewicht einer Schranke. Der Arm wird mehr aus der Kraft der großen oberflächlichen Rückenmuskeln angehoben als aus der Schultermuskulatur. Eine verklebte Nackenfaszie und verspannte Schultermuskeln arbeiten gegen dieses kräfteschonende Bewegungsspiel. Die Arme werden dann aus einer überforderten Schulter-Nacken-Muskulatur angehoben. Verschleiß, Verspannung, Schmerzen und Dysbalancen des vegetativen Nervensystems sind die Folgen. Die Bewegungen allein aus dem Arm und dem Schultergelenk wirken verhalten, angestrengt, unharmonisch. Die starre Wirbelsäule, das fixierte Schulterblatt und die überlastete Schulter- und Armmuskulatur setzen sich häufig in Verspannungen der Handmuskulatur fort. Ständig gebeugte Fingerglieder schränken nicht nur die Beweglichkeit der Fingergelenke, sondern auch die Feinfühligkeit der Hände ein. Die Angewohnheit, mit den Fingern massiv zuzudrücken und Gegenstände zu umklammern, verspannt die Unterarmmuskulatur und kann Beschwerden in den Handgelenken verursachen.

Das Weiten der Schultern ist ein entscheidender Schritt zur organischen Organisation des Schultergürtels, zur Aufrichtung der Brustwirbelsäule und zu einem gelösten Nacken. Mudras mobilisieren die Fingergelenke, weiten den Schultergürtel und lassen die Energie wieder fließen.

Der Adler-Arm-Flow

Im aufrechten Sitz beginnen Sie mit dem nach unten ausgerichteten ersten Mudra des Loslassens – der rechte Daumen liegt über dem linken – und lassen ausatmend alle überflüssige Spannung aus den Schultern gleiten. Verweilen Sie drei bis fünf Atemzüge lang.
Einatmend, heben Sie die Hände in die Höhe des Herzens, drehen die Fingerspitzen nach oben und bilden die Mudra der drei Qualitäten. Verweilen Sie wieder drei bis fünf Atemzüge lang, und weiten Sie ausatmend die Schultern seitwärts.
Mit der folgenden Einatmung öffnen Sie die gebeugten Arme in Schulterhöhe zur Seite. Die Ellbogen sind im rechten Winkel wie ein Kerzenhalter. Zeigefinger und Daumenspitze liegen aneinander. Die beiden Finger bilden jeweils einen Kreis als Symbol der Harmonie.

Ausatmend, kreuzen Sie den gebeugten rechten Ellbogen über den linken vor der Mittellinie des Körpers. Schlingen Sie die Unterarme umeinander. Verweilen Sie drei bis fünf Atemzüge lang, und weiten Sie jeweils einatmend die Schulter zur Seite. Wiederholen Sie die Mudra mit dem linken Daumen über dem rechten gekreuzt, erste Mudra und zweite Mudra mit dem linken Ellbogen oben gekreuzt, jeweils drei bis fünf Atemzüge lang.

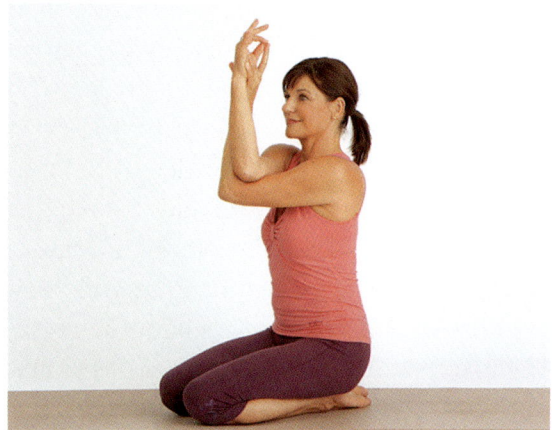

Wiederholen Sie den Flow abwechselnd rechts und links, und reduzieren Sie die Atemzüge des Pausierens, so dass ein harmonischer Flow entsteht und Sie abschließend mit jedem Atemzug in eine Haltung gleiten. Ausatmend die erste Mudra, einatmend die zweite Mudra, ausatmend die vorbereitende Kerzenhalter-Position und ausatmend die Endposition.

Mudra der drei Qualitäten

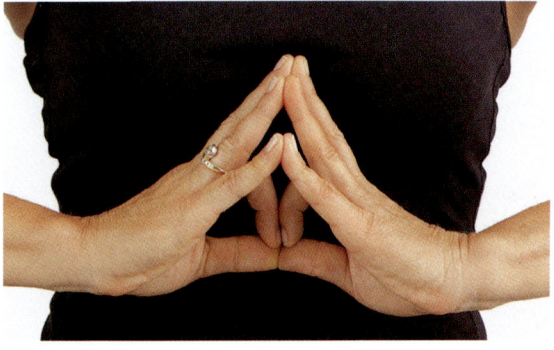

Legen Sie jeweils Daumen und Zeigefingerspitze aneinander. Führen Sie dann die Hände vor dem Herzen zueinander, und legen Sie alle Fingerkuppen aneinander.

Im Yoga und im Ayurveda werden allen lebenden Formen drei Grundqualitäten (sogenannte Gunas) zugeschrieben: Sattva, Rajas und Tamas. Alles ist von diesen Qualitäten durchzogen. Sattva ist das ausgeglichene Guna. Es zeigt einen Zustand von Licht, Bewusstsein, Freude und Klarheit. Sattva drückt sich in wachen Sinnen, physischer Gesundheit und in der Fähigkeit aus, Wissen aufzunehmen. Rajas ist bewegt, aktiv, hitzig und wild. Ihm entspringen Begehren, Ehrgeiz und Wankelmut. Menschen, die zu Rajas neigen, arbeiten hart, nehmen das Leben aber leicht. Tamas ist das Triguna, das sich als Schwere und Widerstand zeigt – träge, langsam, schwer, ruhend und kraftvoll.

Wenn jedes der drei Gunas zur richtigen Zeit in der angemessenen Intensität gelebt wird, führt das zu einem ausgeglichenen Sein. Die Mudra versinnbildlicht die Anerkennung aller drei Qualitäten und wirkt harmonisierend.

Die Arme stärken

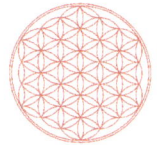 Ein kraftvolles Handeln, symbolisiert durch einen sinnvoll strukturierten Schultergürtel, braucht Kraft statt Anstrengung. Im Yoga-Flow können wir die Fähigkeit entwickeln, unsere Kraft angemessen zum Einsatz zu bringen. Zunächst liegt die Achtsamkeit im präzisen Ausrichten des Körpers und dem Fließen in die Haltung hinein und aus der Haltung heraus, in einem anmutigen Übergang zur nächsten Haltung. In der gelösten Aktivität kann sich ein Muskelpanzer in Muskelkraft verwandeln. Das Maß, der Rhythmus und die Harmonie der Bewegung bestimmen den Fluss des Atems. Er schwingt gleichmäßig und frei. Jedes Pressen, jeder erzwungene Atemzug, jedes Atemstocken, jede Abweichung spiegelt eine zu große Anstrengung oder Überforderung. Sollten Sie eine Unregelmäßigkeit Ihres Atems aufspüren, verkleinern Sie die Bewegung, verkürzen Sie den Hebel, indem Sie zum Beispiel die Knie auf der Matte ablegen, oder gönnen Sie sich eine Pause in der Kind-Haltung.

Der siegreiche Atem – Ujjayi

Diese Atmung lässt uns den unregelmäßigen und flachen Atem überwinden. Die Konzentration auf den gleichmäßigen Klang des Atems hilft, den Geist zu fokussieren und Unregelmäßigkeiten aufzudecken. Gleichzeitig wirkt das sanfte, gleichmäßige Rauschen des Atems beruhigend und entspannend. Beobachten Sie zunächst im aufrechten Sitz den Atem. Dann atmen Sie einige Male »flüsternd« durch den geöffneten Mund auf den Laut »haaa« aus. Dabei bleiben der Mund- und der Rachenraum entspannt, der Hals wird weit und durchlässig. Ist Ihnen das flüsternde, entspannte Ausatmen auf »haaa« vertraut, wird auch die Einatmung behutsam mit dem Rauschen gefärbt. Dann schließen Sie die Lippen sanft und atmen mit leisem Rauschen im Rachenraum durch beide Nasenflügel ein und aus. Das Atemgeräusch sollte so leise sein, dass es innerlich hörbar bleibt. Lassen Sie sich nach und nach immer mehr auf das sanfte, gleichmäßige Schwingen und leise Tönen des Atems ein. Wiegen und entspannen Sie auch Ihren Geist gleichmäßig und ruhig im Rauschen der Atmung.

Die Atemströmungen geben ein direktes Feedback über unsere geistige, emotionale, aber auch körperliche Verfassung. Durch Bewusstheit und Klarheit in Hals, Rachen und Nacken entstehen Weite und Durchlässigkeit zwischen Rumpf und Kopf. Dieser Atemtechnik wird eine Wirkung zugeschrieben, die Schnee zum Schmelzen bringt. Aus physiologischer Sicht ist diese Atmung eine sehr wertvolle Technik. Die Atmung durch die Nase feuchtet die Luft an, temperiert sie und befreit sie von Schmutzpartikeln. Das gleichmäßige Tönen bewirkt eine leichte Vibration der Bronchien; das Flimmerepithel wird aktiviert; die Lunge wird auf diese Weise zusätzlich von Schmutzpartikeln gereinigt. Wie ein Surfer auf den Wellen eines Ozeans reitet, so führt die schwingende und klingende innere Brandung mühelos zur Ruhe des Geistes. Atem ist Bewegung, Bewegung ist Leben.

Der Flow: Planke, Seitstütz und Berg

Beginnen Sie im aufrechten Fersensitz. Stimmen Sie sich über die Schwingung und das Klingen Ihres siegreichen Atems ein.

Ausatmend, legen Sie sich mit langer Wirbelsäule aus den Hüftgelenken nach vorn. Setzen Sie beide Hände wie zwei große Sterne senkrecht unter den Schultern auf. Die

Mittelfinger zeigen zum vorderen schmalen Mattenrand. Spannen Sie sich zunächst auf wie ein Drache. Schieben Sie die Krone des Kopfes und das Steißbein weit auseinander, und stoßen Sie die Schultern nach rechts und links in die Breite. Spüren Sie die innere Stabilität, die durch das Aufspannen im Körper entsteht. Stellen Sie die Zehen auf, und strecken Sie ausatmend beide Beine gleichzeitig aus. Das Aufspannen in vier Richtungen bleibt, die tonisierte Bauchdecke trägt den unteren Rücken, die Schultern sind weit entfernt von den Ohren, die Schulterblätter liegen breit auf dem Brustkorb. Halten Sie sich kraftvolle drei bis fünf Atemzüge.

Verlagern Sie das Körpergewicht auf die rechte Hand und den rechten Fuß. Drehen Sie den Körper als Einheit nach links auf. Ihr Atem (Ujjayi) fließt gleichmäßig und ruhig. Die rechte Schulter bleibt sicher stabilisiert. Die Füße stehen voreinander, oder Sie verkleinern die Auflagefläche zusätzlich und legen den linken Fuß auf den rechten. Der lin-

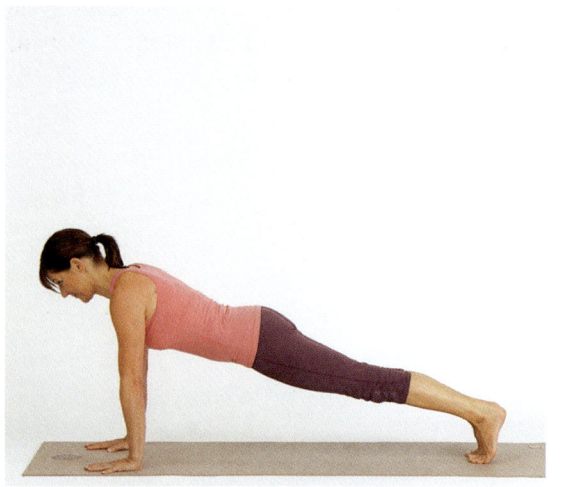

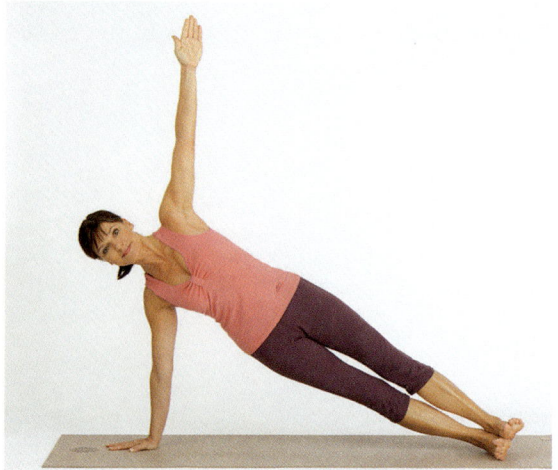

ke Arm strebt senkrecht über den rechten himmelwärts. Die Schultern bleiben breit. Nach drei bis fünf Atemzügen wenden Sie den Blick über die linke Schulter zur Matte, während der linke Arm im großen Bogen zum linken Arm kreist. Stellen Sie den linken Fuß wieder auf die Matte. Wenden Sie den Körper im Ganzen, und begeben Sie sich zurück in die kraftvolle Planke. Plazieren Sie die linke Hand senkrecht unter der Schulter auf die Matte.

Ausatmend, schieben Sie das Becken steil nach oben. Der Körper spannt sich auf wie ein Berg. Das Becken als Spitze des Berges schieben Sie steil nach oben, der Rücken verlängert sich. Schieben Sie beide Schultern nach außen; der Schultergürtel breitet sich wieder aus. Beide Fersen streben zum Boden. Die Rückseite der Oberschenkel zeigt diagonal nach hinten oben. Nehmen Sie den vertieften Atem im Herzraum wahr.
Nach fünf gleichmäßigen »flüsternden« Atemzügen lassen Sie das Becken langsam

sinken und spannen sich wieder in der kraftvollen Planke auf. Wiederholen Sie den Ablauf in den Seitstütz links.
Wiederholen Sie den Flow abwechselnd rechts und links drei- bis fünfmal. Der siegreiche Atem führt gleichmäßig den kraftvollen Flow.

Die Haltung des Kindes – Balasana

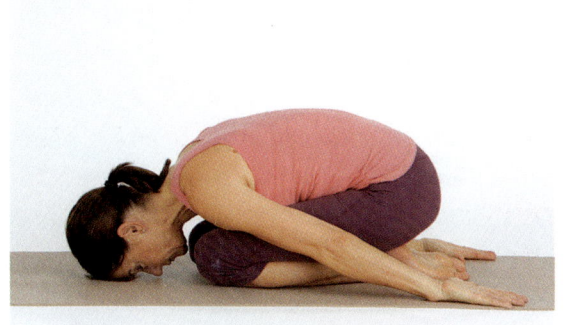

Abschließend erden Sie in der Planke die Knie, schieben das Becken zu den Fersen, legen den Oberkörper auf den Oberschenkeln und die Stirn auf der Erde ab.
Lassen Sie die Schultern bewusst hängen, und entspannen Sie sich. Kehren Sie zum natürlichen Atem zurück.

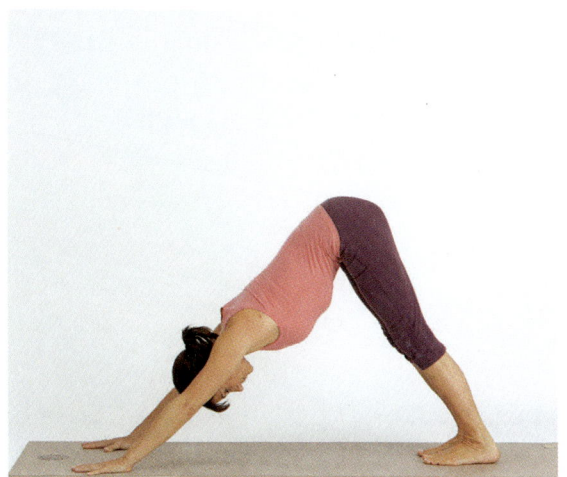

Den Brustkorb weiten

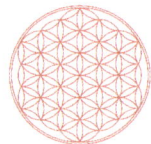

Der Brustkorb ist das Gefäß des Lebens mit den pulsierenden Organen Herz und Lunge. Diese beiden lebensbejahenden Organe werden von einem durchlässigen Geflecht aus feinen knöchernen Rippenpaaren und elastischen kurzen Muskeln getragen. Viele kleine, gekreuzte Muskeln zwischen den Rippenspangen gewährleisten ein schwingendes Spreizen, Weiten und Zueinandergleiten, so dass das Herz pulsieren kann und die Lunge den Hauch des Lebens, den Atem, aufnehmen und abgeben kann. Die zwölf Rippenpaare schwingen untereinander; so kann sich der Korb weiten und zentrieren. Das Zwerchfell, ein kuppelförmiger Muskel, der den Brustraum mit dem Bauchraum verbindet, ist der wichtigste Atemmuskel, der sich bei der Einatmung anspannt, seine Kuppel abflacht und bei der Ausatmung entspannt und kuppelförmig in den Brustraum zurückschwingt. Die Zwischenrippenmuskulatur und das Zwerchfell gewährleisten das Weiten des Brustkorbs, damit der Atem – die Lebensenergie – den Körper füllt.

Spannung und Koordination im Brustkorb sind abhängig von der Bewegung des Körpers, denn Leben ist Bewegung, und Bewegung ist Lebendigkeit. Ihre Funktion ist aber auch mit unseren Emotionen verbunden. Wir atmen flacher und unregelmäßiger, wenn wir gestresst oder voller Sorgen sind. Die Schwingung der Rippen blockiert oder stockt, wenn wir ängstlich oder traurig sind. Achtsame, vollständige Atmung und Bewegung lösen verspannte Muskulatur und schenken neue Weite im luftigen Herzraum. Wieder tief atmen zu können kann der erste Schritt sein, angestaute Gefühle in Fluss zu bringen.

Die Atemräume wahrnehmen

Begeben Sie sie sich in die Haltung des Kindes. Führen Sie beide Arme lang ausgestreckt zum vorderen Mattenrand. Die Stirn ruht auf der Matte, der Oberkörper auf den Oberschenkeln. Lassen Sie den Atem kommen und gehen, und konzentrieren Sie sich auf die wellenförmigen Atembewegungen im hinteren Brustkorb. Welche Rippe schwingt mit dem Atem? Wo entsteht Weite? Nach mehreren Atemzügen setzen Sie nach und nach die Hände und die langgestreckten Arme nach rechts. Die Wirbelsäule und der Brustkorb neigen sich nach rechts. Die Rippen links spreizen sich. Verweilen Sie mehrere Atemzüge lang hier, und beobachten Sie die Bewegungen des Brustkorbs in der seitlichen Kind-Haltung.

Kehren Sie in die Kind-Haltung zurück, und wiederholen Sie die Atembeobachtung in der seitlichen Kind-Haltung nach links.

Richten Sie sich dann in den Fersensitz auf. Legen Sie die Hände vor dem Herzen in der

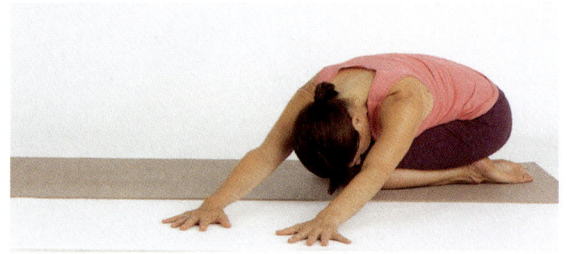

Gebetshaltung zusammen. Lassen Sie alle Rippen dreidimensional schwingen. Weiten Sie den Raum des Herzens in alle Richtungen und lassen Sie die Rippen gleichmäßig und harmonisch mit der Ausatmung nach innen schwingen.

Die Kobra – Bhujangasana

Beginnen Sie in der Kind-Haltung. Stimmen Sie sich über den Atem in das Schwingen des Brustkorbes ein.

Ausatmend, lenken Sie den Solarplexus nach innen. Runden Sie den Körper aus der Mitte, lösen Sie das Becken von den Fersen, und verlagern Sie in der Bogenspannung das Ge-

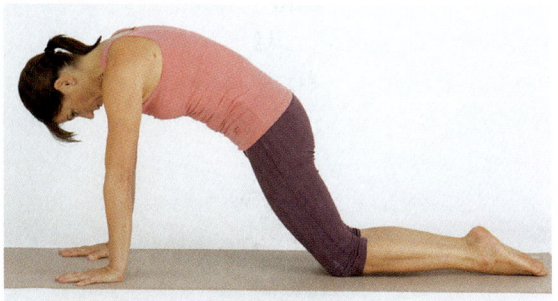

wicht nach vorn auf die Arme. Die vorderen Rippen schwingen nach innen, die Rippen des hinteren Herzraums weiten sich und dehnen sich dem Himmel entgegen.

Gleiten Sie in die Bauchlage und legen Sie nacheinander die Vorderseite der Oberschenkel und das Becken auf der Matte ab. Erden Sie den Brustkorb zwischen den Händen und legen Sie abschließend die Stirn ab. Verlängern Sie den unteren Rücken, indem Sie das Schambein in Richtung Bauchnabel aufsteigen lassen.

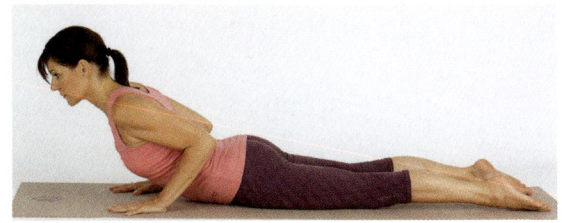

Einatmend heben Sie sanft das Brustbein; die Schultern bleiben zur Seite ausgebreitet. Nutzen Sie die Kraft der Arme und steigen Sie auf in eine große, königliche Kobra, in der Sie die Weite am vorderen Brustkorb erleben können. Lösen Sie das Becken und die Oberschenkel von der Matte, schieben Sie das Becken zu den Fersen und falten sich wieder in der Kind-Haltung zusammen.

Achten Sie auf einen fließenden Ablauf:

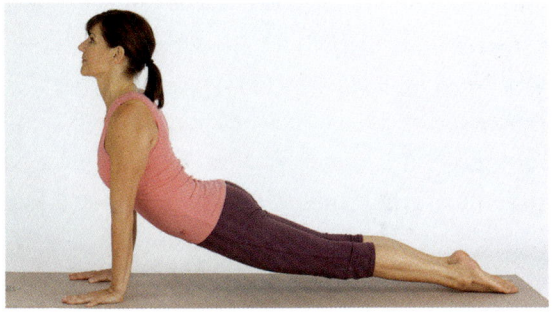

Gleiten Sie aus der Kind-Haltung ausatmend mit der Weite des hinteren Brustkorbs und einem runden Rücken nach vorn und dann in die Bauchlage. Einatmend richten Sie sich auf in eine kleine Kobra, steigen weiter auf in eine große Kobra und zurück in die Kind-Haltung. Nutzen Sie zunächst so viele Atemzüge wie möglich und verlängern Sie dann die Atemzüge ganz allmählich, bis es Ihnen gelingt, mit einer langen Ausatmung und einer tiefen Einatmung durch die Bewegungen zu fließen.

Den Rücken aufrichten

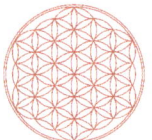 Aufrichtung ist das Thema des Lebens. Das Baby muss sich diese kraftvolle Aufrichtung erarbeiten, um die Welt zu entdecken. Später gilt es, die aufrechte Haltung zu bewahren, obwohl der Alltag oft eine gebeugte Haltung des Oberkörpers fordert oder uns die Lebenswelle in eine schützende, runde Körperhaltung zwingt.

Im Yoga wird die Wirbelsäule mit der Lebenswelle verglichen. Das Leben verläuft in Wellen. Ausgeglichen und zufrieden können wir über die Wellen des Lebens gleiten, wenn wir sie akzeptieren und anerkennen, dass nach jedem Hoch auch ein Tief kommen kann. Wir benötigen ausreichend Durchhaltevermögen, aber auch Hingabe und Gelassenheit, um die Wellen aufrichtig zu durchschreiten. Auf der körperlichen Ebene zeigt sich die Wirbelsäule ebenfalls in Wellen. Die Lenden- und die Halswirbelsäule schwingen nach innen, die Brustwirbelsäule sowie Kreuzbein und Hinterkopf nach außen.

Probleme können an den Übergängen oder den Scheitelpunkten der Wellen entstehen. Aufrechte Haltung und ein belastungsfreies Aufspannen brauchen eine Längsspannung der Wirbelsäule und ein Verteilen der Belastung auf alle Segmente der inneren Achse. Tiefe, gelenknahe Muskeln stabilisieren die Wirbelwelle im Inneren des Körpers. Sie sind abhängig von der Ausrichtung in die Länge und einer inneren Achtsamkeit. Hier ist der Fluss der Lebensenergie und Lebendigkeit erlebbar. Große, oberflächliche Rückenmuskeln bewegen Rücken, Schultern und Arme. Sie schenken in ihrer Aktivität die Kraft, sich selbst den Rücken zu stärken und den Rücken aus seinem Schattendasein zu befreien.

Die Stabhaltung – Dandasana

Nehmen Sie einen Sitz auf der Mitte der Matte ein. Beide Beine sind geschlossen nach vorn ausgerichtet. Ziehen Sie zunächst die Fußspitzen zu den Schienbeinen, pressen Sie die Fersen in die Matte, und beugen Sie sanft die Knie, die parallel ausgerichtet bleiben. Bewegen Sie das Becken hin und her, um die beiden Sitzbeinknochen deutlich zu spüren. Richten Sie das Becken auf, bis die beiden Sitzbeinknochen senkrecht unter der Beckenschale stehen. Das Kreuzbein, die Beckenrückseite, steht nun senkrecht. Während das Becken in der neutralen, aufgerichteten Position geerdet ist, schieben Sie die Krone des Kopfes himmelwärts und längen sich von innen heraus. Nehmen Sie die langgezogene Wellenform Ihrer Wirbelsäule wahr, wie sie sich zwischen Himmel und Erde aufspannt.

Während Becken, Wirbelsäule und Kopf in dieser Ausrichtung stabilisiert werden, strecken Sie langsam nach und nach die Beine. Die Aufrichtung des Rückens ist das Schlüsselelement dieser Haltung. Bevor Sie Beckenaufrichtung oder Stabilität der Wirbelsäule verlieren, lassen Sie die Knie eher gebeugt.

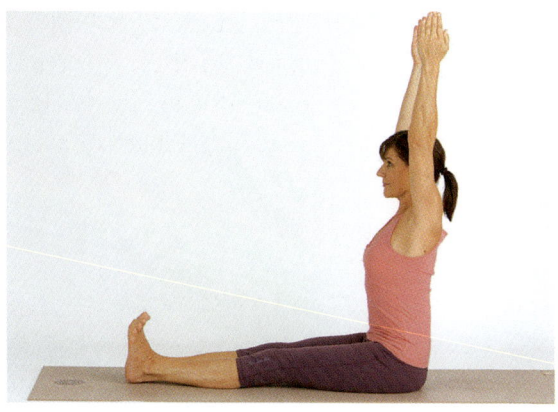

Strecken Sie nun beide Arme neben dem Kopf himmelwärts aus. Nehmen Sie Ihre Arme als Verlängerung des Rückens wahr. Die Schulterblätter streben nach unten zum Becken, und Sie spüren eine große Kraft im gesamten Rücken.

Mudra des Willens

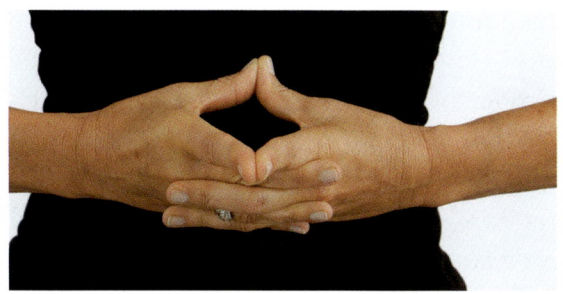

Verschränken Sie vor dem Solarplexus alle Finger, und legen Sie jeweils die Zeigefinger und die Daumenkuppen gestreckt aneinander. Drehen Sie die Zeigefinger nach vorn. Die Handgeste vertieft die Aufrichtung der Brustwirbelsäule. Diese Geste gilt als Willens-Mudra. Sich nicht beugen zu lassen, persönliche Ziele und den manchmal steinigen Le-

bensweg aufrichtig zu leben: All das verlangt eine große Portion Mut und Willenskraft. Bündeln Sie Ihre Rückenkraft als Aufrichtungskraft und die Willensenergie in Ihrer Handgeste. Verweilen Sie für mindestens drei bis fünf Atemzüge.

Kombinieren Sie dann die Stabhaltung mit den Mudras. Einatmend, lassen Sie die Arme aufsteigen und ausatmend, vereinigen sich die Hände wieder vor dem Herzen. Spielen Sie mit der inneren Aufrichtung und der äußeren Kraft.

Die liegende Meditation

Begeben Sie sich in eine entspannte und friedvolle Rückenlage. Lassen Sie mit jedem Atemzug Ihren Rücken tiefer auf die Erde sinken, bis das Gefühl entsteht, vollständig getragen zu werden. Stellen Sie sich die Un-

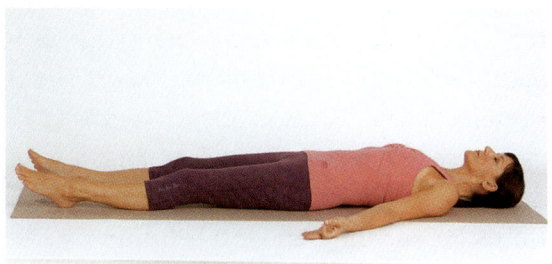

terlage warm und nachgiebig vor. Sie sinken noch tiefer und entspannter in die Unterlage. In der Wärme schmilzt alles Harte, Bremsende und Starre aus Ihrem Rücken. Genießen Sie mehr und mehr das Loslassen. Aus der Bereitschaft, sich hinzugeben und loszulassen, entstehen die Kraft und Energie, sich aus dem Inneren aufzurichten.

Den Rücken stabilisieren

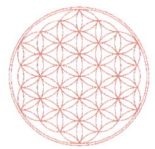

Meist haben wir ein klares Bild von unserer Körpervorderseite und wissen sie in Szene zu setzen. Die Körperrückseite wird zur Schattenseite und fordert Ihre Aufmerksamkeit durch Verspannung und Schmerz. Nicht selten schützen wir die emotionale Körpervorderseite und lassen den Brustkorb sinken, beugen die Hüftgelenke und lassen die Schultern nach vorn fallen. Muskeln und fasziales Netzwerk der vorderen Körperseite verkürzen sich, verkrampfen und verfilzen, und die Strukturen der Rückenseite verlieren ihre Energie und Kraft. Eine Stabilisierung des Rückens im Yoga-Sinn hat wenig mit sturer Rückenkraft zu tun. Dysbalancen auf der körperlichen Ebene spiegeln innere Konflikte oder Wandlungs- und Wachstumsphasen wider. Den Rücken zu stabilisieren bedeutet, die Weite an der Körpervorderseite zulassen zu können und innerlich gestärkt durch das Leben zu gehen, mit einer tiefen Verbundenheit zur göttlichen Kraft, die in allem schwingt. Die Übungen sind Einladungen, neue Räume zu erkunden, die Ressourcen und das gesamte Potenzial des Körpers zu erkennen und zu nutzen. Es geht darum, die Stabilität und Kraft des Rückens zu fördern, ohne starr zu werden. Fehlende Rückenstabilität kann zu gleitenden Wirbeln, aber auch zu Unsicherheit führen.

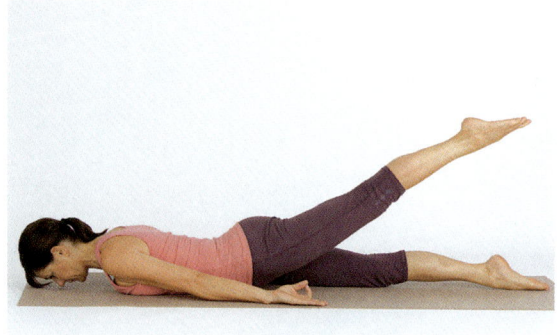

In der Bauchlage legen Sie zunächst beide Arme seitlich neben dem Körper ab. Daumen und Zeigefinger berühren sich. Lassen Sie die Leisten auf die Matte sinken. Verlängern Sie den unteren Rücken, indem Sie das Schambein in Richtung Bauchnabel aufsteigen lassen. Die Bauchdecke schwingt stabilisierend nach innen. Einatmend, verlängern Sie das rechte Bein zum unteren Mattenrand und heben im letzten Drittel der Einatmung das gestreckte Bein an. Ausatmend, senken Sie es und wiederholen alles mit der folgenden Einatmung mit dem linken Bein. Wiederholen Sie abwechselnd noch drei- bis fünfmal, und nehmen Sie Länge und Stabilität des unteren Rückens wahr.

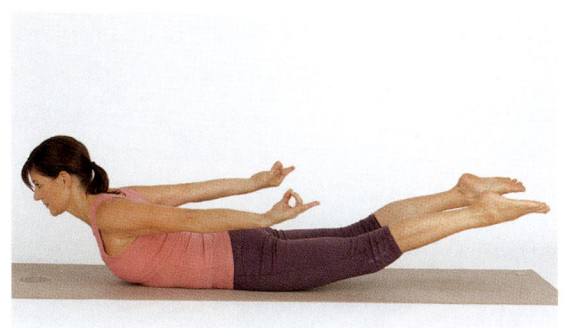

Lösen Sie die Stirn von der Matte und heben Sie beide Arme seitlich an. Mit der folgenden Einatmung verlängern Sie die Wirbelsäule von innen heraus und heben den Brustkorb und beide Beine gleichzeitig an. Ausatmend, begeben Sie sich zurück in die Bauchlage. Wiederholen Sie noch zweimal, und verweilen Sie dann fünf Atemzüge lang in der Kraft und Energie der gesamten Körperrückseite. Nacken und Lendenwirbelsäule bleiben in einer lang gezogenen Schwingung. Vermeiden Sie jeglichen Druck und jede Stauchung.

Zum Nachspüren legen Sie die Beine und den Oberkörper ab, drehen den Kopf nach links, um das rechte Ohr abzulegen, und senken die Handrücken neben den Oberschenkeln. Lenken Sie den Atem ausgleichend zur Körperrückseite.

Atmen und versiegeln

Nehmen Sie einen aufrechten Sitz ein. Führen Sie drei Runden Kapalabhati und Mula Bandha aus siehe Grundlagen.

Kraftmeditation

Nehmen Sie einen aufrechten, stabilen, aber gelassenen Meditationssitz ein. Lassen Sie den Atem bis in die Tiefe des Beckens fließen. Lassen Sie Ihre Wahrnehmung in der Tiefe des Beckens ruhen. Verbinden Sie sich über den Beckenboden mit der ruhigen, stetigen Kraft der Erde.

Lassen Sie einatmend die Kraft und Stabilität an Ihrer Wirbelsäule nach oben steigen bis über Ihren Kopf hinaus. Verweilen Sie, solange Sie mögen, in der inneren Aufrichtung.

Den Körper zentrieren

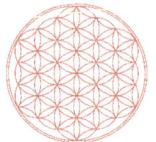

Der Solarplexus, das Sonnengeflecht in der Körpermitte, ist ein sensibles Energiezentrum, das für Selbstvertrauen und Selbstwertgefühl steht. Die Körpermitte ist ein Impulszentrum für viele Bewegungen. Eine anpassungsfähige und reaktive Bauch-, Beckenboden und Rückenmuskulatur in der Körpermitte stabilisiert den unteren Rücken, initiiert und führt sämtliche Bewegungen.

Körperlich und mental zentriert zu sein ermöglicht es uns, Standpunkte zu wählen, Entscheidungen aus dem Bauchgefühl abzuwägen und zielgerichtet zu handeln. So wie es ein wundervolles Gefühl sein kann, sich mitten in der Schwingung einer Meditationsgruppe zu fühlen, in einem bunten Fest oder eingebunden in eine soziale Gemeinschaft, verleiht es auch Mut und Vertrauen, in der Körpermitte zu Hause zu sein, zu spüren, was mir guttut, und zu wissen, welche Grenzen ich habe oder dass es meinem Bauch gutgeht.

Sich körperlich zentriert zu fühlen hat viel mit der Anpassungsfähigkeit des Bauches zu tun. Zur Balance braucht es eine leicht gespannte Bauchdecke mit guter Koordination der tiefen Rückenmuskeln. In kraftvollen Rückbeugen muss die Bauchdecke bremsen, aber dennoch schützend nachgeben können. Als Impulsmuskulatur braucht sie eine gewisse Schnellkraft, beim Atmen muss die Mitte nachgeben und nach innen schwingen. All diese unterschiedlichen Anforderungen lassen sich in einer einfühlsamen Yoga-Praxis üben, so dass der intelligente und durchlässige Körper immer angemessen reagieren und agieren kann. Sich zentriert zu fühlen hat viel mit dem richtigen Maß an Spannung und Hingabe des Körperzentrums zu tun.

Das rollende Boot

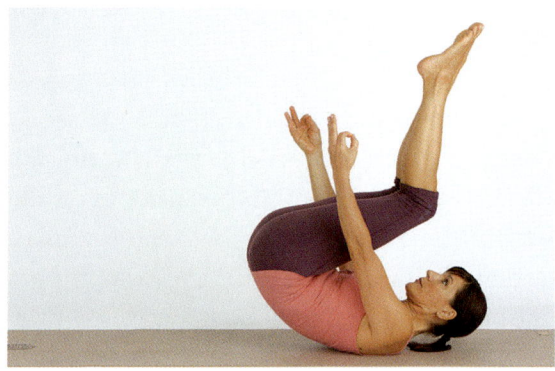

Setzen Sie sich auf das erste Drittel Ihrer Matte. Beugen Sie beide Knie, und heben Sie beide Füße an. Ziehen Sie das Steißbein zum Schambein – das Becken rollt sich etwas ein –, und runden Sie den Rücken in einem gleichmäßigen Bogen. Balancieren Sie sich mit Leichtigkeit aus.

Ausatmend, rollen Sie über den runden Rücken bis zu den Schulterblättern und einatmend, wieder nach oben in die Balance-Position.

Wiederholen Sie die fließende Rollbewegung fünfmal.

Das halbe Boot

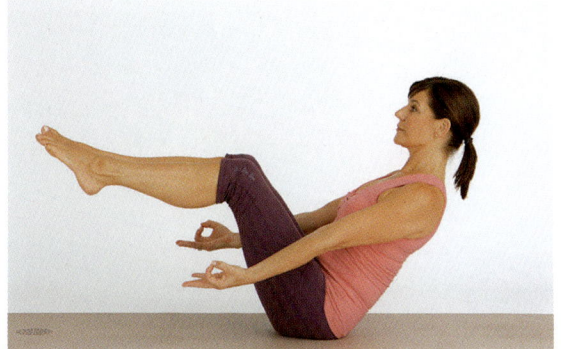

Das Boot – Navasana

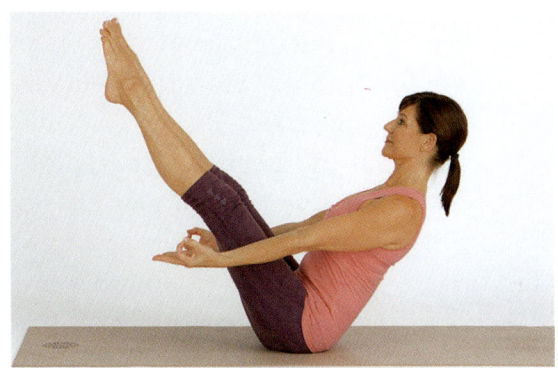

Balancieren Sie sich hinter den Sitzbeinknochen aus, und richten Sie langsam den Oberkörper auf, bis Vorder- und Rückseite gleich lang sind. Lassen Sie einen rechten Winkel in den Knie- und Hüftgelenken entstehen, und strecken Sie beide Arme parallel zum Boden aus. Verweilen Sie einen vollständigen Atemzug lang.

Lenken Sie dann die Bauchdecke nach innen, runden Sie den Rücken, fassen Sie die Unterschenkel, und führen Sie dreimal das rollende Boot aus. Halten Sie einen Atemzug lang. Runden Sie, und führen Sie zweimal das rollende Boot aus. Halten Sie das halbe Boot. Nun abwechselnd ein rollendes Boot und einen Atemzug lang das halbe Boot halten.

Balancieren Sie sich im halben Boot aus, und strecken Sie langsam beide Beine geschlossen aus. Lassen Sie ein gleichmäßiges Dreieck zwischen den gestreckten Beinen und dem Oberkörper entstehen. Vertiefen Sie die aufrichtende innere Kraft mit dem vollständigen Atem.

Dann führen Sie einmal das rollende Boot aus und halten einen Atemzug lang das Boot. Nun zweimal das rollende Boot; halten Sie dann wieder einen Atemzug lang das Boot. Anschließend rollen Sie einmal und halten drei bis fünf Atemzüge lang das Boot.

Beugen Sie abschließend die Beine, und rollen Sie sehr, sehr langsam vom Becken beginnend Wirbel für Wirbel in die Rückenlage. Sie können in der »Slow Motion«-Abrollbewegung mehrfach anhalten.

Erden Sie die Schultern und den Hinterkopf, breiten Sie die Arme zur Seite aus, und strecken Sie beide Beine am Boden aus.

Meditation zur inneren Sonne

In der friedvollen Rückenlage spüren Sie den immer sanfteren Atembewegungen in der Körpermitte nach.

Stellen Sie sich vor, an einem sonnigen Ort zu liegen. Nehmen Sie die wärmenden Strahlen der Sonne an Ihrer schwingenden Bauchdecke wahr.

Visualisieren Sie eine lichtvolle Verbindung zwischen Ihrem Sonnengeflecht und der Sonne über Ihnen. Die Kraft und die Wärme der beiden Sonnen verbinden sich, sie nähren sich gegenseitig.

Verweilen Sie, solange es Ihnen guttut, im gelben, strahlenden Licht und in der Wärme der Sonne.

Mudra der Wünsche

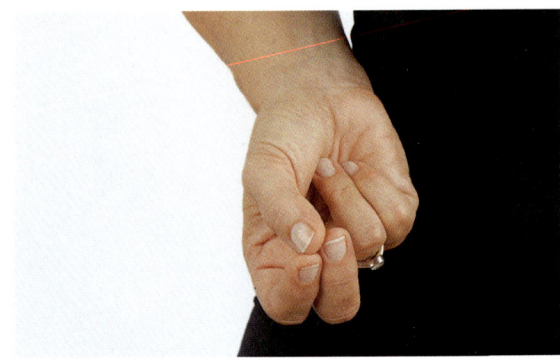

Diese Mudra ist der Gottheit Kubera, der Fülle und des Reichtums gewidmet. Die drei Energiekomponenten Wille, Wunsch und Überzeugung werden potenziert. Der Daumen wird an die Zeigefinger- und Mittelfingerspitze gelegt. Dann werden die hinteren beiden Finger locker zum Handteller gebeugt. Der Daumen steht hier für das Eindringliche, der Zeigefinger für das Fingerspitzengefühl und das Wesentliche und der Mittelfinger für Glanz und Pracht. Konzentrieren Sie sich auf die Berührung Ihrer Finger, und formulieren Sie in der Stille einen lichtvollen Wunsch, oder bündeln Sie Ihre Gedanken auf ein Ziel, das Sie aus der Zentrumskraft verwirklichen wollen.

Das Becken vitalisieren

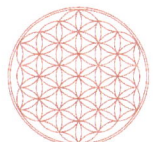

In der Schale des Beckens schwingen alle Organe, die mit Wohlbefinden, Lebensfreude und Sexualität in Zusammenhang stehen. Hier ruht der Zauber des Neubeginns, sei es ein Kind, das im weiblichen Becken heranwächst, oder auch die Tatkraft für neue Projekte sowie die Kraft, weibliche oder männliche Schwingungen zu leben. Im Becken ruht das künstlerische, kreative Potenzial, das zu jedem Menschen gehört. Negative Erfahrungen, soziale Konditionierungen oder eingeschränkte Sichtweisen hindern uns oft daran, diese Seite auszuschöpfen.

Die Urkraft des Lebens, aber auch der Samen der Transformation, der Beginn des spirituellen Lebens ruhen im Becken. Seine Position ist entscheidend für die innere Aufrichtung, den freien Fluss des Atems und die ökonomische Ausrichtung der Wirbelsäule. Eine Verbindung zum Becken und seinen Energien schenkt eine natürliche Vitalität und beugt Dysbalancen des Beckenbodens und der Beckenorgane vor.

Der aufrechter Stand

Beginnen Sie im aufrechten Stand, die Beine etwa schulterbreit geöffnet, die Füße parallel zueinander. Verschränken Sie beide Hände vor dem Becken. Lassen Sie den Atem bis in die Tiefe des Beckens fließen.

Einatmend, lassen Sie die Kraft des Beckens an der Wirbelsäule aufsteigen, indem Sie den Dammpunkt nach innen und oben anheben, so dass Sie das sanfte Tonisieren des Unterbauchs spüren. Lassen Sie den Atem weiter an der Innenseite der Wirbelsäule nach oben gleiten. Beide Arme steigen gleichzeitig himmelwärts auf.

Die tiefe indische Hocke – Malasana

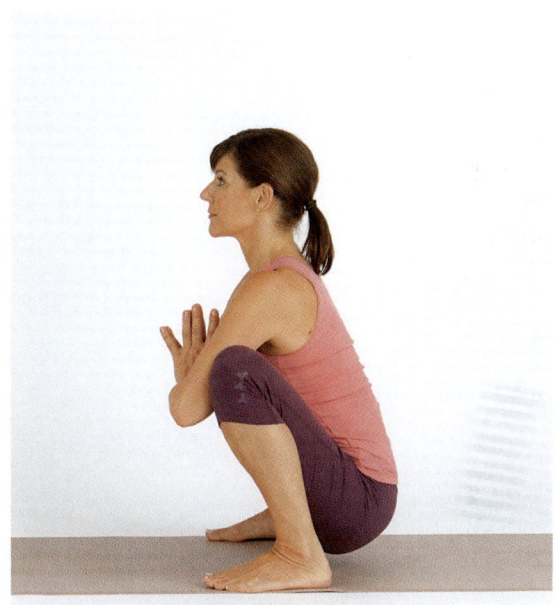

Ausatmend, beugen Sie beide Beine und lassen das Becken bis tief zwischen die Unterschenkel sinken. Legen Sie beide Hände vor dem Herzen zusammen. Sollten sich die Fersen von der Matte lösen, können Sie eine gefaltete Decke unterlegen oder Ihre Matte aufrollen. Die Oberarme liegen an den Oberschenkelinnenseiten. Verweilen Sie mehrere Atemzüge lang in der tiefen indischen Hocke. Schieben Sie die Arme an die Beine, die Oberschenkel erwidern den

Druck. Richten Sie die Wirbelsäule mehr und mehr auf.

Die Atmung lassen Sie nun in die Weite des Beckens fließen. Nach fünf Atemzügen lassen Sie einen fließenden und dynamischen Flow entstehen.

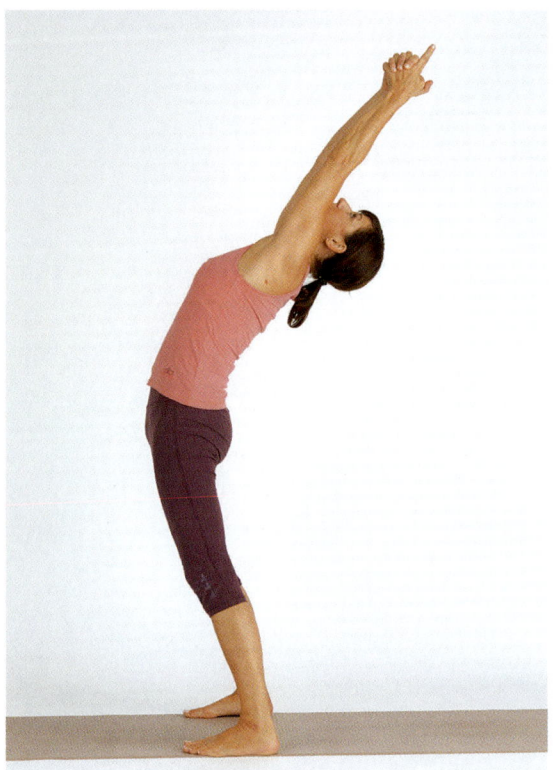

Lassen Sie einatmend die Beckenbodenkraft aufsteigen. Strecken Sie die Beine, und heben Sie die Arme in Höhe des Kopfes. Beugen Sie ausatmend beide Beine, und senken Sie das Becken zurück in die tiefe Hocke.

Die Beckenkräfte mobilisieren

Verbinden Sie sich im aufrechten, stabilen Sitz über das Becken mit der Energie der Erde. Nehmen Sie den Atem wahr, der bis zum Beckenboden in den Körper hineinströmt, bis er mit der Ausatmung wieder aus dem Körper hinausströmt. Visualisieren Sie den Beckenboden wie einen Diamanten mit seinen vier Ecken – die knöchernen Ansatzpunkte Schambein, Steißbein und die beiden Sitzbeinknochen. Der Mittelpunkt des Diamanten ist der Dammpunkt, ein wichtiges Energiezentrum unseres Körpers. Lenken Sie mit jedem Atemzug die Lebensenergie zu diesem zentralen Punkt der Urenergie. Am Ende der folgenden Ausatmung kontrahieren Sie den Beckenboden, indem Sie die vier knöchernen Fixierungspunkte einander nähern und den kontrahierten Beckenboden nach oben in den Körper hineinsaugen. Die Gesäßmuskulatur bleibt vollständig entspannt. Vertiefen Sie in der Atempause die Spannung, und lösen Sie sie am Ende der Einatmung. Wiederholen Sie im Rhythmus des Atems die Kontraktion des Beckenbodens. Entspannen Sie den Beckenboden mehrere Atemzüge lang.

Beginnen Sie im aufrechten Sitz nun mit zwanzig bis vierzig Kapalabhati-Zyklen. Atmen Sie vollständig aus, und wiederholen Sie in der Atempause die Asvini-Mudra. Taucht das Bedürfnis zur Einatmung auf, entspannen Sie den Beckenboden und lassen den Atem frei fließen. Spüren Sie der pulsierenden Beckenkraft nach.

Die Beine stärken

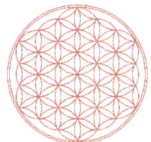

Unsere Beine tragen uns durchs Leben. Sie stellen die Verbindung zur Mutter Erde her und lassen uns große und kleine Schritte auf dem persönlichen Weg gehen. Springen, hüpfen, tanzen, aber auch knien oder sogar ein Kniefall sind möglich mit gesunden, starken Beinen. Sie sind die Basis, um sich standhaft aufzurichten. Die Flexibilität des gesamten Körpers zeigt sich oft sehr deutlich an der Beweglichkeit der Hüftgelenke oder der Dehnfähigkeit der Beinmuskeln. Dort bremst oft »ein Klotz am Bein« das Fortschreiten.

Wandlungsphasen oder emotionale Herausforderungen können schlotternde, instabile Knie auslösen. Die Statik und Stabilität der Beine ist von einem guten Zusammenspiel der gesamten Bein- und Fußmuskulatur abhängig. Die Ausrichtung der Füße gemäß der Gewölbestruktur, die Belastung der Füße vor allem auf der Außenseite und das Verwurzeln über den Großzehenballen schenken dem Körper trotz kleiner Auflagefläche eine solide Basis.

Das größte Gelenk des menschlichen Körpers, das Kniegelenk, muss sicher stabilisiert werden. Das Knie zeigt wie ein Scheinwerfer gerade nach vorn. Dabei arbeitet die Muskulatur wie eine Spirale. Der Oberschenkel dreht im Verhältnis zum Unterschenkel nach außen, der Unterschenkel leicht nach innen. Die Spirale gibt Auftrieb und Halt. Die axiale Belastung hält die Menisken gesund und minimiert die Abnutzung der Knorpelscheiben. Die muskuläre Führung verhindert überstreckte oder stets gebeugte Beine.

Die kraftvolle Haltung – Utkatasana

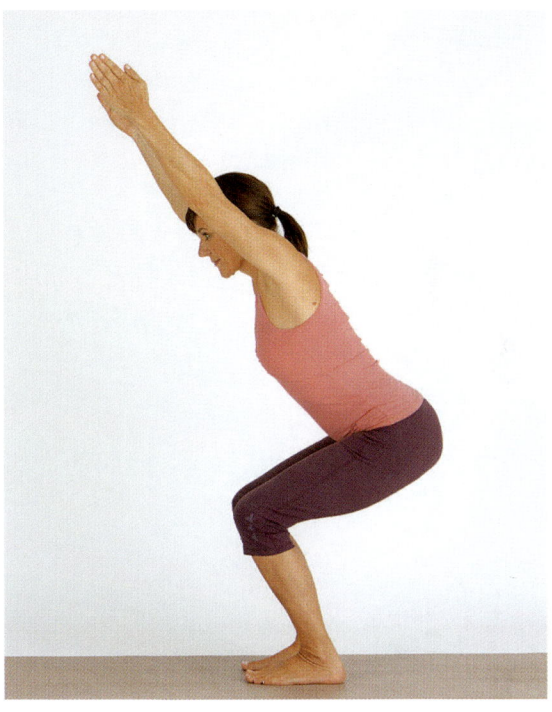

Im aufrechten Stand stehen beide Füße parallel. Zwischen den beiden Füßen hätte noch ein dritter Fuß längs Platz. Verwurzeln Sie den äußeren Rand der Ferse und den Großzehenballen. Der innere Rand des Fußes bildet einen sanften Bogen: das Längsgewölbe des Fußes. Beide Knie zeigen gerade nach vorn. Nutzen Sie die Kraft der Erde, und wachsen Sie mit dem gesamten Körper himmelwärts. Ausatmend, beugen Sie beide Knie und legen sich aus den Hüftgelenken mit langem Rücken nach vorn. Beide Beine bleiben parallel zueinander, die Knie zeigen präzise über den zweiten Zeh. Legen Sie beide Hände vor dem Herzen zusammen. Während die Beine Sie kraftvoll tragen, längen Sie Ihren Rücken. Becken und Kopf streben auseinander, Ihre Wirbelsäule spannt sich in Ihrer Wellenform lang auf, die Lendenwirbelsäule schwingt nach innen, die Brustwirbelsäule nach außen, die Halswirbelsäule nach innen. Einatmend, heben Sie beide Arme in Verlängerung des Oberkörpers bis zum Kopf an.

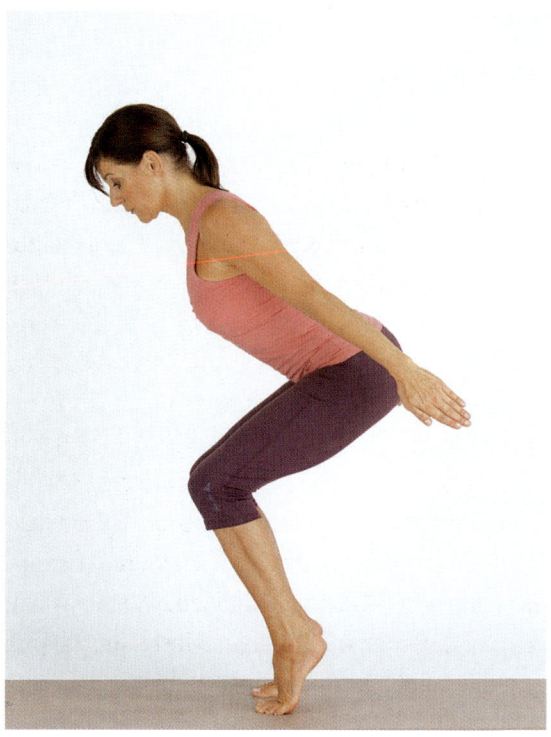

Halten Sie die Wirbelsäule stabil, den Kopf in Verlängerung der Wirbelsäule, und lenken Sie Ihre Aufmerksamkeit auf die Beine. Halten Sie die Knie stabil, und heben Sie beide Fersen ausatmend an. Schwingen Sie die

Arme seitlich zum Becken. Einatmend, senken Sie die Fersen und schwingen die Arme neben den Kopf. Lassen Sie einen lebendigen, schwingenden Bewegungsablauf entstehen. Wiederholen Sie fünf- bis fünfzehnmal. Danach nehmen Sie einatmend wieder den aufrechten Stand ein.

Variation I
Aus dem aufrechten Stand neigen Sie sich ausatmend mit langem Rücken aus den Hüftgelenken in die kraftvolle Haltung nach vorne und beugen beide Beine. Beide Arme schwingen seitlich neben dem Körper gestreckt nach hinten. Einatmend, beugen Sie beide Beine etwas tiefer und schwingen beide Arme neben dem Kopf nach vorn. Ausatmend, schwingen die Arme wieder zurück; strecken Sie die Knie wieder etwas mehr. Lassen Sie ein kraftvolles Pulsieren der Beine entstehen. Beide Beine bleiben parallel zueinander, die Wirbelsäule lang aufgespannt.
Beenden Sie nach fünf bis zehn Wiederholungen im aufrechten Stand, die Hände in Gebetshaltung.

Variation II
Kombinieren Sie das Heben der Fersen und das Pulsieren der Knie.

Die Füße erden

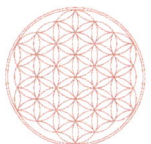

Die Stabilität eines Hauses ist abhängig vom soliden Fundament. Vergleichbar bieten die achtundzwanzig Knochen, einunddreißig Gelenke, einhundertsieben Bänder und Sehnen und zwanzig Muskeln unserer Füße die Basis des Körpertempels. Sie passen sich allen Unebenheiten an, balancieren aus, schenken einen dynamischen Abdruck, federn den Auftritt ab und ermöglichen kleine und große Sprünge.

Unsere Füße haben eine meisterhafte Gewölbestruktur. Vergleichbar mit einer Brücke, einem römischen Torbogen oder einem Iglu, besitzt der gesunde Fuß ein selbsttragendes Gewölbe am inneren Rand des Fußes. Die Ferse steht senkrecht, und der vordere Fuß dreht spiralig bodenwärts. So kann der Großzehenballen sich kraftvoll mit der Erde verbinden. Flacht dieses Gewölbe ab, knickt der Fuß, und das Fundament gerät in die Schieflage. Der Fuß knickt meist unbemerkt nach innen, Verankerung und Stabilität gehen verloren.

Wird der Fuß durch einen hohen Tonus von Muskeln und Faszien hohl, kann die Spannung nicht nach unten abgegeben werden, und er verkrampft. Statt Anpassungsfähigkeit, Stabilität und Elastizität kommt es zum verkrampften Festhalten. Das Vertrauen zur Erde und die Fähigkeit, ihre Kraft sinnvoll im Körper zu nutzen, gehen verloren.

Das Quergewölbe im Vorfuß dient als Stoßdämpfer. Bei unbelastetem Fuß bilden die fünf Mittelfußknochen ein Gewölbe, Groß- und Kleinzehenballen verwurzeln. Unter Belastung flacht das Gewölbe ab, die tiefe Ballenmuskulatur und das Fasziengewebe geben federnd nach. Beim Abstoß wird die gespeicherte Energie frei und gibt dem Fuß Impulskraft und Leichtigkeit.

Kraftvoll tanzen

Stellen Sie Ihre Füße parallel zueinander, so dass ein dritter Fuß noch längst dazwischen Raum hätte. Schließen Sie die Augen, und lenken Sie Ihre Achtsamkeit in die Füße. Spüren Sie voller Dankbarkeit, wie Ihre Füße Sie tragen. Verlagern Sie das Gewicht von einem Fuß auf den anderen, und spüren Sie die Erde.

Verteilen Sie das Gewicht nun ganz gleichmäßig auf beide Füße. Spüren Sie die Gewölbestruktur. Die Außenkanten der Füße verbinden sich kraftvoll mit der Matte, der innere Rand bildet einen Bogen. Während die Zehen entspannt auf der Matte liegen wie sensible Fühler, verwurzeln der Groß- und der Kleinzehenballen sowie die Ferse.

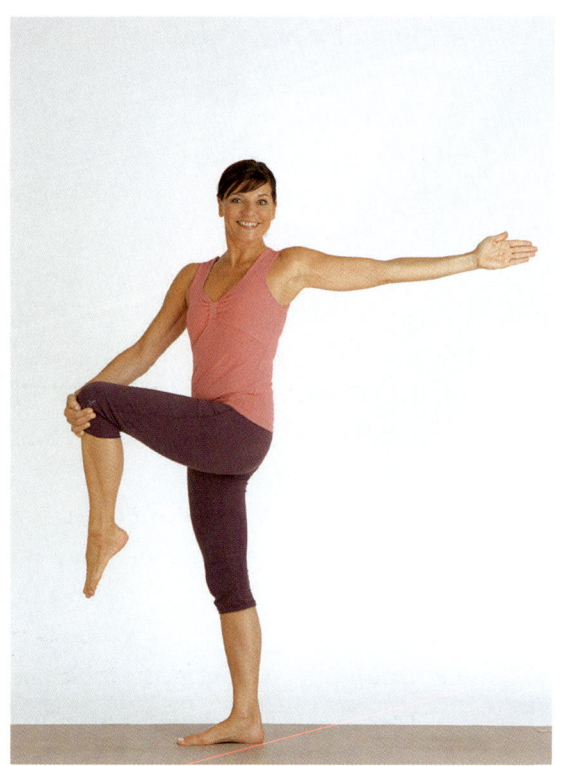

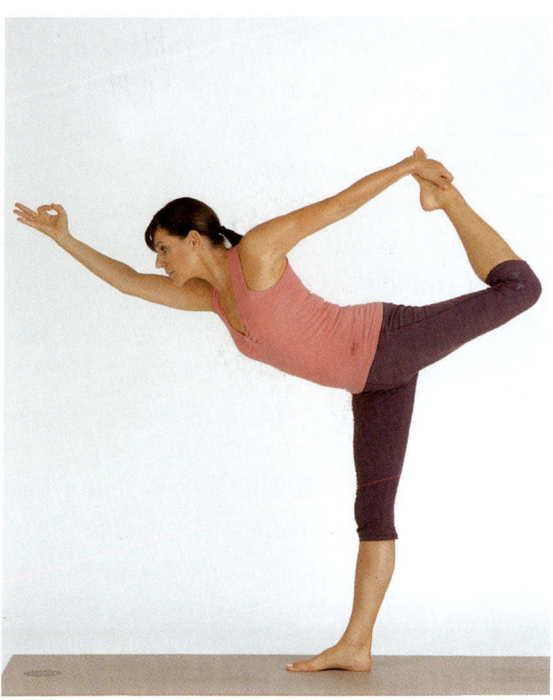

Verlagern Sie das Gewicht auf den rechten Fuß. Das Gewölbe bleibt erhalten. Wachsen Sie aus den Wurzeln nach oben. Heben Sie das linke Knie gebeugt an. Beide Hände fangen das Knie ein. Schieben Sie das Knie in die Hände, und vertiefen Sie die innere Aufrichtung. Lösen Sie die linke Hand, und heben Sie den linken Arm einatmend an. Steht er senkrecht, atmen Sie aus und drehen aus der Körpermitte nach rechts. Der Arm kreist weiter, bis er waagerecht hinter dem Körper steht.

Wiederholen Sie das Kreisen des Armes und die Rotation fünfmal.

Drehen Sie den Oberkörper wieder nach vorn. Lösen Sie die Hände vom Knie, und umgreifen Sie mit der linken Hand den linken Fußspann. Lassen Sie den rechten Arm senkrecht neben dem Kopf aufsteigen. Richten Sie zunächst beide Oberschenkel parallel zueinander aus. Das Becken bleibt aufgerichtet, der untere Rücken lang. Lenken Sie die Kraft der Erde über das rechte Bein in das Becken. Einatmend, schieben Sie den linken Fuß in die linke Hand und neigen sich aus dem rechten Hüftgelenk nach vorn. Lassen Sie einen großen Bogen mit der vorderen Seite des Körpers entstehen. Der linke Unterschenkel dehnt die linke Schulter zurück. Verweilen Sie fünf Atemzüge. Richten Sie anschließend den Oberkörper auf, ziehen Sie die linke Ferse wieder zum Gesäß, und richten Sie die Oberschenkel parallel aus. Wachsen Sie aus dem Standbein rechts noch einmal nach oben. Lösen Sie die Hand, und erden Sie den linken Fuß unter dem Becken. Wiederholen Sie den Ablauf auf der linken Seite.

Nehmen Sie abschließend dankbar wahr, wie Ihre Füße Sie tragen.

Mudra zum Element Erde

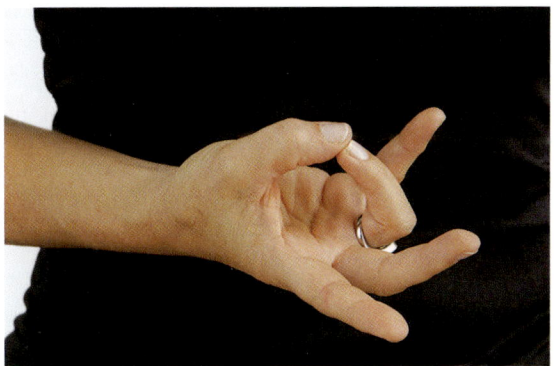

In manchen Situationen oder Lebensphasen verlieren wir den Boden unter den Füßen. Es wird schwer, den eigenen Standpunkt zu behaupten und Vertrauen zu finden. Der Ringfinger ist in Bezug auf seine Energie der Erde zugeordnet. Legen Sie die Daumenkuppe zart an die Ringfingerspitze, und entspannen Sie alle anderen Finger.

Verbinden Sie sich auch im mentalen Raum mit der Kraft der Erde. Sie ermöglicht es uns, Wurzeln zu schlagen, und bietet ein großes Potenzial an lebenswichtigen Nährstoffen. Sie trägt uns und schenkt eine Vielfalt an Wachstumsmöglichkeiten. Wann immer Sie diese Kraft vermissen oder besonders schätzen wollen, wählen Sie diese Mudra.

Die innere Stabilität üben

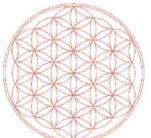 Schon in den Asanas zur Entlastung der Schultern und in der Zuwendung zum Becken haben Sie das enorme Potenzial der Körpermitte gespürt. Hier entsteht ökonomische Koordination und Stabilität des Körpers. Ist die Mitte geschwächt, kann der Rücken leiden, können Gelenke frühzeitig verschleißen, wird das Gleichgewicht geschwächt, und die Schultern können verspannen. Wer sich seiner Körpermitte bewusst ist, stabilisiert den Körper, gibt ihm aber auch innere Stärke.

Zentriert zu sein schenkt innere und äußere Haltung und eine gute Aufrichtung in vielerlei Hinsicht. Auf körperlicher Ebene müssen in einer gesunden Körpermitte Muskeln mit genauer Feinabstimmung zusammenarbeiten – ein Vernetzen, Unterstützen und Verbinden ganz im Yoga-Sinne. Beckenboden, tiefe Bauchkraft und die kleinen, feinen tiefen Rückenmuskeln spannen sich als Bewegungsinitiatoren stabilisierend an, und die großen oberflächlichen Muskeln bewegen den Körper, aus der Mitte geführt. Ein feines Miteinander, eine wirkungsvolle Teamarbeit, aber auch hochsensibel. Die Zentrumsmuskulatur muss bei allen Anforderungen geschmeidig, elastisch und angemessen kraftvoll reagieren. Aus der starken und anpassungsfähigen Mitte entstehen Bewegungsimpulse, die an die Arme und Beine weitergeleitet werden.

Zu schwache, aber auch zu starke Muskeln sowie zu spät reagierende Strukturen stören die natürliche Koordination. Die vollständige Atmung und das Aufspannen der Wirbelsäule in die Länge, das Aufrichten des Beckens und des Kopfes fördern die innere Stabilität. Spürbar wird in der Yoga-Praxis jede fehlende Verbindung zur Körpermitte bei den Herausforderungen an das Gleichgewicht. Gleichzeitig können Sie hier die Körpermitte sinnvoll fördern und sich mit Ihrer inneren Stärke verbinden.

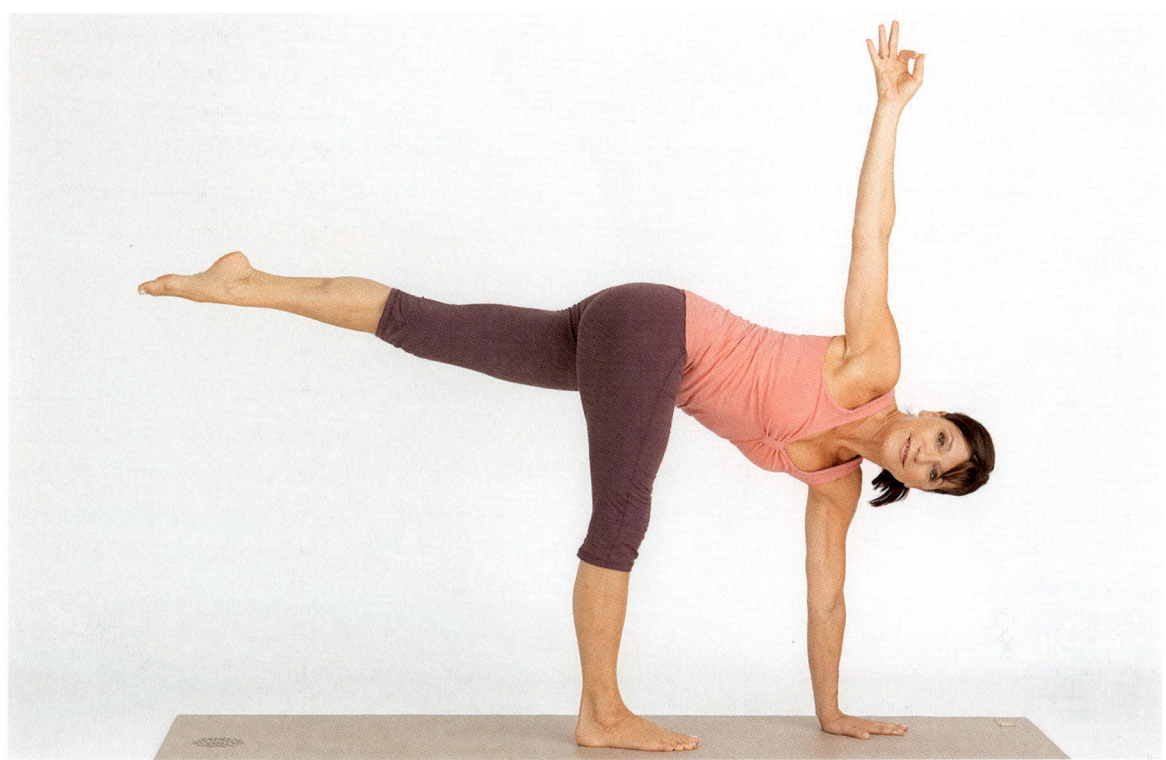

Der gedrehte Halbmond

Legen Sie sich zwei Yoga-Blöcke am vorderen Mattenrand bereit. Beginnen Sie im aufrechten Stand. Synchron zum Atem schwingen die Bauchdecke und Taille einatmend nach außen und ausatmend nach innen. Verlängern Sie nach einigen Atemzügen die Ausatmung und lenken Sie am Ende der Ausatmung gefühlvoll die Bauchdecke nach innen. Stellen Sie sich einen schützenden Gürtel vor, der in angenehmer Spannung Ihre Körpermitte umarmt. Das Becken ist aufgerichtet wie eine Schale. Sie balancieren Ihre Organe, während diese sich im Atem wiegen. Die Bauchdecke ist sanft, aber schützend tonisiert. Immer wieder spüren Sie sich

in Ihre reinigende und zentrierende lange Ausatmung hinein. Lassen Sie einatmend beide Arme in großem Bogen seitwärts aufsteigen, bis beide Hände über Ihrem Kopf zur Gebetshaltung verschmelzen. Neigen Sie sich ausatmend mit langem Rücken aus den Hüftgelenken nach vorn. Beugen Sie dabei beide Knie und Ellbogen. Erden Sie beide Hände neben den Füßen in einer tiefen Vorbeuge.

Mit der folgenden Ausatmung strecken Sie den Rücken vom Becken beginnend und setzen beide Hände senkrecht unter den Schultern auf, in den Affen, die gestreckte Vorbeuge. Für mehr Stabilität können Sie die Hände mit den Yoga-Blöcken unterlagern. Verlagern Sie das Gewicht auf das rechte

Bein, und lassen Sie das linke Bein lang gestreckt bis in Beckenhöhe aufsteigen. Spannen Sie sich weit auf von der linken Fußspitze bis zur Krone des Kopfes. Mit einer langen und forcierten Einatmung drehen Sie sich aus der Mitte des Körpers zur rechten Seite auf. Der rechte Arm steigt weit nach oben auf. Verweilen Sie drei bis fünf Atemzüge lang. Verlängern Sie die Ausatmung, und vertiefen Sie die Rotation aus der Mitte des Körpers. Spüren Sie die Drehung in Bauch und Taille, während sich der gesamte Körper horizontal in Länge und Weite aufspannt.

Der Held 3 – Virabhadrasana 3

Lösen Sie dann behutsam die linke Hand vom Boden oder vom Yoga-Block, und rotieren Sie von der Mitte des Körpers beginnend in eine Standwaage. Spannen Sie sich in alle vier Himmelsrichtungen auf: Linker Fuß und Kopfkrone sind weit auseinander, und beide Arme zeigen nach rechts und links. Bleiben Sie bei den längeren Ausatemzügen, und lenken Sie dabei die Bauchdecke breit, aber aktiv nach innen. Ihre Bauch-

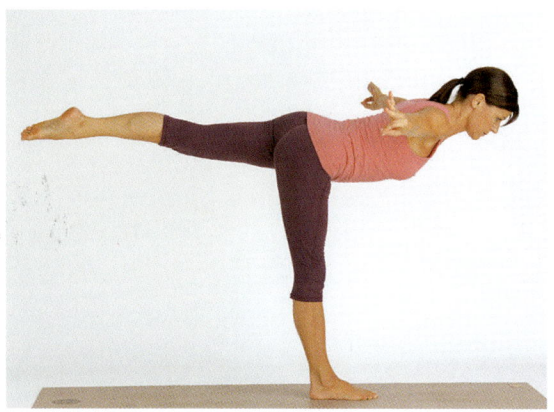

decke gibt dem Krieger die nötige Zentrierung, um standhaft zu bleiben.

Verweilen Sie auch hier drei bis fünf Atemzüge. Richten Sie sich mit langem Oberkörper auf, wachsen Sie aus dem Standbein rechts in die Länge nach oben.

Mudra der Morgenröte

Verschränken Sie locker alle Finger, und legen Sie die Daumenkuppen aneinander. Diese Mudra ist ideal am Anfang eines Tages, um das Feuer zu entfachen und den Tag mit neuer Energie zu beginnen.

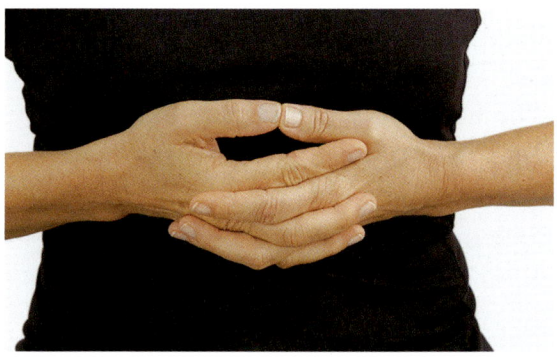

In jedem Lebensabschnitt gibt es eine Zeit der Morgenröte, eine Zeit des Neubeginns für Unternehmungen, den Aufbruch zu neuen Herausforderungen. Diese Mudra weckt die Lust, den Neubeginn mit Freude und Kreativität zu begehen. Vertrauen Sie auf Ihre inneren Kräfte und Ihr enormes Potenzial. Die Mudra beseitigt alle Antriebsschwächen, Widerstände und Energiemangel.

Die Drehfreudigkeit fördern

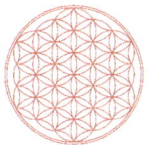 Wir tragen unsere lebenswichtigen Organe Herz und Lunge im Brustkorb, der sich aus einzelnen gebogenen Knochenpaaren, den Rippen, und der Brustwirbelsäule wie ein schützendes Geflecht um die Organe legt. Idealerweise passt sich dieser Korb an das Pulsieren der Organe an. Einatmend, weitet sich der Brustkorb in alle Richtungen und ausatmend, schwingen die Rippen gleichmäßig zurück. Der Hauch des Lebens – der Atem – kann sich ausbreiten, Verbrauchtes fließt heraus.

Die natürlichste Bewegung des Menschen ist das Gehen. In dieser Urbewegung verschraubt sich der Körper wie eine Spirale. Beim Schritt rechts nach vorn schwingt der linke Arm nach vorn, der Brustkorb dreht nach rechts.

Abwechselnd rotiert das Gefäß des Lebens beim Gehen hin und her. Diese Naturbewegung hält den Brustkorb elastisch, vertieft den Atem und richtet die Brustwirbelsäule auf.

Leider vernachlässigen wir dieses natürliche Schwingen, weil wir immer weniger gehen und stattdessen sitzen. Beim Sitzen jedoch sinkt das Brustbein nach innen, die Atmung wird eingeschränkt, die Brustwirbelsäule neigt sich nach vorn. Lebendigkeit und Schwingung gehen verloren. Zusätzlich reagiert die Zwischenrippenmuskulatur sehr sensibel auf Stress. Sie verliert die Elastizität, steigert den Tonus und reduziert damit die Schwingung der Rippen. Wird der Brustkorb zum »Brustkäfig«, kann der untere Rücken überlastet werden. Der Schultergürtel verspannt sich, und die Atmung flacht ab. Der Yoga-Meister B. K. S. Iyengar beschreibt die Rippen als die »Flügel der Seele«. In diesem Bild wird deutlich, dass ein eingesunkener, starrer Brustkorb auch das emotionale Erleben hemmt oder blockiert. Den Brustraum schwingen zu lassen weitet die Augen des Herzens und fördert Vitalität und Lebendigkeit.

Die Drehung des Herzens –
Anahata Parivrttasana

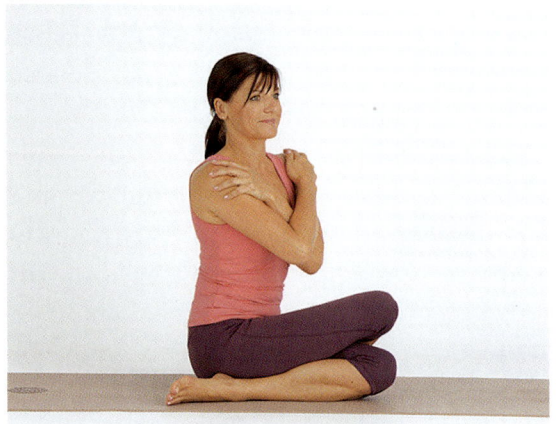 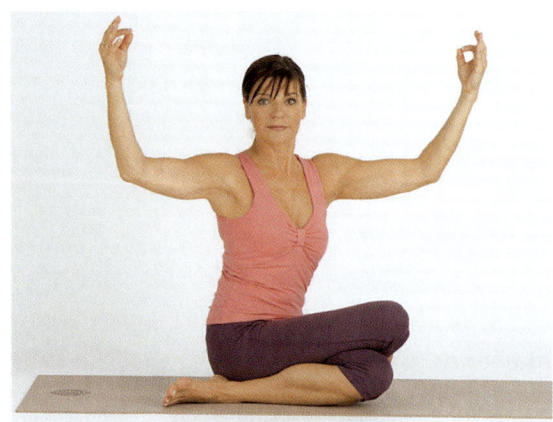

Beginnen Sie in einer Katzenposition, im Vierfüßlerstand auf den Knien und den Händen. Ziehen Sie das rechte Knie unter den Körper, bis Sie den rechten Fuß am linken Knie vorbeiführen können. Kreuzen Sie das rechte Knie sehr eng über das linke. Öffnen Sie die Unterschenkel, bis ein gleichmäßiges Dreieck entsteht. Verlagern Sie das Becken zurück, und setzen Sie sich zwischen Ihre Unterschenkel. Um die Aufrichtung des Beckens zu unterstützen, können Sie sich auf ein Kissen oder einen Yoga-Block setzen. Sollte dieser Sitz zu fordernd sein, wählen Sie den Fersensitz.

Im aufgerichteten Sitz kreuzen Sie die Arme vor dem Herzen, und legen Sie die Hände auf die Schultern. Vertiefen Sie den Atem, und nehmen Sie die Atembewegungen im Brustkorb wahr.

Beginnen Sie mit feinen, kleinen, schwingenden Rotationsbewegungen. Beziehen Sie den gesamten Brustkorb in die Schwingung mit

ein. Lassen Sie ein gleichmäßiges, rhythmisches Drehen nach rechts und links entstehen. Bleiben Sie in der schwingenden Drehung, und atmen Sie dabei nach rechts aus und nach links ein. Lösen Sie während der Drehungen die Hände von den Schultern, und richten Sie die Arme in einer Kerzenhalter-Position neben den Schultern aus. Betonen Sie die Atmung mehr und mehr.

Atmen Sie kraftvoll aus, und drehen Sie sich vom unteren Rücken beginnend nach rechts. Senken Sie beide Arme, und legen Sie den linken Arm über das rechte Bein. Verweilen Sie fünf Atemzüge lang in der Drehung. Richten Sie sich jeweils einatmend von innen in die Länge auf, und vertiefen Sie die Drehung ausatmend. Die Rippen der rechten Brustkorbseite schließen sich und drehen mehr und mehr zurück, die Rippen der linken Seite weiten sich und streben einatmend nach links oben. Beide Schultern weiten sich in der Drehung zur Seite.

Um die Übung zu beenden, bleiben Sie

aufgerichtet und drehen sich langsam zurück. Spüren Sie einige Atemzüge lang den Schwingungen im Brustkorb nach. Wiederholen Sie den gesamten Ablauf nach links.

Die geschlossene Hand

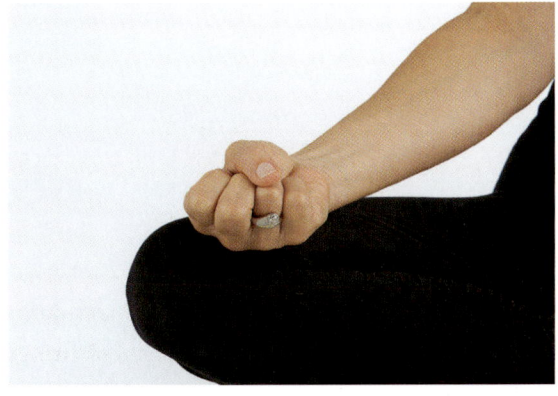

Bilden Sie eine lockere Faust mit beiden Händen, und legen Sie den Daumen von oben auf den Ringfinger. Spüren Sie in diese Handgeste hinein. Welche Emotionen verbinden Sie mit einer Faust? Ballen Sie vor Wut oder Aggression die Faust? Lassen Sie den Atem gleichmäßig und entspannt fließen.

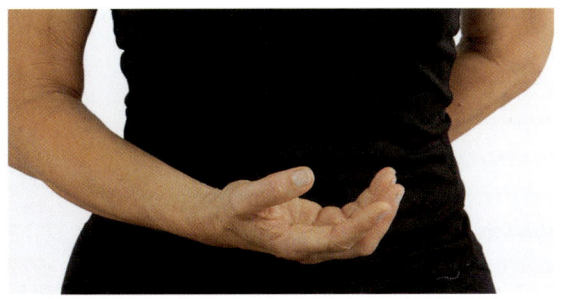

Einatmend, lösen Sie nun die Faust ganz entspannt und verweilen in einer gelassenen Atempause. Mit der Ausatmung schließen Sie die Hand langsam wieder und plazieren den Daumen am Ringfinger. Verweilen Sie in einer Atempause. Wiederholen Sie langsam das Öffnen und Schließen. Verlängern Sie mehr und mehr die Atempause in der Fülle und in der Leere.

Lassen Sie sich vom Bild des pulsierenden Lebens erfüllen. Empfindsam pulsieren Ihre Hände wie das Gefäß Ihres Lebens. Umschließen Sie mit Ihren Fingern empfindsam das Licht, das in Ihrem Herzen schwingt. Stellen Sie sich vor, wie das Licht bei geöffneter Hand nach außen strahlt.

Umschließen Sie sanft in Ihrer lockeren Hand ein aufrichtiges Mitgefühl. Öffnen Sie die Hände, um das Mitgefühl zu leben.

Wiederholen Sie diese fließende Handgeste, bis sie sich erfüllt. Verweilen Sie, und spüren Sie abschließend in dieser inneren Haltung nach.

Diese Mudra löst aufgestaute Emotionen, Aggressionen und Wut. In der meditativen Haltung können Sie Ihre innere Haltung umwandeln.

Diese Mudra soll außerdem die Verdauungsorgane anregen, vor allem die Leber, die am Abbau von Hormonen beteiligt ist.

Nutzen Sie die Mudra so häufig wie möglich als Ventil, um »loszulassen«, Angestautes auszuleiten und negative Emotionen freizugeben.

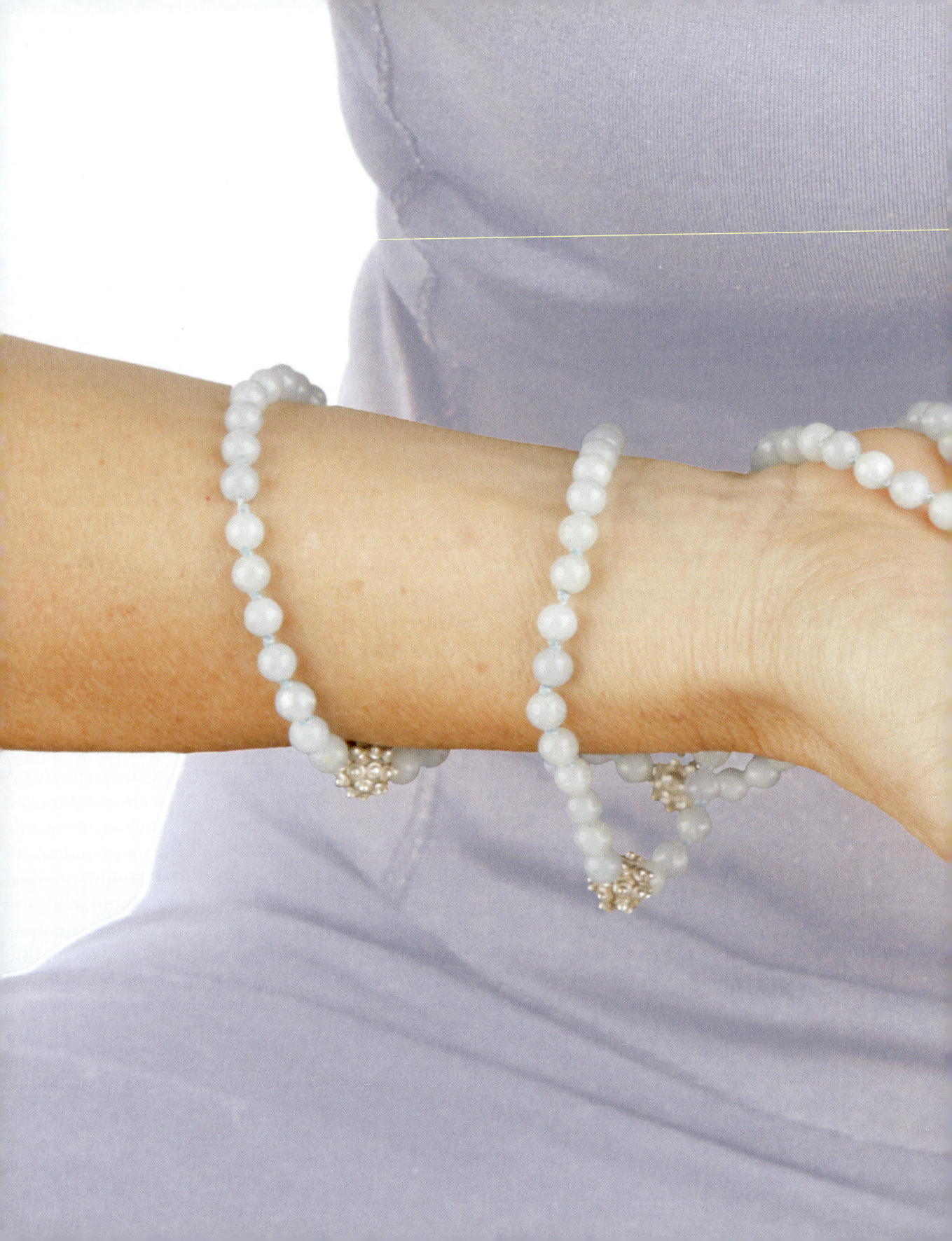

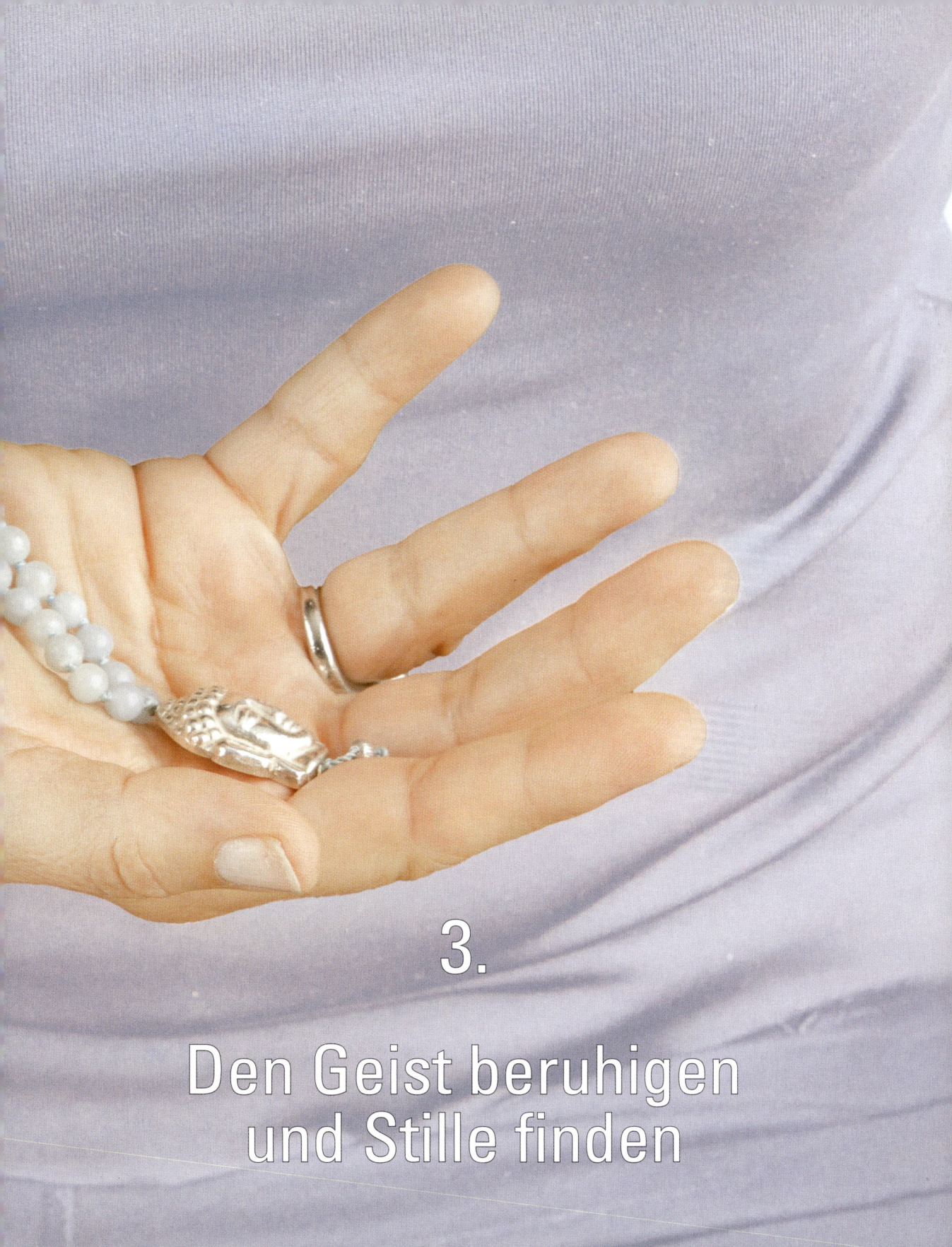

3.

Den Geist beruhigen
und Stille finden

Yoga lehrt uns, präsent zu sein und die schönen Dinge des Lebens zu schätzen. Eine Methode, dies zu erreichen, ist das wertfreie Beobachten. Sehen wir die Welt aus einer veränderten Perspektive, glätten sich viele Wellen der Aufregung, viel Ungereimtes verliert seine Macht. Gedanken sind so lange harmlos, bis wir ihnen glauben und sie als Meinungen, Überzeugungen, Religionen oder als die einzige Wahrheit betrachten. Aus dieser Verstrickung entstehen Missverständnisse, Leid und Schmerz. Der Geist, unsere Gedanken und Gefühle beeinflussen den Körper.

Um Ihren Geist von negativen Sichtweisen zu befreien, nutzen Sie die folgenden Übungen. Denn je klarer und reiner der Geist, desto freier fühlen wir uns. Der Körper dankt es uns mit Gesundheit und Vitalität, die Psyche wird beschwingt. Füllen Sie den mentalen Raum mit liebevollen, erhabenen, lichtvollen und freundlichen Gedanken, um Harmonie und Ausgeglichenheit auszustrahlen und Mitgefühl zu leben.

Ein wirksames Mittel, den Geist zu zähmen, liegt in der Wertschätzung für unseren Atem. Seine Wirkungsweise zu spüren und ihn empfindsam zu harmonisieren hilft, die Gedanken zu klären. Die direkte Verflechtung von Atem und vegetativem Nervensystem ermöglicht einen Einfluss auf die psychische Ebene. Gezielte Atemtechniken und Körperhaltungen leiten Lösungsprozesse und Veränderungen ein. Der Weg zur Klarheit des Geistes können sowohl wärmende und reinigende Atemfrequenzen und pulsierende Bewegungen sein als auch meditative, achtsame Bewegungsabläufe und Stille.

Den Atem vertiefen

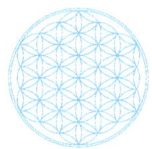 Der Atem ist das Geschenk des Lebens, das wir direkt nach dem Verlassen des Geburtskanals erhalten. Der erste Atemzug ist ein Ja zum Leben, und mit jedem weiteren bekräftigen wir diesen Lebenswillen. Ausatmend, lassen wir los mit freudiger Erwartung auf die nächste Möglichkeit, uns mit Sauerstoff zu füllen. Dieses Wechselspiel ist abhängig von der inneren und äußeren Haltung zum Leben, vom Nervensystem und von den Stoffwechselvorgängen. Der Atem sättigt uns im Laufe des Lebens mit Sauerstoff und im yogischen Verständnis mit der Vitalenergie, die Prana genannt wird. Je klarer diese Lebenskraft, desto deutlicher das Gefühl von Wohlbefinden und Gesundheit und desto intensiver und positiver unsere Ausstrahlung. Die yogischen Atemtechniken schenken uns die Erfahrung, mehr als Luft aufzunehmen und mit dem Atem aus dem großen Brunnen der Lebenskraft zu trinken. Das Verständnis einer Einheit von allem und das Erleben der Verbundenheit, die sich auch über den Atem spüren lässt, heilt und fördert unsere Fähigkeit, Beziehungen zu finden und Lebendigkeit zu schätzen. Folgen unsere Gefühle einem natürlichen Lauf, dann können sie uns nicht aus der Bahn werfen. Entscheidungen fallen uns leicht.

Lebensenergie nehmen wir neben dem Atem über Licht, Nahrung und Liebe auf. Das Strömen des Atems verteilt Energie, und diese Verteilung hängt eng mit dem Atemvolumen zusammen. Mangelnde Lebensenergie wird beispielsweise in Form von Müdigkeit, Antriebslosigkeit und Erschöpfung spürbar. Damit die Lebenskraft wieder im gesamten Körper schwingen kann, braucht es zunächst ein intensives Leeren und Loslassen, um sich mit neuer Lebenskraft füllen zu können und Neues aufzunehmen.

Intensivieren Sie zunächst die Ausatmung im pulsierenden Kriya. Damit ist ein Prozess des Lösens und der Reinigung gemeint. Die Bereitschaft zum Loslassen ist die Grundvoraussetzung für neue Fülle. Die kleinen, feinen Lungenbläschen, die immer mit Luft gefüllt sind, brauchen den inneren Austausch, um eine neue Lebendigkeit zu finden. Auch von dunklen Gedanken oder festgefahrenen Emotionen gilt es sich zu lösen, um neue anzuerkennen und nicht nur Festgefahrenes zu überschreiben. Es lohnt sich, während spürbarer Dysbalancen oder Krisen erst einmal beherzt auszuatmen, gegebenenfalls auch zu gähnen oder zu tönen. Vertrauen Sie darauf, dass es sich immer lohnt, zunächst loszulassen, um anschließend die Lebendigkeit und Fülle wieder zu begrüßen und die Lebenskraft ungehindert in den Körper strömen zu lassen.

Kriya im halben Päckchen

In Rückenlage ziehen Sie das rechte Bein dicht an den Oberkörper heran. Schieben Sie den Hinterkopf zum hinteren Mattenrand und das linke Bein zum unteren Mattenrand. Lassen Sie den Atem bis in den Bauch- und Beckenraum fließen. Nehmen Sie die Ausdehnung der linken Unterbauchseite wahr. Der rechte Oberschenkel bremst die Ausdehnung auf dieser Seite. Nach fünf bis zehn Atemzügen wechseln Sie die Beinposition.

Wechseln Sie nochmals. Mit dem herangezogenen rechten Bein beginnen Sie mit der reinigenden Atmung (Kapalabhati). Nach etwa zwanzig Atemzyklen atmen Sie vollständig aus. In der Atempause – in der Leere führen Sie die drei Bandhas aus: Aktivieren Sie die Beckenbodenmuskulatur, lenken Sie die Bauchdecke nach innen und oben, heben Sie den Kopf, und ziehen Sie das Kinn zum Brustbein. Verweilen Sie in der Atempause, und halten Sie die Muskelspannung. Spüren Sie das Bedürfnis zur Einatmung, dann legen Sie das gestreckte linke Bein und den Kopf ab. Lassen Sie die Einatmung ganz gelassen geschehen.

Wechseln Sie die Beinposition, und wiederholen Sie den Kapalabhati-Rhythmus und die Bandhas in der Atemleere mit angezogenem linkem Bein.

Wiederholen Sie nochmals rechts und links. Abschließend spüren Sie in einer friedvollen Rückenlage nach.

Der Sonnenatem – Surya Pranayama

Nehmen Sie einen aufrechten und stabilen Sitz ein. Wenn es Ihnen angenehmer ist, können Sie das Becken mit einem Meditationskissen oder einem Yoga-Block unterlagern. Schließen Sie die Augen, lassen Sie den Atem entspannt kommen und gehen. Stellen Sie sich vor, an einem sonnigen Ort zu sitzen. Richten Sie sich von innen im Sonnenlicht auf. Nehmen Sie die Wärme der Sonnenstrahlen auf dem Körper wahr.

Einatmend, lassen Sie die Kraft der Sonne in Ihren Körper strömen. Betonen Sie die Einatmung, und öffnen Sie beide Arme weit diagonal seitlich nach unten. Lassen Sie für mehrere Atemzüge die Sonnenkraft in das Becken und den Bauchraum fließen.

Mit der folgenden Einatmung weiten Sie die Arme horizontal und füllen sich wieder mit der Energie der Sonne. Vertiefen Sie mit der folgenden Einatmung das Empfinden, sich mit dem Licht, der Wärme und der Kraft der Sonne zu füllen, und öffnen Sie die Arme diagonal nach oben.

Wiederholen Sie noch zweimal, und weiten Sie dabei die Arme so sehr, wie es Ihnen guttut.

Lassen Sie die Arme auf die Beine sinken, und verweilen Sie in der Erfahrung, umhüllt und durchströmt zu sein von dem klaren, warmen, energetisierenden Licht der Sonne.

Die Kraft des Atems erkennen

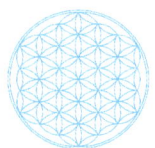

Atem ist Leben und Bewegung, Lebenselixier und Stimmungsbarometer. Bewegung beeinflusst sofort spürbar den Atem. Wir beschleunigen die Atemfrequenz beim schnelleren Gehen oder bei höheren Anforderungen. Gleichzeitig schwingen die Arme beim natürlichen Gehen vor und zurück. Der Brustkorb dreht sich um die Brustwirbelsäule, die Rippen weiten sich auf einer Seite und schließen sich auf der anderen Brustkorbseite. Alle diese Bewegungen fördern den Atem.

Eine eingesunkene Sitzhaltung, wie wir sie leider vor allem am Schreibtisch häufig einnehmen, schränkt den Atem ein. Dehnende Streckbewegungen dagegen verlocken uns spürbar zum Atmen. So ist jede Yoga-Haltung eine Einladung, die Lebensenergie in bestimmte Körperräume zu lenken. Das ist wahrscheinlich ein Grund, warum sich viele Menschen nach einer Yoga-Stunde so kraftvoll und zugleich ausgeglichen fühlen.

Am Fließen des Atems können wir aber auch die Qualität der Bewegung erkennen. Lässt die Bewegung keinen Atem mehr zu, dann sind wir überfordert. Ilse Middendorf, eine bekannte Atemspezialistin, schreibt: »Keine Bewegung ist es wert, dass der Atem stoppt.« Der Atem gibt auch die Kraft für anspruchsvolle Bewegungen. Eine vollständige Einatmung richtet die Wirbelsäule auf und aktiviert die innere Stabilisation. Mit einer forcierten Ausatmung erhöht sich die Aktivität des Beckenbodens und der tiefen Bauchmuskulatur. Sind wir uns der Kraft des Atems bewusst, üben wir in der Yoga-Praxis, dieses Potenzial sinnvoll einzusetzen. So finden wir einen Zugang zu unseren inneren Kräften. Ein Handeln mit Hilfe dieser Kräfte macht uns unabhängiger von äußeren Umständen. Ist das Handeln jedoch abhängig von äußeren Bestätigungen, gebunden an äußere Vorgaben und Werte, oder orientieren wir uns nur an Äußerlichkeiten, dann verlieren wir den Blick für das, was in uns schwingt. Lernen Sie, auf Ihre inneren Kräfte zu hören und diese optimal zu nutzen.

Der Läufer – Dhavakasana

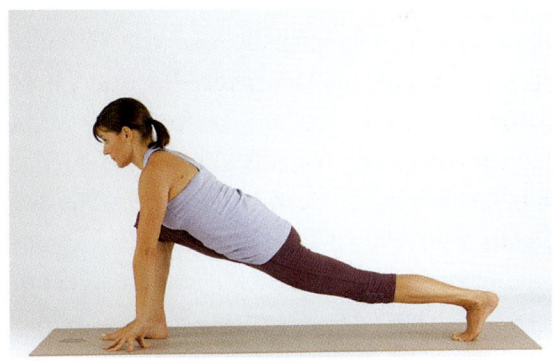

Beginnen Sie im aufrechten Stand. Beide Füße stehen hüftgelenksbreit, ein dritter Fuß hätte längs noch Raum zwischen Ihren Füßen. Atmen Sie gleichmäßig ein und aus, und nehmen Sie die inneren Schwingungen wahr.

Einatmend, heben Sie beide Arme seitwärts an. Der Atem dehnt sich im Brustkorb aus. Ausatmend, beugen Sie beide Ellbogen und Knie und legen sich mit langem Rücken aus den Hüftgelenken nach vorn. Legen Sie dann beide Hände neben den Füßen auf den Boden.

Verlagern Sie das Gewicht auf den rechten Fuß. Einatmend, gleitet der linke Fuß anmutig nach hinten, während das rechte, tragende Bein sich beugt. Setzen Sie den linken Fuß mit Zehen und Ballen am hinteren Mattenrand ab.

Die rechte Ferse steht senkrecht unter dem rechten Knie. Lassen Sie eine lange Linie von der linken Ferse bis zur Kopfkrone entstehen. Das Herz ist sanft angehoben. Verweilen Sie drei bis fünf Atemzüge im Läufer. Zentrieren Sie sich mit der Ausatmung. Bauch und Taille ziehen sich nach innen. Längen Sie sich einatmend.

Ausatmend, verlagern Sie das Gewicht auf den rechten Fuß. Ziehen Sie das linke Bein nach vorn, während das Becken tief bleibt und Sie den unteren Rücken mit Hilfe der Bauchmuskulatur runden. Plazieren Sie den linken Fuß wieder neben den rechten. Einatmend, verlagern Sie das Gewicht auf den linken Fuß und lassen das rechte Bein nach hinten gleiten in den Läufer. Verweilen Sie wieder drei bis fünf Atemzüge lang.

Wechseln Sie nun mit jedem Atemzug. Ausatmend, tauschen Sie die Beine, einatmend begeben Sie sich in den Läufer. Beginnen Sie langsam, und steigern Sie allmählich das Tempo. Bündeln Sie mit der Ausatmung die Kraft in der Körpermitte, um die Beine elegant zu wechseln, und weiten Sie sich einatmend in die Läufer-Haltung hinein.

Nutzen Sie die Kraft der Atmung, und lösen Sie beim Wechsel die Füße von der Matte.

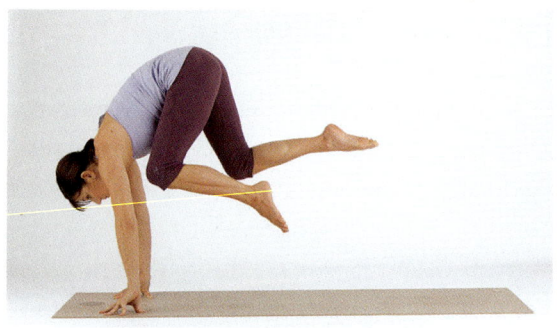

Der Atem trägt Sie in die Luft und lässt Sie mit Leichtigkeit springen. Tauschen Sie fliegend die Beine.

Landen Sie sanft und leise, als würde die Einatmung Sie abfangen. Springen Sie, getragen vom Atem, dreimal, bis das rechte Bein wieder vorn steht.

Der seitliche Winkel – Utthita Parshvakonasana

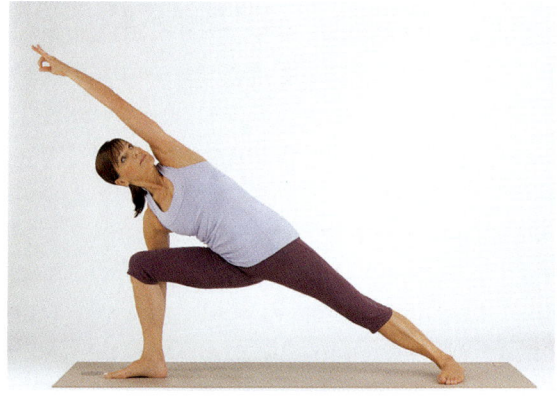

Drehen Sie die linke Fußspitze zum langen Mattenrand. Lösen Sie die linke Hand von der Matte, und drehen Sie den Körper nach links auf. Der linke Arm beschreibt einen großen Bogen nach vorn, am Körper entlang zum Becken, dann himmelwärts bis zum linken Ohr.

Das rechte Knie steht weiterhin senkrecht über der rechten Ferse. Beide Fußgewölbe sind aktiv, die inneren Kanten der Füße sind bogenförmig angehoben. Von der Außenkante des linken Fußes über die linke Beckenseite und den Brustkorb bis zu den Fingerspitzen der linken Hand ist der Körper in einer Linie ausgerichtet. Beide Taillen sind gleich lang. Wenden Sie den Blick unter dem linken Arm hindurch nach oben. Nehmen Sie Ihren pulsierenden Atem drei bis fünf Atemzüge lang an der geweiteten linken Körperseite wahr.

Einatmend, heben Sie die linke Ferse an und drehen vom linken lang gestreckten Bein beginnend den Körper wieder mattenwärts. Setzen Sie die linke Hand wieder neben den rechten Fuß, und begeben Sie sich in den Läufer. Bündeln Sie die Kraft des Atems, und springen Sie wieder ausatmend ab. Landen Sie einatmend im Läufer auf dem linken Bein.

Lassen Sie einen kraftvollen Rhythmus entstehen, indem Sie jeweils dreimal von der Kraft des Atems beschwingt springen und sich dann in den gestreckten seitlichen Winkel aufdrehen. Verweilen Sie einen vollständigen Atemzug lang, drehen Sie dann zurück, und springen Sie wieder.

Nachdem Sie sich zu beiden Seiten gleichermaßen aufgedreht haben, kommen Sie wieder in den aufrechten Sitz, und spüren Sie dem Pulsieren Ihrer Atemkraft nach.

Atemkraft-Mudra

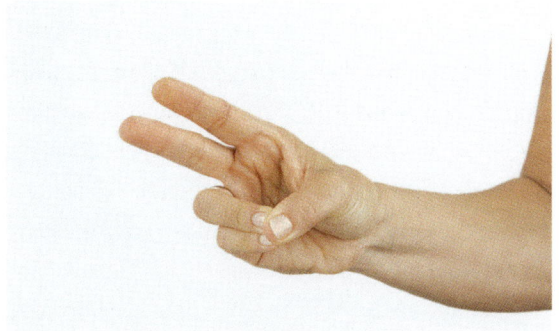

Auch meditativ und feinfühlig können Sie in die Kraft des Atems eintauchen. Die vollständige Atmung durchflutet den Körper in drei Bereichen: einem unteren, mittleren und oberen Atemraum. Nach Ilse Middendorf sind die Finger mit diesen Atemräumen verbunden. Ein sanfter Druck auf den entsprechenden Finger macht den Ort des Atems erfahrbar und vertieft die Schwingung.

Legen Sie sanft die Daumen an Ringfinger und kleinen Finger. Stimulieren Sie so den unteren Atemraum, spürbar an den unteren Rippen, die sich horizontal weiten, und der Schwingung im Bauch und Beckenraum. Die anschließende Berührung von Mittelfinger und Daumen vertieft den mittleren Atemraum. Das spüren Sie an der Weite zwischen der Mitte des Brustbeins und der Brustwirbelsäule. Das Zusammenspiel von Daumen und Zeigefinger aktiviert schließlich den oberen Atemraum in Höhe der Schlüsselbeine.

Die Wellen des Atems schätzen

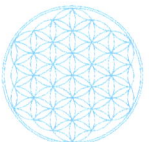 Der Fluss des Atems spiegelt unsere innere Stimmung wider. Sind wir hektisch und angespannt, fließt der Atem flattrig, ungleichmäßig und oberflächlich. In trauriger, besorgter oder depressiver Stimmung fehlt die Tiefe des Atems und damit der Energiegewinn. Wenn wir die Wellen des Atems harmonieren, verändert uns das mental und körperlich. Die innere Ausgeglichenheit ist sogar messbar an der Regelmäßigkeit des Atems und den gelassenen Atempausen, die zwischen Ein- und Ausatmung ganz von allein entstehen.

Schon in den frühesten Texten des Yoga wird beschrieben, wie Zorn, Aufregung und Wut die Atemfrequenz erhöhen und irritieren. Und umgekehrt, wie friedvolle Gedanken und Emotionen den Atem beruhigen. Daraus wurde die vierte Stufe des achtgliedrigen Pfads – Pranayama, der Umgang mit dem Atem – entwickelt.

Die Basis aller Atemtechniken im Yoga ist zunächst das Erfahren des Atems. Auf körperlicher Ebene reinigen die Bewusstheit und das Optimieren der Atemtätigkeit von Verspannungen und ungünstigen Haltungen. Für den Yogi sind aber die Wirkungen nach innen das Spannende. Der freie, ungehinderte Fluss des Atems reinigt nämlich die Gedankenwelt. Wenn wir das Wechselspiel von Fülle und Leere erkennen und akzeptieren, befreit uns das von Zwängen und Verbissenheit. Die Wellen des Lebens schwingen auf und ab. Gleichmut zeigt sich in der Akzeptanz der Wellen. Im Glücksgefühl nicht übermütig zu werden, die Freude mit allen Sinnen zu genießen, aber dabei nicht festhalten zu wollen oder zu müssen – all dies schenkt uns eine innere Haltung von Freiheit. Das bedeutet auch, sich am Tiefpunkt der Welle, in der Krise, nicht zu verkriechen, die Schuld und Begründung nicht im Außen zu suchen, sondern zu vertrauen, dass sich die Fülle wieder einstellen wird. Gleichmäßig schwingende Atemwellen führen zu einem ausgeglichenen seelisch-geistigen Zustand.

Die Haltung des Kindes – Balasana

Beginnen Sie in der Haltung des Kindes. Knien Sie sich auf die Matte, und legen Sie den Oberkörper auf den Oberschenkeln ab. Beide Arme sind nach hinten ausgerichtet, die Handrücken liegen auf, so dass die Schultern entspannt hängen. Erden Sie Ihre Stirn vor den Knien. Unterlagern Sie den Kopf mit einem kleinen Kissen oder einer gefalteten Matte, wenn Sie sich so tiefer entspannen können. Lassen Sie den Kopf sinken, bis ein Gefühl des Getragenwerdens entsteht. Lenken Sie Ihre Sinne und Ihre Achtsamkeit nach innen. Beobachten Sie den immer gelassener werdenden, gleichmäßigen Fluss des Atems. Stellen Sie sich vor, wie diese Wellen Ihre Bewegung tragen werden. Beginnen Sie, den Atem mit Ihrem Klang zu färben: einem sanften, gleichmäßigen Rauschen, ähnlich den auslaufenden Wellen des Meeres.

Das Kamel – Ushtrasana

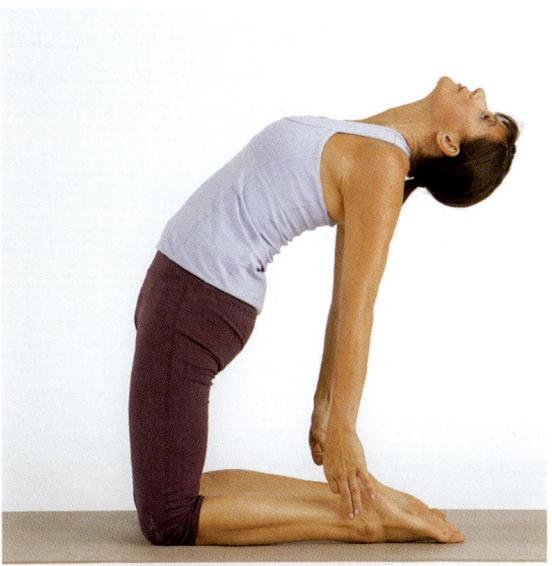

Nehmen Sie die Fülle der nächsten Einatemwelle wahr. Ausatmend, ziehen Sie das Steißbein zum Schambein, die Sitzbeinknochen zu den Fersen. Das Becken rollt sich ein. Lösen Sie das Becken von den Beinen. Lassen Sie die Einatmung kommen, und neigen Sie sich in einem großen, gleichmäßigen Bogen zurück. Die Hände ziehen zu den Fersen. Ausatmend, halten Sie die Weite im Brustraum und der Rückbeuge, während Sie das Becken wieder auf die Fersen senken und sich im letzten Drittel der Ausatmung aus den Hüftgelenken wieder in der Kind-Haltung zusammenrollen. Bereiten Sie sich mit der folgenden Einatmung auf die nächste Bewegung vor. Ausatmend, rollen Sie das Becken ein und heben es an. Einatmend, neigen Sie es im gleichmäßigen Bogen zurück. Lassen Sie Wellenbewegungen im Einklang mit Ihrem Atem entstehen. Verlängern Sie

die Atemwelle, so dass Sie sich einatmend zurückneigen, ausatmend in die Haltung des Kindes neigen und am Ende der Ausatmung bereits beginnen, das Becken wieder einzurollen und anzuheben.

Ihr tönender Atem schwingt und klingt gleichmäßig und sanft. Verweilen Sie nach fünf gleitenden Bewegungsabläufen fünf gelassene Atemzüge lang. Gleiten Sie wieder in die Kind-Haltung, und spüren Sie nach.

Mudra des Adlers

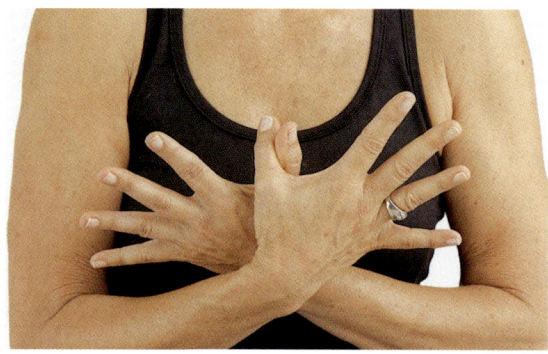

Der Adler ist der König der Vögel: ein Tier der Stärke, das sich trotz seiner Größe und seines Gewichtes schwingend in der Luft bewegen kann. Er ist der natürliche Feind der Schlangen und kann aus großer Höhe mit seinem Adlerblick alles sehr scharf erkennen. Er hat einen ausgeprägten Sinn für Richtungen und einen extrem starken Überlebensinstinkt.

Kreuzen Sie Ihre Daumen mittig, weiten Sie alle anderen Finger wie einen Fächer, und halten Sie die Hände in dieser Geste vor dem Herzen. Visualisieren Sie synchron zu den Wellen Ihres Atems die schwingenden Flügel des Adlers in der Weite des Himmels.

Nehmen Sie eine andere Sichtweise ein und bleiben Sie dabei fokussiert. Erheben Sie sich über die dunklen Gedanken. Das tägliche Hin und Her und alle Verwirrungen werden unbedeutend. Schwingen Sie in die Weite des Himmels.

Diese Mudra soll beflügeln, Stimmungsschwankungen ausgleichen, die Atmung vertiefen, Körperräume weiten und Erschöpfungszustände lindern. Sie hilft, Abstand von aktuellen Themen zu bekommen und mehr Übersicht zu gewinnen.

Die Pausen lernen

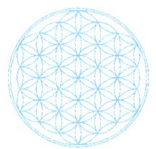 Die Einatmung wird hauptsächlich vom Sympathikus gesteuert, weil sie uns ermuntert, zu handeln und aktiv zu sein. Fordert unsere Lebensweise allerdings ständige und übermäßige Aktivität, wird die ausgleichende, entspannende Wirkung des Parasympathikus unterdrückt. Die Ausatmung, vom Parasympathikus gesteuert, entlastet und unterstützt die ruhigen Kräfte in uns.

Die direkte Verbindung zum Geist ist dann wieder spürbar, wenn die Wellen der Gedanken nicht innehalten wollen und die rasenden Gedanken die Konzentration verhindern oder das Empfinden entsteht, »zu müde zum Denken« zu sein.

Patanjali beschreibt in seinen Sutren zunächst die drei Phasen der Atmung: Einatmung, Ausatmung sowie die Atempause. Die Qualität dieser Phasen lässt sich übend verändern, verfeinern, ausdehnen und verlangsamen. Je feiner der Atem, desto harmonischer die Abstimmung zwischen diesen Phasen und desto subtiler der Geist. Patanjali beschreibt aber noch eine weitere, tiefere Form, die man weniger üben oder schulen, sondern vielmehr geschehen lassen soll.

Yoga-Haltungen reinigen den Körper und bereiten die grobstoffliche Ebene vor. Die Schulung des Atems verbessert die Koordination. Sind diese Voraussetzungen geschaffen, ist die Ordnung hergestellt, dann soll die Qualität des Atems uns in neues Erleben führen. Wir können den Atem beobachten, die Vorgänge verstehen und verändern. Das von Patanjali beschriebene Ziel besteht weniger darin, die äußere Form zu optimieren, sondern die natürliche Atempause zu nutzen. Sie geschieht, wenn wir mit uns und der Welt im Reinen, in der Gelassenheit sind. Die Atempause ist weniger eine antrainierte Fähigkeit, sondern sie wird als eine Ruhe in der Atmung spürbar, die innere Klarheit wachsen lässt. Es geht darum, aus dem »Machen« in das Erleben des inneren Lichtes, des Göttlichen zu kommen. Wenn wir unseren Atem ausdehnen und verfeinern, öffnet uns das für ein Leben, das getragen ist von innerer Ruhe, Klarheit und einem friedvollen Geist.

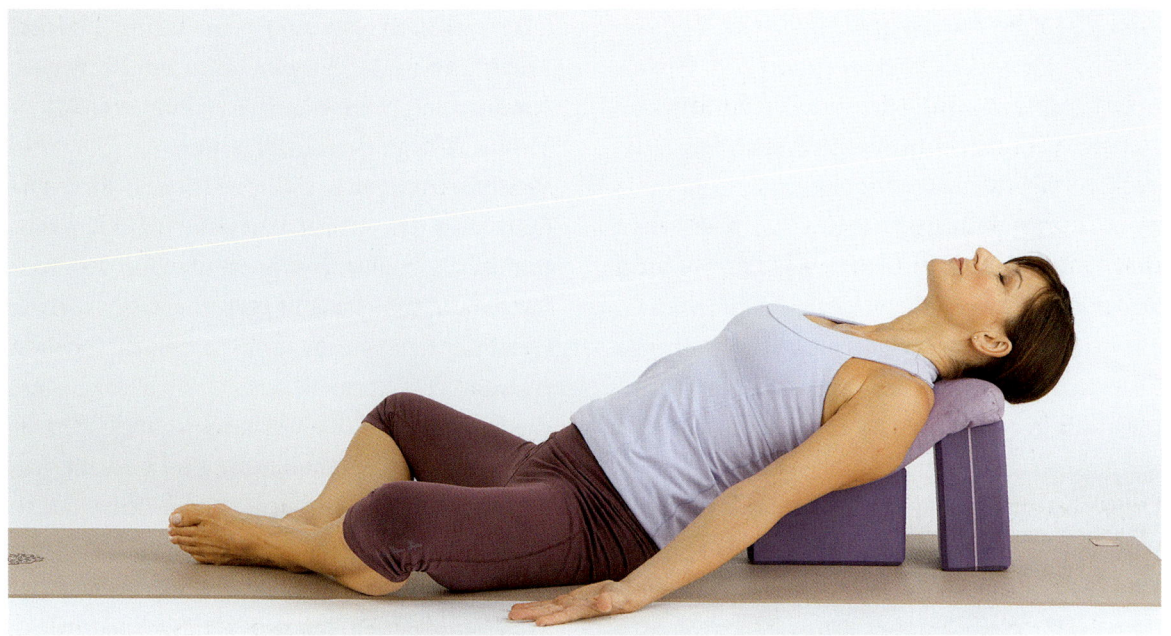

Der geschlossene Winkel

Legen Sie sich zwei Yoga-Blöcke, ein oder zwei kleine Kissen oder eine gefaltete Decke zurecht. Im aufrechten Sitz legen Sie die Fußsohlen aneinander und öffnen beide Knie. Sie können die Beine seitlich mit einem Yoga-Block unterlagern, um die Dehnung zu erleichtern.

Neigen Sie sich aus den Hüftgelenken nach vorn. Unterstützen Sie die Vorbeuge, indem Sie die Stirn unterlagern. Richten Sie sich in einer entspannten Vorbeuge ein, in der Sie den Atem gelassen fließen lassen können. Verweilen Sie zwei bis fünf Minuten in der schließenden Haltung. Heißen Sie jede Atempause herzlich willkommen.

Sie können sich eine Meditationsuhr stellen oder ein entspannendes Musikstück oder ein Mantra zum Verweilen in der Haltung

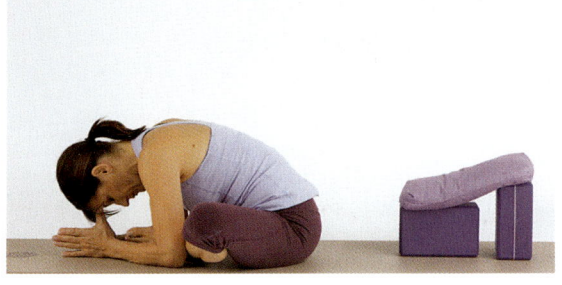

nutzen. Wenn Sie die Haltung beenden wollen, richten Sie sich langsam in den Sitz auf. Plazieren Sie dann die Blöcke hinter Ihrem Körper. Unterlagern Sie die Brustwirbelsäule und den Kopf mit einem dickeren, festen Polster, oder stellen Sie die Yoga-Blöcke hintereinander, und polstern Sie mit einem Kissen. Legen Sie sich zurück, lassen Sie beide Arme seitlich neben dem Körper zur Matte sinken. Die Handteller weisen nach oben, die Schultern weiten sich zur Seite und nach unten.

Verweilen Sie für die gleiche Zeit in der unterstützenden Rückbeuge. Lassen Sie den Atem kommen und gehen, und freunden Sie sich mehr und mehr mit dem gelassenen Zurücklegen und der Hingabe des Loslassens an. Um die Haltung zu beenden, setzen Sie sich langsam auf und spüren im aufrechten Sitz nach.

Die Geste der drei Geheimnisse

Legen Sie im Sitz die Handrücken auf den Oberschenkeln ab. Lassen Sie ausatmend die Schultern entspannt sinken.

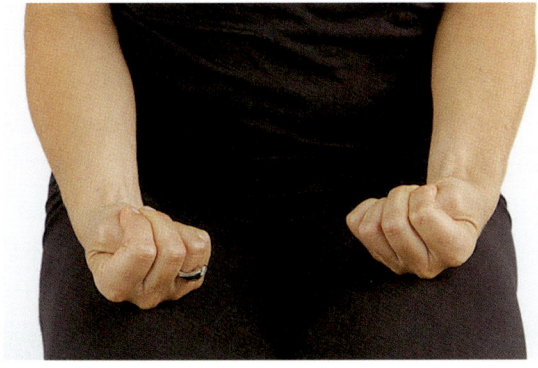

Der Ringfinger ist dem Element Erde zugeordnet. Legen Sie jeweils die Daumenspitzen an die Basis der Ringfinger, um übermäßige Schwere zu reduzieren. Nun schließen Sie einatmend sanft die Hände zu Fäusten und legen die Zeige-, Mittel-, Ring- und kleinen Finger über die Daumen. Lassen Sie eine Atempause in der Fülle entstehen, und tönen Sie ein stilles OM.

Ausatmend, öffnen Sie sehr langsam die Hände und lassen eine Atempause in der Leere entstehen. Wiederholen Sie das Öffnen und Schließen mit den Atempausen siebenmal.

Diese sogenannte Mudra wird auch der Weg zu Licht, Leichtigkeit und göttlicher Freude genannt. Sie soll vor allem geschwächte Lebensenergien ausgleichen, die sich in depressiven Verstimmungen, Unglück und Melancholie ausdrücken. Wenn nichts zu gelingen scheint und das eigene Wesen nur

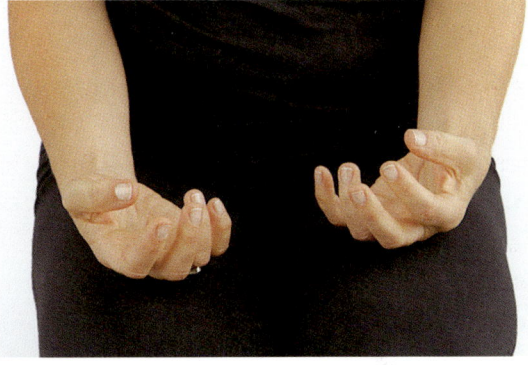

noch Niedergeschlagenheit ausdrückt, bietet diese Mudra Hilfe. Sie entstaut Emotionen, stärkt in Zeiten des Aufbruchs und verleiht Motivation, Zuversicht, Dynamik in Phasen des persönlichen Wandels.

Die Augen beruhigen

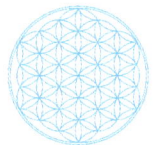 Unsere fünf Sinne sind unser ganz persönliches Tor zur Welt. Wir nehmen über sie Informationen auf, die an das Gehirn weitergegeben und dort sortiert und verarbeitet werden, wobei die passenden Reaktionen vorbereitet werden. Je feinsinniger wir sind, je höher das Körperbewusstsein, desto mehr nehmen wir auf.

Gerade die Augen sind so vielen Reizen ausgesetzt, dass die Verarbeitung unserer Wahrnehmungen unter Umständen ein Chaos auslösen kann, so dass die Informationen nicht mehr »verdaut« werden. Unverarbeitete Informationen jedoch irritieren den mentalen Raum, lösen körperliche Dysbalancen aus und schwächen das Immunsystem. Die Überreizung gleicht sich oftmals auch in der Nacht nicht aus und beeinträchtigt den Schlaf.

Eine gezielte Beruhigung der Augen kann Verspannungen in Nacken und Schultern lösen, Kopfschmerzen vorbeugen und das Sehvermögen erhalten oder verbessern. Gleichzeitig lassen sich Augenmuskeln trainieren wie alle anderen Muskeln des menschlichen Körpers auch. Angemessene Spannung sorgt für eine stressfreie Funktion.

Beim Baby folgt die Kopfbewegung den Augen. Nach diesem Entwicklungsprinzip sind die Augenmuskeln mit bestimmten Nackenmuskeln vernetzt. Ein ständig starrer Blick, beispielsweise auf den Bildschirm, löst einen Abbau des Tonus der Augenmuskulatur aus; im Gegenzug verspannt der Nacken. Gleichzeitig müssen am Computer oft übermäßig viele Informationen und schnell wechselnde Bilder verarbeitet werden. Die Entspannung und Fokussierung der Augen, eine gezielte Förderung ihrer Beweglichkeit, entlastet auf mehreren Ebenen.

Ch. F. Hebbel hat gesagt: »Das Auge ist der Punkt, in welchem Körper und Seele sich vermischen.« Das verdeutlicht, wie leicht über die Augen auch unsere Begierde zu wecken ist. Die Augen zu bewegen ist also auch eine Form von Heilarbeit für den Geist: Die Augen regenerieren sich, und der Geist wird in die Lage versetzt, das Gesehene feinfühliger anzunehmen. Neben den Augenübungen hilft es Augen und Geist, wenn wir uns in der Natur bewegen. Natürliches Licht und Farben wecken begeisterte Blicke für das Leben.

Die Augenentspannung

Unsere Augen brauchen Abwechslung. Ständiges Schauen auf Objekte in gleicher Entfernung, wenig unterschiedliche Lichtqualitäten, kaum Gelegenheit für »träumerische Blicke« und den Blick nach innen – all das macht sie träge.

Augenkissen schenken den Augen klärende Dunkelheit und wirken auf natürliche Weise kühlend und abschwellend. Sie passen sich der Augenform an und haben durch ihr Gewicht einen leichten Akupressureffekt. Es gibt sie mit unterschiedlichen Füllungen. Heilsteine oder Düfte können die Entspannung vertiefen und weitere Wirkungen entfalten. Legen Sie in entspannter Rückenlage ein Augenkissen für zehn bis zwanzig Minuten auf Ihre Augen. Nach einem anstrengenden Tag am Computer, langen Autofahrten, Sonnenbädern, zur Mittagsruhe oder zum Einschlafen genießen Sie die beruhigende Wirkung.

Die Augen energetisieren

Im aufrechten Sitz reiben Sie beide Hände aneinander, bis Wärme und spürbare Energie entsteht. Schließen Sie die Augen, und geben Sie das Energiegeschenk an sie weiter. Legen Sie die warmen Handteller vor Ihre Augen. Entspannen Sie die Augen in den Höhlen, und gewöhnen Sie sich an die Dunkelheit.

Öffnen Sie langsam blinzelnd die Augen, und »schauen« Sie in Ihre Hände. Sehr langsam lösen Sie die Hände vom Gesicht und schulen die Anpassungsfähigkeit Ihrer Augen.

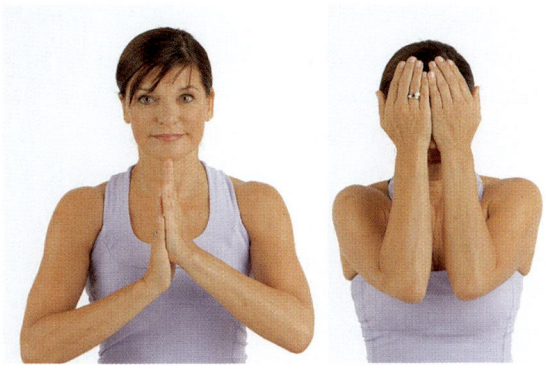

Schieben Sie im aufrechten Sitz die Krone des Kopfes nach oben, um Nacken und Rücken aufzurichten. Beide Augen sind horizontal ausgerichtet.

Einatmend, führen Sie beide Augen entspannt in die Augenwinkel nach rechts. Der Kopf folgt der Bewegung, bis das Kinn über der rechten Schulter steht. Lassen Sie eine gelassene Atempause entstehen, und halten Sie die Ausrichtung. Ausatmend, bewegen Sie die Augen zur Mitte und drehen das Kinn wieder senkrecht über die Körpermittellinie nach vorn.

Wiederholen Sie die Übung abwechselnd jeweils fünfmal nach rechts und links. Halten Sie den Blick entspannt, und lassen Sie die Augen ganz natürlich den Kopf führen.

Das Hören verfeinern

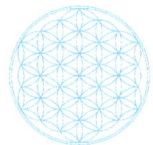 Geräusche werden über die Ohren an das Gehirn weitergegeben. Wie die Augen sind die Ohren oft überstrapaziert durch einen ständigen Geräuschpegel und Lärmüberflutung. Dabei können wir die Ohren noch nicht einmal schließen. Untersuchungen haben gezeigt, dass unsere Konzentrationsfähigkeit, Wahrnehmung sowie geistig-seelische Entwicklung eng mit dem Hören verbunden sind.

Wichtig für den Weg des Yoga ist aber vor allem die Bereitschaft, zuzuhören und Stille zu kultivieren. Respektvolles Zuhören ist eine Übung in Demut. Üben Sie die Achtsamkeit des Hörens, indem Sie zuhören, ohne schon im Geiste eine Antwort zu formulieren, während Ihr Gegenüber noch spricht. Spüren Sie in die Schwingungen der Worte hinein, und respektieren Sie ein gesprochenes Wort. Einfühlungsvermögen zeigt sich in den leisen Tönen. Üben Sie die Stille, indem Sie elektronische Geräte ausschalten, Naturgeräuschen bewusst lauschen oder in die feierliche Stille einer Meditation oder eines spirituellen Ortes eintauchen.

Reinigen Sie Ihre Ohren, indem Sie sich auf die Botschaften zwischen den Zeilen, die Töne zwischen den Worten konzentrieren und dem feinfühligen Hören einen immer größeren Raum geben.

Der Klang – Nada

Im Yoga wird Nada, der Klang, als ein wichtiger Weg, von manchen Lehrern sogar als der direkteste Weg zum Sein, zur Bewusstheit und zur Glückseligkeit gesehen. Dabei wird davon ausgegangen, dass die Schöpfung aus Schwingung, Vibration und Klang entstanden ist, aus dieser besteht und sich immer wieder neu entwickelt. Alles ist über diese Schwingung miteinander verbunden. Der Klang führt auch zu dem, was in uns schwingt. Nada bedeutet neben Klang auch Prozess und Bewusstheit. Tönen, Singen und Klingen helfen, Blockaden zu lösen und die Wahrnehmung nach innen zu lenken. Klang macht feinfühlig und ist ein mächtiges Mittel zur geistigen, emotionalen und körperlichen Heilung. Klang befreit den Geist von Schleiern und löst falsche, scharfe und verletzende Worte auf. Klänge haben eine direkte Wirkung auf Energiebahnen und den feinstofflichen Körper. Sicherlich können Sie sich an einen musikalischen Moment erinnern, der Sie tief berührt, beschwingt oder einfach glücklich gemacht hat. Bei Kindern nutzen wir die beruhigende oder aufheiternde Wirkung des Klanges wie selbstverständlich, wenn wir sie zum Beispiel in den Schlaf singen.

Der innere Klang in der tiefen Verneigung

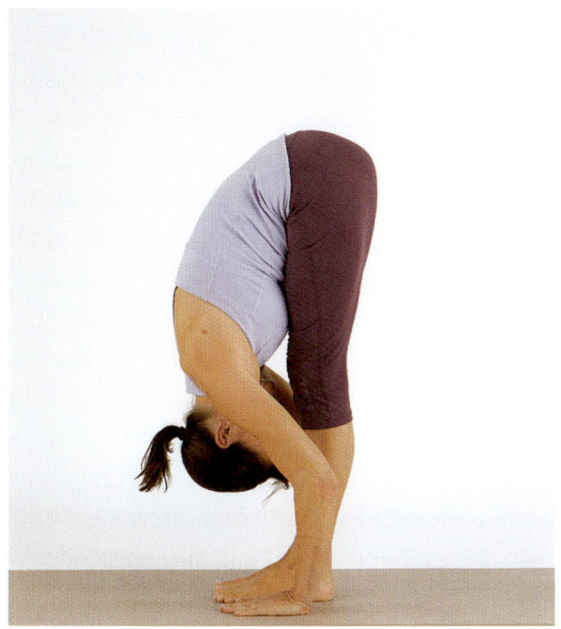

Beginnen Sie im aufrechten Stand. Lauschen Sie in den Raum. Welche Geräusche verwöhnen in diesem Moment Ihre Ohren? Was klingt deutlich, was, wenn Sie tiefer lauschen?

Färben Sie Ihren Atem mit einem flüsternden Ton. Hören Sie nach innen. Wo klingt und schwingt es im Inneren Ihres Körpers? Mit der folgenden Einatmung heben Sie beide Arme in weitem Bogen seitwärts an. Führen Sie beide Hände über dem Kopf zusammen in die Gebetshaltung.

Ausatmend, tönen Sie OM, beugen Ellbogen und Knie und neigen sich mit langem Rücken aus den Hüftgelenken nach vorn. Am Ende des Klanges liegen die Hände neben den Füßen am Boden.

Rollen Sie sich einatmend in den aufrechten Stand auf. Lassen Sie die Arme wieder seitlich aufsteigen, die Hände verschmelzen in der Gebetshaltung. Wieder verneigen Sie sich tönend. Wiederholen Sie insgesamt fünfmal. Spüren Sie der Freiheit und Weite in Kehle und Ohren nach.

Die Geste der Leere – Shunya-Mudra

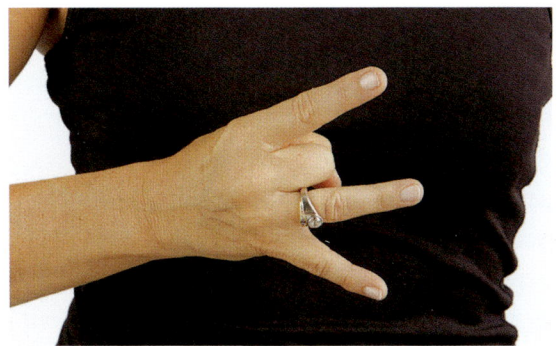

Der Mittelfinger, der längste Finger der Hand, verkörpert das Element Äther. Shunya steht für Himmel, Null, Unendlichkeit und das Höchste. Beugen Sie den Mittelfinger nach innen, und legen Sie die Fingerspitze an den Daumenballen. Legen Sie den Daumen über den Mittelfinger, und drücken Sie diesen sanft nach unten.

Bilden Sie die Mudra, und lauschen Sie dabei Ihrer Lieblingsmusik. Lassen Sie sich vom Klang durchströmen. Verbinden Sie sich mit Güte und der Vollkommenheit des Moments, des Universums.

Eine regelmäßige Praxis dieser Mudra kann die Kommunikation positiv beeinflussen und soll Glückshormone freisetzen. Die

Shunya-Mudra soll Ohrenschmerzen und Halsschmerzen lindern, Hörstörungen ausgleichen und die Stimme stärken.

Das Mantra OM

Nach hinduistischem Verständnis ist OM der transzendente Urklang, aus dem das Universum entstanden ist. OM ist alles: die ganze Welt, das Universum, Klang, Form und Gegenwart des Absoluten. Zahlreiche philosophische Texte unterschiedlicher Traditionen und spiritueller Strömungen befassen sich mit der heiligen Silbe. Sie wird mit dem christlichen Amen gleichgesetzt. OM besteht aus vier Teilen und wird als einzigartiges, erhabenes und umfassendes Schriftzeichen zusammengeführt, das nur diesen Laut zum Ausdruck bringt. OM wird aus A-U-M zusammengesetzt. A steht für Beginn, Aufbruch, Wachheit; es ist der erste Buchstabe des Sanskrit-Alphabets. Es wird hinten im Rachen gebildet. U steht für Umbruch, Wandel, Auf-dem-Weg-Sein und Traum. Es schwingt mittig und wird im Rachen gebildet. M schließlich wird mit den Lippen als Verschlusslaut gebildet. Es steht für Rückkehr, Einkehr und Zur-Ruhe-Kommen sowie für Zerstörung und Tiefschlaf. Der Punkt am oberen Ende symbolisiert das »Vierte«: die unhörbare Dimension. Es ist weit entfernt vom ständigen Wandel zwischen Neuanfang und Ende, von äußerem oder innerem Wissen. Es ist die Erfahrung der göttlichen Ruhe, die Essenz des Selbst, Frieden und Glückseligkeit. OM steht für die vier Füße des Bewusstseins – äußere Welt, innere Welt, Loslösung von beiden und die Einheit – Brahman. Gemeinsam tönend, erfahren wir die ursprüngliche Schwingung, verbinden uns mit der tiefen Sehnsucht jedes Menschen, Wachsein, Traum und Tiefschlaf als Illusion und nicht enden wollenden Kreislauf zu erkennen, und die Verbundenheit zum göttlichen Funken, das Selbstleuchtende, in jedem zu erfahren.

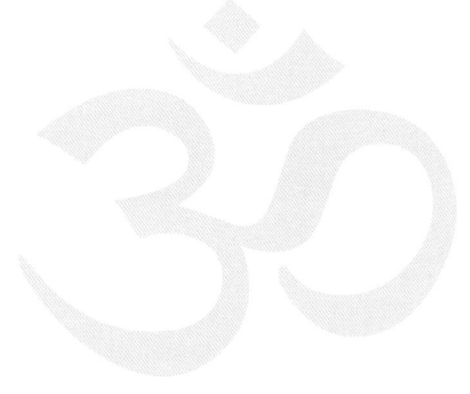

Die Nase reinigen

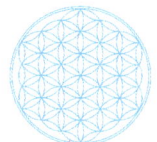 Wir erkennen Menschen am Geruch, nehmen in einer Gemeinschaft »dicke Luft« wahr und können manche Menschen nicht riechen. In Urzeiten war die feine Nase überlebenswichtig, um verdorbene Nahrung von genießbarer zu unterscheiden. Heute wird die Fähigkeit, Gutes zu erriechen, immer schwieriger, weil Kosmetik- und Werbeindustrie Gerüche als Geschäftsfeld erkannt haben und unsere Nasen mit künstlichen Geruchssubstanzen überfordern.

Der Geruchssinn ist über den Geruchsnerv direkt mit dem limbischen System, dem Zentrum für Gefühle, im Gehirn verbunden. Kein anderer Sinn ist so direkt mit Emotionen verbunden. Gerüche können auch nach vielen Jahren wieder Erinnerungen und Gefühle hervorrufen. Die Nase zu reinigen wirkt daher auch klärend auf die Emotionen.

Gerüche können krank machen, weil die Leber Gerüche entgiften muss und die Galle auch auf fettige Gerüche reagiert. Die Anregung des Verdauungsfeuers (Agni) durch Drehungen und Atemübungen unterstützt Galle und Leber bei ihren Aufgaben.

Die Nase zeigt deutlich, wenn Geist und Seele überfordert sind. Schnupfen und Schleim irritieren das Wahrnehmungsorgan. Wir sollten hinterfragen, warum wir etwas nicht riechen wollen oder können. Und wir sollten Ängste und Verletzungen der Seele klären, um auch körperliche Symptome zu lösen.

Zwei der drei wichtigsten Energiekanäle des Körpers verlaufen durch die Nasenflügel. Der eine verläuft links und ist der weiblichen, kühlenden Mondqualität zugeordnet. Der andere verläuft parallel dazu rechts und wird mit der sonnigen, wärmenden, männlichen Qualität assoziiert. Die Wechselatmung reinigt die Energiekanäle und harmonisiert die gegensätzlichen Qualitäten, um sie zur richtigen Zeit mit der passenden Intensität leben zu können. Wechselatmung hilft, zur inneren Ruhe und Kraft zu finden, und fördert die Konzentrationsfähigkeit. Emotionale Ungleichgewichte werden umgewandelt in ein ruhiges Gefühl der Stärke und Kraft.

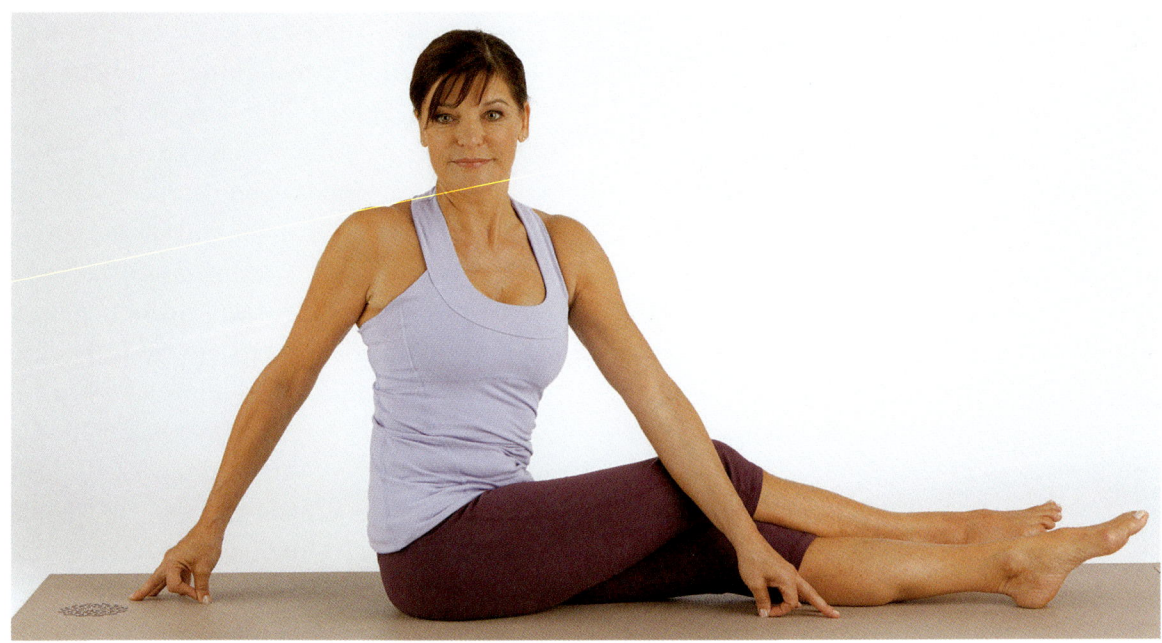

Die sitzende Drehung

Nehmen Sie in einen aufrechten Sitz ein, kreuzen Sie das rechte gestreckte Bein über das linke. Beide Knie liegen senkrecht übereinander, die Füße sind geöffnet. Richten Sie das Becken auf, bis Sie beide Sitzbeinknochen deutlich auf der Matte spüren und die Wirbelsäule sich in der Wellenform aufrichtet. Nehmen Sie Weite zwischen Schambein und Bauchnabel wahr. Ausatmend, beginnen Sie vom unteren Rücken her, sich nach rechts zu drehen. Breiten Sie beide Schultern horizontal aus. Schieben Sie die Kopfkrone himmelwärts. Fühlen Sie die Drehung in Bauchraum und Taille. Atmen Sie natürlich ein, und beginnen Sie mit Kapalabhati für dreißig bis fünfzig Atemzyklen. Ganz sanft können Sie dabei die Drehung des Körpers nach rechts vertiefen. Beenden Sie ausatmend.

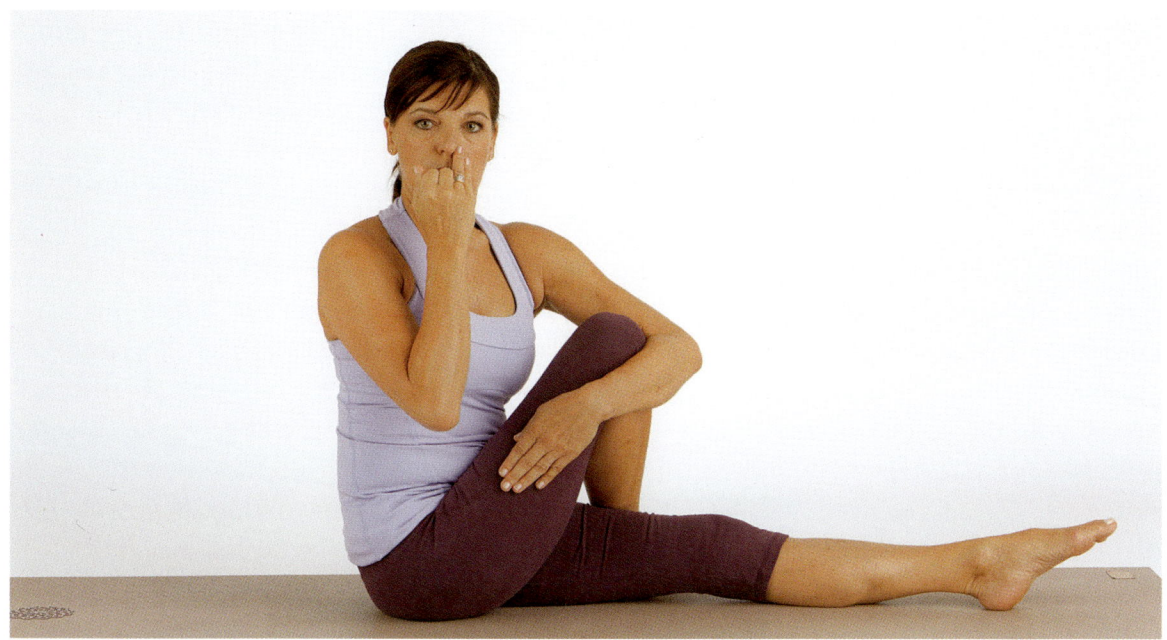

Die Wechselatmung –
Nadi Shodhana

Einatmend, stellen Sie den rechten Fuß außen am linken Oberschenkel mit der gesamten Fußsohle auf. Legen Sie den linken Arm um das rechte Bein, und ziehen Sie es dicht zum Oberkörper heran. Bilden Sie die Vishnu-Mudra und schließen Sie mit dem Daumen den rechten Nasenflügel und atmen links ein; dann pausieren Sie. Schließen Sie nun mit dem Ringfinger den linken Nasenflügel und atmen rechts aus. Fahren Sie mit der Wechselatmung fort. Atmen Sie abschließend durch den linken Nasenflügel aus, um ganz ausgeglichen zu sein. Wiederholen Sie die Drehung nach links mit Kapalabhati. Intensivieren Sie die Drehung, und gehen Sie zu Nadi Sodhana über.

Der Blick zur Nase –
Nasagra Dristi

Aufmerksamkeit ist etwas sehr Wertvolles. Die sichtbare Welt kann den Geist lähmen, die Energie nach außen zerstreuen und überstimulieren. Die Kunst, sich zu zentrieren und zu fokussieren, können wir erlernen und vertiefen. Auf diese Weise lassen wir uns von äußeren Dingen nicht mehr so schnell einfangen. Kommen Sie in einen aufrechten und entspannten Sitz. Bündeln Sie den Blick auf die Spitze der Nase. Lassen Sie die Augen auf diesem einen Punkt ruhen, und fordern und fördern Sie Ihre Fähigkeit zur Konzentration.

Das innere Feuer anregen

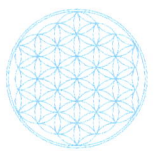 Unser Leben ist von Rhythmus bestimmt. Regelmäßige Wiederkehr, geordnete Zyklen bestimmen den Biorhythmus. Tag und Nacht, die Zyklen des Mondes oder die Jahreszeiten wirken auf den Menschen insgesamt. Die meisten Körperfunktionen des Menschen schwingen in einem Vierundzwanzig-Stunden-Rhythmus. Vegetative, emotionale und psychische Dysbalancen verändern diese natürliche Gliederung von Abläufen. Blutdruck, Atem, Herzfrequenz, Schlafrhythmus, rhythmische Wellenbewegung des Darms und Gehirnrhythmus sind einige Rhythmen, die unsere Gesundheit und unser Wohlbefinden bestimmen. Bauchraum und Geist stehen in einer regen Wechselbeziehung.

Sie kennen wahrscheinlich Ihre Muster, zum Beispiel in turbulenten Zeiten eher mit Appetitlosigkeit oder Heißhunger zu reagieren. Unruhe im mentalen Raum spiegelt sich in Rhythmusstörungen in der Körpermitte wider. Eindrücke und Gelerntes müssen nicht nur im Geist sortiert, sondern auch in der Magengegend verarbeitet werden. Eine gesunde Verdauung zeigt sich im Rhythmus von Aufnehmen, Festhalten, Bearbeiten und Loslassen. Auch gesunde Nahrung kann nur sinnvoll genutzt werden, wenn sie ausreichend lange im Körper verbleibt. Wichtiges muss behalten, Körperfremdes umgewandelt werden. Erst dann kann Ballast in Form von eigenen abgebauten Zellen und unbrauchbaren Resten der Nahrung losgelassen werden. Jede Veränderung des rhythmischen Ablaufs macht über einen längeren Zeitraum krank: schlechtes Aufnehmen, zu langes Behalten, unvollständiges Assimilieren oder zu schnelles Loslassen.

Dieser Rhythmus lässt sich auch auf geistige Nahrung übertragen. Aufnehmen, Verarbeiten und Loslassen von Wissen, Eindrücken, Gefühlen und jeder geistigen Nahrung sind entscheidend für Gesundheit, Wohlbefinden und Ausgeglichenheit. Agni, das Verdauungsfeuer, braucht genau diese Intensität: ein anpassungsfähiges Lodern und Flackern, das Überflüssiges verbrennt, ohne zu zerstören. Eine innere Wärme, in der Nährendes so verwandelt wird, dass es auf allen Ebenen unterstützt. Sie können dieses Feuer aktiv gestalten und sich dieser Kraft bewusst sein.

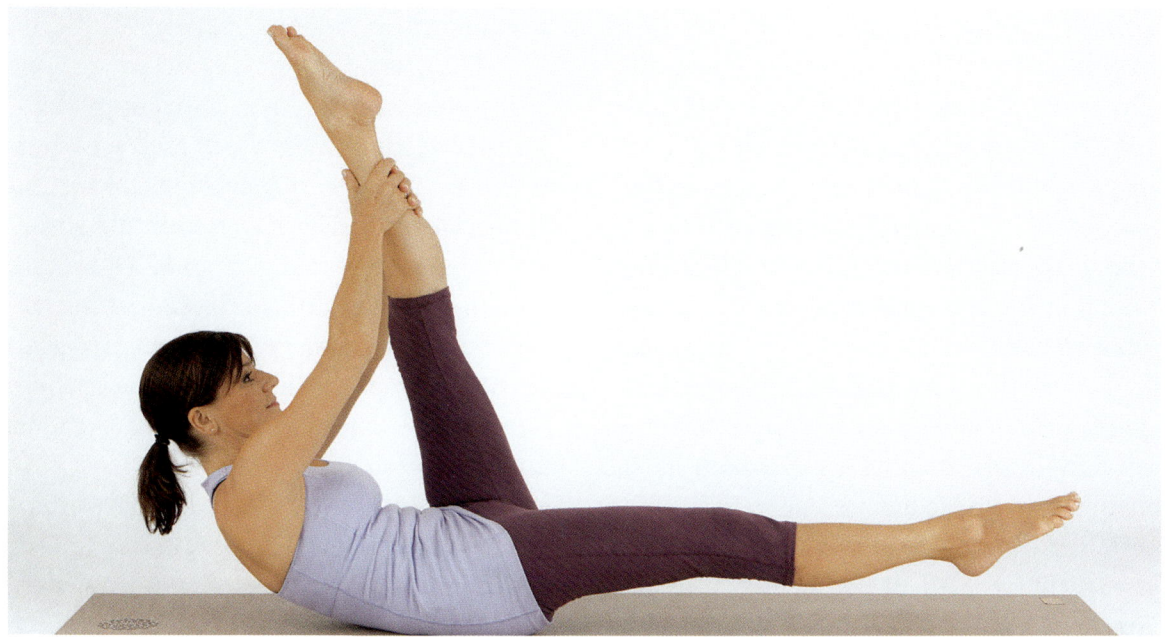

Die kraftvolle Schere

Beginnen Sie in Rückenlage, beide Beine sind zum Körper herangezogen. Umarmen Sie Ihre Beine. Nehmen Sie wahr, wie die Mitte Ihres Körpers sich einrollt. Ihre Körpermitte, der Kraftraum der Verdauung, gleitet passiv nach innen. Verlängern Sie mehr und mehr die Ausatmung und dadurch das sanfte Zentrieren der Mitte.

Mit der folgenden Ausatmung rollen Sie Kopf und Schulter auf, umfassen den rechten Oberschenkel oder die Wade mit beiden Hände und strecken das linke Bein schwebend über der Matte aus und das rechte senkrecht nach oben. Es geht darum, eine Position zum Festhalten der Beine zu finden, bei der die Schultern gelöst sind. Das Schlüsselelement dieser Haltung ist hier die Aktivität im Körperzentrum und weniger die Dehnung der Beine. Verweilen Sie für drei Atemzüge, und vertrauen Sie der Kraft Ihrer Körpermitte. Ihre Bauchdecke ist kraftvoll nach innen gezogen. Beide Schultern sind entspannt, weit von den Ohren entfernt, und der Nacken ist lang. Ihr Blick ist über den Bauch hinweg zum ausgestreckten linken Bein gerichtet.

Strecken Sie Ihre Beine bis über die Fußspitzen hinaus. Während Ihre Kraft nach innen gezogen ist, weiten sich die Beine, die Sie fortschreiten lassen in der Leichtigkeit der Luft, in den Himmel hinein. Gleiten Sie zurück in die Rückenlage, und falten Sie sich wie ein schützendes Päckchen zusammen.

Wiederholen Sie das Bündeln der Kraft in der Mitte mit nach oben gestrecktem linkem Bein. Wieder zurück in die Rückenlage, spüren Sie nach. Lassen Sie die verarbeitende Kraft des Bauches deutlich schwingen.

Rollen Sie noch einmal ausatmend den Oberkörper vom Kopf her auf, und strecken Sie die Beine in der Dehnung. Beginnen Sie in der Haltung mit Kapalabhati für zehn Zyklen. Schultern, Gesicht und Augen bleiben entspannt. Dehnen Sie während der pulsierenden Atmung das rechte Bein in Richtung Kopf und das linke Bein schwebend zum unteren Mattenrand.

Bleiben Sie bei Kapalabhati, und wechseln Sie die Beine. Verbleiben Sie zehn Atemzüge mit dem linken Bein in der Dehnung nach oben. Wechseln Sie dann noch zweimal. Dabei können Wärme und Hitze entstehen, was erwünscht ist. Bleiben Sie in Ihrem Rhythmus in der Haltung und beim Wechseln der Beine. Wiederholen Sie mehrfach, solange Sie in der Haltung Spannung, aber auch Wohlgefühl erleben.

Abschließend legen Sie sich in eine entspannte Rückenlage und lassen los. Spüren Sie dem Loslassen nach. Erinnern Sie sich an einen kraftvollen Moment, vielleicht eine bewusste Umarmung. Tauchen Sie in den Moment ein. Wie könnten Sie den Moment annehmen, auskosten, vertiefen?

Denken Sie an etwas, was Sie täglich aufnehmen: Informationen, Begegnungen, Gefühle. Mit welcher Absicht wollen Sie aufnehmen, verinnerlichen und aussortieren? Was brauchen Sie wirklich in welcher Intensität? Denken Sie an etwas, was Sie wirklich loslassen wollen. Beobachten Sie Ihren Atem dabei. Er fließt im gleichmäßigen Rhythmus in die Fülle und Leere.

Die Kraftquelle

Begeben Sie sich in einen aufrechten Meditationssitz. Richten Sie die vordere und hintere Seite Ihres Oberkörpers gleich lang aus. Tasten Sie mit den Fingerspitzen die vorderen unteren Rippenbögen sanft ab, und legen Sie beide Hände flach auf Ihr Sonnengeflecht unterhalb der vorderen unteren Rippenbögen und oberhalb des Bauchnabels. Nehmen Sie den gleichmäßigen Rhythmus Ihres Atems wahr.

Visualisieren Sie Ihre innere Sonne. Verbinden Sie sich mit der Wärme und Ihrer Kraftquelle in diesem sensiblen Raum Ihres Körpers. Die Energie Ihres Solarplexus ist durch den Körper bis zur Rückseite erlebbar.

Lassen Sie sich von dieser Kraft durchströmen, und formulieren Sie: »Ich bin für mich da.« Sie spüren eine wärmende, heilende Kraft.

Lassen Sie die Hände auf die Beine sinken. Bleiben Sie durchströmt und verbunden mit Ihrer inneren Kraftquelle, und wenden Sie sich der Sonne am Himmel zu. Verweilen Sie, solange es angenehm ist, in dieser Verbindung.

Um die Meditation zu beenden, vertiefen Sie wieder den Atem und öffnen langsam blinzelnd die Augen.

Die Gedanken bündeln

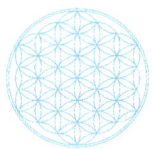 Die direkteste Verbindung zu Geist und Spiritualität ist die Meditation. In den Upanischaden wird die Meditation mit der Technik des Feuermachens verglichen. Zur Zeit dieser Schriften wurde, um Feuer zu machen, ein kleiner Holzstab so lange auf einem anderen Stück Holz gedreht, bis ein Funke entstand, der das Feuer entfachte.

Dabei entspricht das untere Holz dem Körper und das obere einem Meditationsgegenstand, zum Beispiel einem Mantra oder einem Wort. Das ursprüngliche Mantra war das OM, das immer wiederholt wurde. Zunächst laut, dann leise und endlich nur noch als Schwingung im Geist. Aus dem Bild wird deutlich, dass Meditation weniger ein einmaliger Entschluss ist als ein regelmäßiges Üben, vorausgesetzt, dass daraus ein Nichttun, ein Geschehenlassen entsteht. Das Reiben der Hölzer wirkte anfangs sicherlich umständlich und störend. Durch feineres und gleichmäßigeres Reiben der Hölzer kann aber schneller Feuer entstehen. Und auch durch das gleichmäßige und ständige Wiederholen des Mantras wird die Konzentration besser, innere Ruhe und Gelassenheit stellen sich ein. Aus einer inneren Loslösung kann die Erfahrung des Yoga entstehen. Ein transparenter Geist entfacht den Funken der Erfahrung des inneren Lichtes.

Patanjali hat Jahre später die Konzentration vor die Meditation gestellt. Die Konzentration ist der erste Schritt in die Meditation. Die Kunst, den Geist auf einen Punkt zu konzentrieren, ist die Vorbereitung zur Meditation. Dabei kann die Konzentration auf den Atem, einen Körperbereich oder einen Bewegungsablauf erfolgen. Im Alltag springen die Gedanken oft hin und her. Die Fähigkeit, dabeizubleiben, allen Ablenkungsversuchen zu trotzen, den Geist zu bündeln, ist der erste Schritt zur Klarheit.

Wenn wir uns konsequent auf einen Punkt konzentrieren, tritt alles andere in den Hintergrund. Stellen Sie sich ein Kind vor, das vollständig im Spielen aufgeht, oder eine Künstlerin, die mit ihrem Tun eins wird. Beide sind mit Herz und Seele dabei. Sie können dieses Verschmelzen mit einer Aufgabe üben, die Sie lieben und die Sie mit Freude erfüllt. Tauchen Sie immer wieder in eine tiefe Konzentration ein, und lernen Sie, Wichtiges von weniger Wichtigem und Unnötigem zu unterscheiden und sich auf Lösungen zu konzentrieren statt auf Probleme.

Der Schulterstand – Salamba Sarvangasana

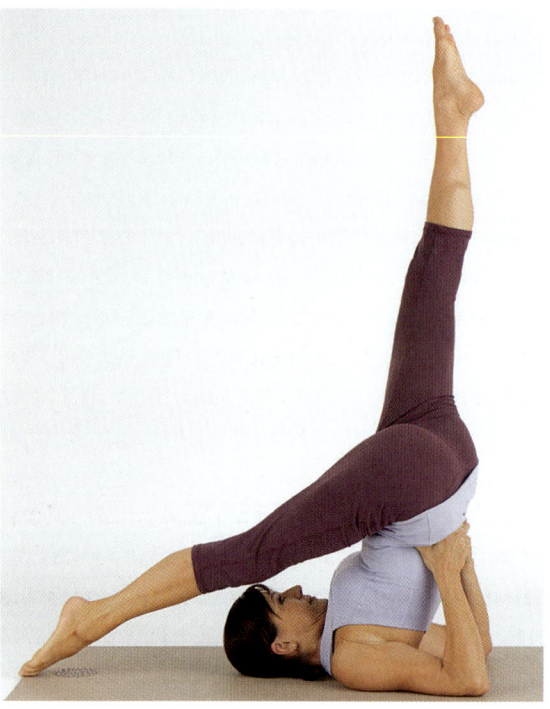

Beginnen Sie in der Rückenlage, beide Beine gebeugt zum Körper herangezogen; die Arme umfassen die Beine. Lassen Sie den Atem gleichmäßig fließen, und lenken Sie Ihre Achtsamkeit auf die Wellen des Atems. Legen Sie beide Arme neben dem Oberkörper ab, und strecken Sie die Beine senkrecht zum Himmel.

Ausatmend, lassen Sie die gestreckten Beine zum Oberkörper sinken, ziehen das Steißbein himmelwärts und rollen aus der Beckenkraft Wirbel für Wirbel nach oben zu den Schulterblättern. Beugen Sie die Ellbogen, und legen Sie die Hände unterstützend an die Beckenrückseite. Der Kopf bleibt konsequent gerade ausgerichtet. Verlagern Sie minimal das Gewicht auf die rechte Schulter, um das linke Schulterblatt zur Wirbelsäule zu ziehen und die Schulter mehr unter den Körper zu legen. Dann eine minimale Gewichtsverlagerung nach links, um das rechte Schulterblatt und die rechte Schulter heranzuziehen. Schmiegen Sie beide Beine wie eine Einheit aneinander, und schieben Sie sie kraftvoll himmelwärts. Ihr Kopf, das Haus des Geistes, liegt schwer auf der vertrauten, ruhigen Erde.

Ausatmend, schieben Sie das linke Bein noch kraftvoller nach oben und senken das gestreckte rechte Bein über den Kopf. Einatmend, führen Sie das rechte Bein wieder neben das linke nach oben.

Wechseln Sie konzentriert die Beine ab. Synchronisieren Sie sehr präzise die Bein- und Atembewegung. Bleiben Sie präsent und präzise in der gleitenden Bewegung.

Der Pflug – Halasana

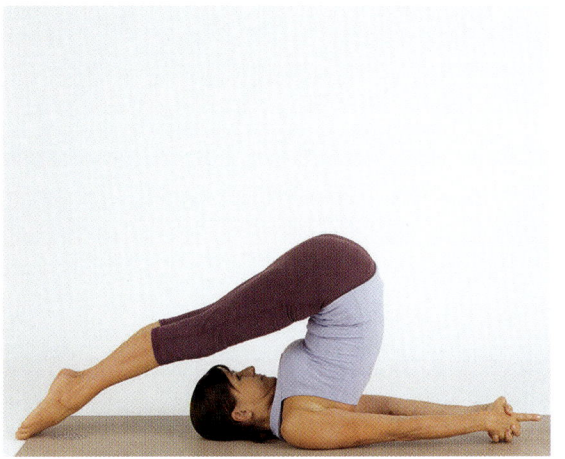

Nach drei bis fünf Wechselbewegungen führen Sie beide Beine gestreckt über den Kopf. Strecken Sie die Unterarme aus, und schließen Sie die Hände: Alle Finger sind verschränkt, die Zeigefinger liegen gestreckt aneinander. Das Becken schiebt sich himmelwärts. Verweilen Sie in der Konzentration auf Ihren Atem.

Die Ohr-Druck-Haltung – Karna-Pidasana

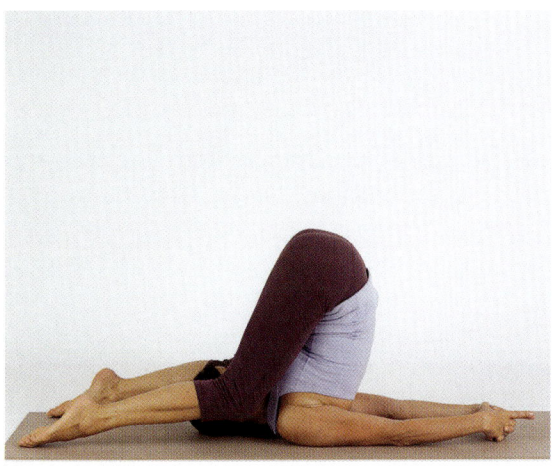

Nach fünf Atemzügen beugen Sie beide Knie neben Ihrem Kopf. Ziehen Sie sich innerlich auf eine Insel zurück. Augen und Ohren sind von äußeren Einflüssen geschützt.

Um die Haltung zu verlassen, strecken Sie zunächst wieder die Beine in den Pflug. Öffnen Sie die Hände, legen Sie behutsam nacheinander die Schultern wieder weiter nach außen. Lassen Sie ausatmend das Brustbein nach innen sinken, und legen Sie den Rücken langsam, Wirbel für Wirbel wieder auf die Matte. Liegt das Becken auf, beugen Sie beide Beine und umarmen wieder die Knie. Stellen Sie beide Füße nacheinander vor dem Becken auf, und lassen Sie die Beine in die Streckung gleiten.

Um das Feld zu bestellen, muss der Pflug die harte Kruste der Erde aufbrechen. Diese hat sich möglicherweise gebildet, um Zartes, Empfindsames in der Tiefe der Erde zu schützen. Mit dem Pflug wird kraftvoll und manches Mal mühevoll die Verhärtung gelöst. So kann aus der Saat neues Leben wachsen, gedeihen und erblühen. Spüren Sie nach, und erforschen Sie geduldig, welches Feld Sie bestellen möchten, welche Veränderung Sie einleiten möchten. Welche Bereiche des eigenen Lebens möchten Sie umpflügen, welche harte Kruste möchten Sie an sich selbst aufbrechen, damit dies oder jenes wieder neu erwachsen oder sich entwickeln und bilden kann?

Der unterstützter Schulterstand

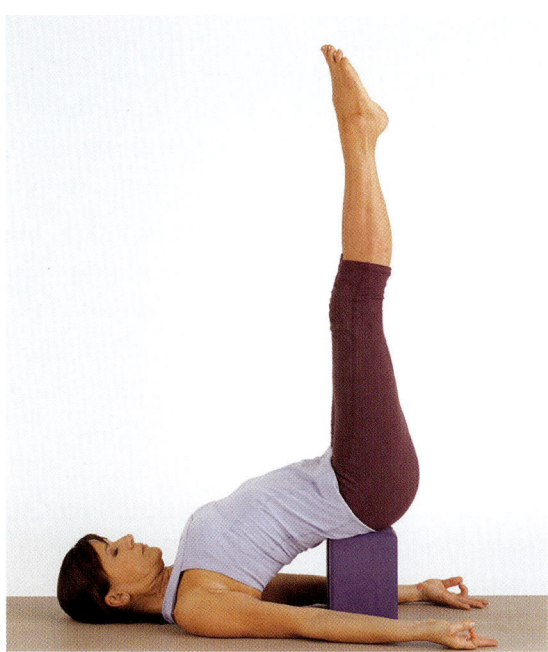

Eine leichtere und entspannte Variante ist der unterstützte Schulterstand. In Rückenlage stehen beide Füße auf der Matte, heben Sie das Becken an und legen einen oder zwei Yoga-Blöcke oder ein stabiles Kissen unter das Becken. Geben Sie das gesamte Gewicht

des Beckens an die Blöcke ab. Führen Sie beide Beine nacheinander gebeugt über das Becken, und strecken Sie die Beine geschlossen himmelwärts aus. Verweilen Sie lange und gelöst in dieser Haltung.

Um die Haltung zu verlassen, stellen Sie beide Füße vor dem Becken auf, heben das Becken an, legen die Blöcke zur Seite und rollen dann sehr langsam Wirbel für Wirbel zurück auf die Matte.

Das Siegel im Stirnraum

Im vorderen Stirnraum fließen die Alltagsgedanken. Um dieses »Geplapper« zu zähmen, bündeln Sie Ihre Konzentration auf den Mittelpunkt Ihrer Stirn. Bleiben Sie mit Ihrer Achtsamkeit auf einem etwa münzgroßen Punkt mittig zwischen den Augenbrauen und auf der Stirn. Lassen Sie jeden Gedanken, der auftaucht, vorbeiziehen. Finden Sie Stille inmitten des Chaos, und werden Sie ruhiger, getragen von Atem und Konzentration. Im Energiezentrum des Stirnraums sind Intuition und innere Weisheit zu finden.

Den Geist klären

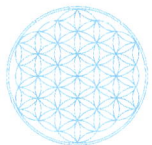

Das Energieverständnis des Yoga schenkt die Einsicht, dass der Körper mehr ist als Knochen und Muskeln, die koordiniert werden müssen, und Organe, die funktionieren. Der Körper ist das Geschenk des Lebens, mit dem wir alle Erfahrungen machen können. Er ist der Ort für alle Beziehungen des Lebens, die wir annehmen, um gemeinsam zu wachsen und glücklich zu werden. Yoga-Übungen haben respektvolle Zuneigung, Ehrlichkeit, Gewaltlosigkeit, Vertrauen und Nachsicht zum Inhalt. Sie fordern uns heraus, zu experimentieren und uns von bloßer Effektivität und Produktivität zu lösen. In jeder achtsamen Haltung können Sie mehr und mehr Stabilität und Leichtigkeit und ein Gefühl von natürlicher Ausrichtung, von schwingender Energie erfahren. Yoga-Haltungen, Atemübungen und Meditation führen nach innen und sollen das Verhalten nach außen harmonisieren.

Der Körper des Menschen ist abhängig von liebevoller Zuwendung und Streicheleinheiten. Bei Frühgeborenen wurde nachgewiesen, dass sie, wenn sie berührt und gestreichelt werden, schneller zunehmen, weniger krank sind und früher den Brutkasten verlassen können. Streicheln Menschen Haustiere oder sogar Stofftiere, senkt sich nachweisbar der Blutdruck. Ständige Schreckensnachrichten, Gedanken voller Kummer und Sorgen, Abneigung und Verurteilung hingegen machen das Herz und den Körper hart. Der Körper speichert jede Erfahrung, und die Reaktionen auf verletzende Gefühle und negative Gedanken summieren sich. Gerade bei Kummer und Sorgen drehen sich alle Gedanken um dieses Thema im Kreis, das Herz verschließt sich, der Körper zieht sich zusammen. Meist verstärkt sich darüber der Schmerz, und die Gedanken werden immer auswegloser.

Wenn wir unseren Geist entgiften wollen, müssen Kummer und dunkle Gedanken verwandelt werden. Dabei geht es darum, sich für andere Menschen zu öffnen, fremde Sichtweisen wahrzunehmen und an die lichtvolle Kraft zu glauben, die in jedem Menschen schwingt, klärt und heilt. Es ist leicht, nett zu sein und zu lächeln, wenn wir angelächelt werden. Aber gerade die Menschen, die uns bewusst oder unbewusst reizen, verletzen und ignorieren, brauchen ein Lächeln und heilende Gedanken. Gleichzeitig reinigen und heilen Sie sich selbst, wenn Sie negative Gedanken klären und durch heilende, wohlwollende und friedvolle Gedanken ersetzen.

Der weite Winkel – Upavistha Konasana

Beginnen Sie im aufrechten Sitz mit weit geöffneten Beinen. Sie können sich auf ein festes Kissen setzen, um das Aufrichten zu erleichtern. Setzen Sie sich auf den höchsten Punkt Ihrer Sitzbeinknochen. Das Kreuzbein steht senkrecht, zwischen Schambein und Bauchnabel halten Sie Raum. Drehen Sie beide Beine aus den Hüftgelenken nach außen. Die Knie weisen nach oben, die Füße ziehen Sie zu den Schienbeinen. Schieben Sie die Fersen weit nach rechts und links. Schieben Sie nun die Krone des Kopfes himmelwärts, um die Wirbelsäule in ihrer Wellenform zu verlängern.

Lassen Sie den Atem gleichmäßig fließen, und färben Sie den Atem mit einem Reibelaut. Lassen Sie jeden Gedanken vorbeiziehen, und lauschen Sie dem gleichmäßigen Klang des Atems. Einatmend heben Sie den rechten Arm in großem Bogen seitwärts an. Ausatmend, verankern Sie die linke Beckenseite stabil auf der Matte und neigen sich zur rechten Seite. Der rechte Ellbogen beugt sich in Richtung Boden. Beide Schultern bleiben weit entfernt von den Ohren.

Einatmend, richten Sie den Oberkörper wieder auf. Senken Sie den rechten Arm, und heben Sie gleichzeitig den linken Arm seitwärts an. Ausatmend, halten Sie die rechte Beckenseite stabil auf der Matte und neigen sich in großem Bogen nach links. Wiederholen Sie abwechselnd drei- bis fünfmal zu jeder Seite. Verweilen Sie dann in der großen Seitneige nach rechts. Senden Sie den Blick unter dem linken Arm hindurch nach oben. Beide Beckenseiten ruhen mit dem gleichen Gewicht auf der Matte. Verlängern Sie die Ausatmung, bis sie doppelt so lang ist wie die Einatmung. Der tönende Atem schwingt gleichmäßig und ruhig.

Diese offene Körperhaltung symbolisiert Ihre Offenheit dafür, die Gedanken zu klären. Das Seitneigen zeigt Flexibilität und die Bereitschaft zu einer neuen Sichtweise.

Verweilen Sie drei bis fünf Atemzüge lang. Richten Sie sich dann auf, und wiederholen Sie die Seitneigung zur linken Seite.

Richten Sie sich wieder auf, legen Sie beide Hände vor dem Herzen in die Gebetshaltung. Einatmend, führen Sie die Mudra vor Ihre Stirn und beugen beide Zeigefinger nach innen. Verweilen Sie einige Atemzüge in der Geste des Vertrauens und der Hingabe.

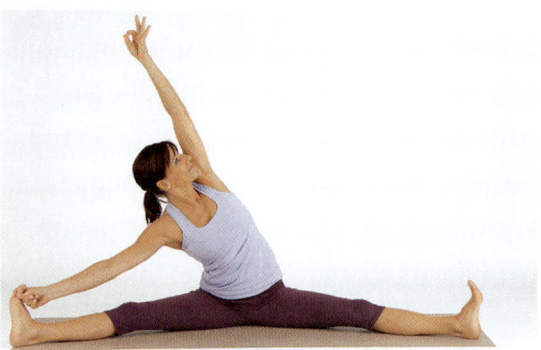

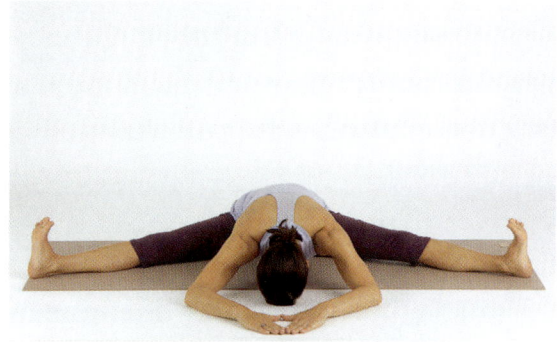

Ausatmend, neigen Sie sich mit langem Rücken aus den Hüftgelenken nach vorn. Sie können sich auf den Händen oder Unterarmen abstützen oder ein Kissen unter den Oberkörper legen. Verneigen Sie sich voller Hingabe. Befreien Sie sich von allen Spannungen in Ihrem Körper. Lassen Sie sich durch die Schwerkraft sinken, und gliedern Sie sich in das Große und Ganze ein. Vertrauen Sie darauf, dass Yoga schon viele Menschen dabei unterstützt hat, ihre Gedanken zu klären.

Mudra der Hingabe

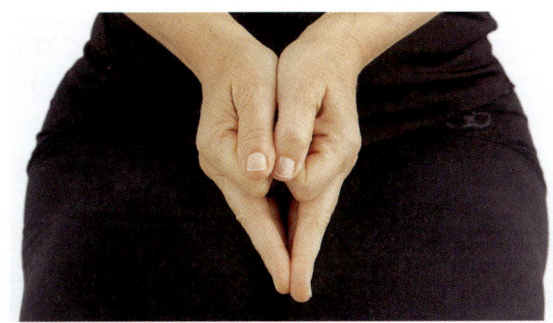

Legen Sie alle Finger und die Handinnenflächen aneinander, beugen Sie die Zeigefinger nach innen. Der Zeigefinger steht für das persönliche Bewusstsein, das Ego. Diesen Finger nach innen zu beugen symbolisiert, sich selbst zurücknehmen zu können, und das Vertrauen auf eine höhere Instanz, die wirkt und uns trägt. Gerade in Krisensituationen können wir wachsen und zu neuen Erkenntnissen gelangen. In dieser Zeit ist es hilfreich zu vertrauen, dass die Wellen des Lebens uns wieder nach oben tragen und die jetzige Erfahrung für uns eine Bereicherung sein wird.

Meditation – sich selbst beobachten

Den Geist zu klären bedeutet, eigenen Verhaltensweisen auf die Spur zu kommen. Wie reagieren Sie auf Stress oder Disharmonien? Der erste Schritt ist, sich selbst zu beobachten, um zu erkennen, welches Muster ich lebe, wenn ich auf Herausforderungen treffe. Laufe ich weg? Oder flüchte ich in einen Rücken- oder Kopfschmerz? Werde ich müde, träge, oder verfalle ich in Aktivismus? Welche andere Ablenkung schiebe ich vor? In der stillen Beobachtung können Sie sich mit ganzer Aufmerksamkeit sich selbst zuwenden. Mit jedem Atemzug können Sie sich reinigen, nähren, entspannen. Im aufrechten Sitz liegen Ihre Hände entspannt auf den Oberschenkeln, die Schultern ruhen breit auf dem Brustkorb. Lenken Sie Ihren Atem in einen Bereich des Körpers, zum Beispiel in Ihre rechte Schulter oder die Fingerspitzen. Lassen Sie Ihren Atem dort schwingen. Weiten Sie den Atem, um innerlich Raum zu schaffen.

Dehnt sich der Atem hier ungehindert aus? Tauchen Gefühle auf? Beobachten Sie alles, was auftaucht, in der Haltung des wertfreien Beobachtens, und lassen Sie es dann weiterziehen. Verweilen Sie einige Atemzüge bei diesem Körperraum, und wechseln Sie dann zu einem anderen Körperbereich. Alles, was nach oben schwingt, lassen Sie abfließen. Lassen Sie den Atem in den Körperräumen frei nachhallen. Verweilen Sie in einer wertschätzenden inneren Haltung zu sich selbst auch dann, wenn Sie den Atem wieder vertiefen und die Meditation beenden.

Die Gedanken aufhellen

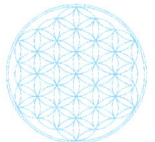 Bei Babys ist der Geist noch ruhig und friedvoll. Ein schlafendes Baby strahlt Frieden und Glück aus. Und wenn es wach ist, wird es von den Erwachsenen angelächelt und lächelt bald zurück. Der Geist reagiert auf das, was ihn umgibt. Ein Lächeln und zarte Worte verändern die Sicht auf die Welt.

Dann macht das Baby seine Erfahrungen und erlebt Zuneigung und Abneigung, erfährt Unterschiede. Das Denken wird polarisiert, weil wir lernen, was sein soll, was gut und was falsch ist. Wir können uns auflehnen oder anpassen. Der bewertende Geist verändert den stillen Geist. Wir können uns dem Strom der Wellen hingeben und uns dann von dunklen Gedanken, Kritik und Enttäuschungen leiten lassen. Damit werden wir immer abhängiger von äußerlichen Freuden, von Lob und Bestätigung, vielleicht auch von Kompensation durch käufliche Dinge oder übermäßiges Essen.

Yoga schenkt uns eine neue Wertschätzung unserer Person. Wenn in jedem Menschen das Göttliche schwingt, wenn jeder Mensch einzigartig ist, dann können wir mit Hilfe des Yoga unser Potenzial schätzen und leben lernen.

Werden Sie zur Heldin und zum Helden, und verabschieden Sie sich von Ängsten und Unsicherheiten. Lösen Sie sich von der Auffassung, dass Sie mittelmäßig oder unzureichend seien. In Ihnen schwingt eine Stärke, die es Ihnen möglich macht, sich auf diese Kräfte zu besinnen und dieses Vermögen für sich und andere bewusst in Szene zu setzen. Darin liegt die Möglichkeit einer großen Reinigung und Befreiung. Werden Sie sich bewusst, was Ihre Stärken und Vorlieben sind, was andere vielleicht schon lange an Ihnen schätzen. Dann geben Sie alles, schöpfen aus dem Vollen und nehmen Ihre wahre Natur an.

Neben dem Annehmen des eigenen Potenzials schenkt Yoga uns noch einen anderen Halt: das Vertrauen auf eine Schwingung, eine Macht, etwas Göttliches, das über uns wacht. Das bedeutet auch, anzunehmen, dass wir nicht perfekt sind. Vertrauen zu haben, dass sich Dinge klären, die nicht in unserer Macht stehen. Einmal fünfe gerade sein zu lassen und sich selbst zu vergeben, wenn wir den Erwartungen nicht genügt haben. Kultivieren Sie einen Geist, der das Göttliche in jedem Menschen zulässt und anerkennt, auch in Ihnen selbst, und der auf das Gemeinsame vertraut. Freuen Sie sich darauf, Ihrer Persönlichkeit Ausdruck zu verleihen und dabei die Sichtweisen anderer zu schätzen, zu respektieren und niemanden zu verletzen.

Der tanzende Held –
Natya Virabhadrasana

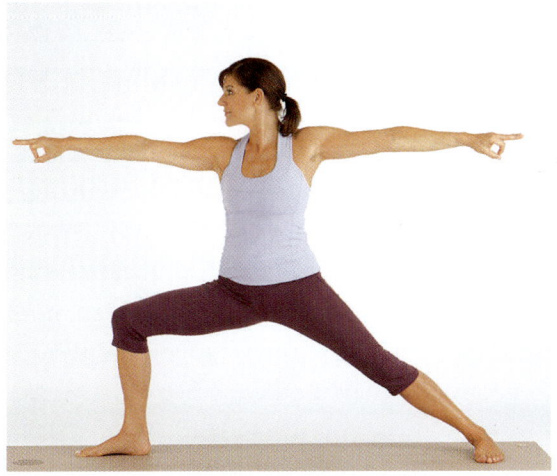

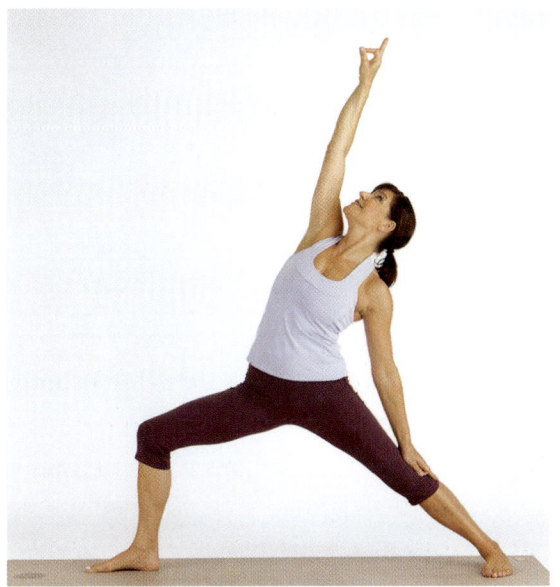

Beginnen Sie im aufrechten Stand, beide Beine in einer weiten Grätsche. Drehen Sie das rechte Bein aus dem Hüftgelenk aus, die Fußspitzen und die Kniescheibe zeigen zum kurzen Mattenrand. Drehen Sie das hintere, linke Bein aus dem Hüftgelenk sanft nach innen, die Ferse gleitet etwas zum hinteren Mattenrand. Heben Sie bei beiden Füßen sanft den inneren Fußrand, während Sie die Außenkanten der Füße und die Großzehenballen kraftvoll erden. Richten Sie das Becken unter dem Herzen auf. Die Sitzbeinknochen stehen wie Füße unter dem Becken. Schieben Sie die Krone des Kopfes himmelwärts, um Ihre innere Achse anmutig aufzurichten.

Ausatmend, beugen Sie kraftvoll das rechte Knie und öffnen beide Arme aus der Herzenskraft zur Seite. Lenken Sie die Bauchdecke breit nach innen, um Ihre innere Stärke zu spüren, und wenden Sie den Blick über den rechten Arm hinweg zu Ihren Träumen und Zielen als Held oder Heldin.

Einatmend, konzentrieren Sie sich auf den kraftvollen Halt in beiden Beinen und behalten die Ausrichtung. Sie heben den rechten Arm und neigen sich sanft zurück, bis der linke Arm das linke Bein berührt.

Ausatmend den Oberkörper wieder senkrecht, die Arme waagerecht ausrichten und für einen Atemzug verweilen. Lassen Sie sich von dem Gedanken erfüllen, das Licht des Herzens über die Arme nach außen strahlen zu lassen. Sie können umarmen, streicheln und eine Hand reichen, um die Schwingungen des Herzens zu leben.

Einatmend, neigen Sie sich wieder zur Seite, bis der rechte Arm himmelwärts zeigt. Spüren Sie die Beweglichkeit und Durchlässigkeit des Herzens.

Tanzen Sie aus der Schwingung Ihres Herzens mehrfach hin und her.

Ihre Beine und das Becken bieten ein stabiles Fundament, Ihre innere Stärke. Darauf aufbauend, können Sie Ihre Herzensqualitäten Mitgefühl, Freude und Liebe großzügig verschenken.

Mudra der Kraft

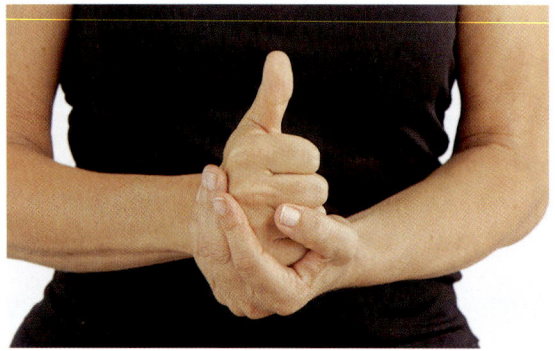

Legen Sie die rechte lockere Faust in die linke Handinnenfläche, die als Schale geformt ist, und strecken Sie den Daumen nach oben. Im Sanskrit heißt diese Mudra »Shivalinga«. Shiva steht für Zerstörung und Neuanfang. Manches Mal müssen wir uns von Vertrautem lösen, um unsere Stärken zu erkennen und zu leben. Linga heißt »strahlen«, »leuchten« und symbolisiert die Erfahrung des Göttlichen als Licht. Es steht für die beiden Aufgaben des Menschen, zum höchsten Licht zu streben, aber auch zum Instrument zu werden, das göttliches Licht ausstrahlt. Das Linga wird oft als Säule dargestellt, die eine göttliche, schöpferische Kraft symbolisieren soll.

Diese Mudra beseitigt Mutlosigkeit, Erschöpfung und Unzufriedenheit und soll bei Einsamkeit und Kältegefühl helfen. Verbinden Sie dieses Fingerkraftwerk mit dem Vorsatz, sich von Unzufriedenheit zu lösen und Spannung abzuleiten, vor allem wenn Sie sich nach längeren Spannungsphasen ausgelaugt fühlen.

Meditation – das Licht des Herzens im Geist fühlen

Räkeln und dehnen Sie sich zunächst im Stehen. Schütteln Sie sich, um alles Dunkle loszulassen. Tönen oder stöhnen Sie hörbar. Lassen Sie alles gehen, was Sie gerade in Gedanken bindet. Nutzen Sie die Kraft der Erde, treten Sie bewusst auf, stampfen Sie mit den Füßen kraftvoll auf die Erde.

Lassen Sie die Bewegung ausklingen, und verweilen Sie eine Zeit im stillen Stand.

Begeben Sie sich in Ihren Meditationssitz. Lassen Sie sich von den Schwingungen Ihres Atems in Ihren Herzensraum führen. Wenn Gedanken auftauchen, setzen Sie sie auf eine weiße Wolke, und lassen Sie sie ziehen. Nehmen Sie sich Zeit, bei sich zu sein. Nehmen Sie die Berührungen des Atems im Raum des Herzens wahr, und spüren Sie, wie das Herz für Sie schlägt. Verbinden Sie sich mit dem Licht, das in Ihrem Herzen schwingt – mit dem Licht, das Ihr Sein ausmacht.

Lassen Sie das Licht größer und größer werden. Geben Sie Ihrem physischen Körper Zeit, in diesem Licht zu ruhen. Es strahlt Ihre Größe, Ihr Potenzial aus. Nehmen Sie an.

Lassen Sie das Licht Ihren Stirnraum, das Haus des Geistes erfüllen. Lassen Sie den Geist in Licht und Frieden ruhen.

Verweilen Sie in diesem Licht, solange es angenehm ist. Dann ziehen Sie die Ausdehnung langsam wieder zurück und sammeln sich wieder im Herzraum.

Stellen Sie sich wieder auf den Raum ein, in dem Sie sich befinden, und öffnen Sie langsam die Augen.

Das Gleichgewicht finden

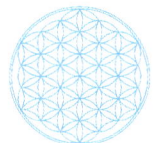 Einen großen Teil unserer Aufmerksamkeit und Energie lenken wir nach außen. Eine Möglichkeit, den Blick nach innen zu lenken, uns zu zentrieren, um beim inneren Wissen anzukommen, ist die Förderung der Balance. Die Kunst, das Gleichgewicht zu finden, auch in stürmischen Zeiten bei sich zu bleiben, spiegelt sich auf körperlicher Ebene im Gleichgewicht wider.

Sie können in den Haltungen mit Feinheiten der Ausrichtung experimentieren und das Verhältnis zur Schwerkraft erspüren, um dann Ihr Gleichgewicht zu optimieren. Sie üben, die Achtsamkeit auf bestimmten Details zu belassen. Daraus entsteht die Kompetenz, weniger unbewusst zu reagieren, als vielmehr den Geist zu zentrieren und der Situation bestmöglich zu dienen.

Schnell taucht Ungeduld und vielleicht auch Gereiztheit auf, wenn das Gleichgewicht verloren geht. Gefangen in diesen Gefühlen, wird es noch schwieriger und vielleicht auch unmöglich, die Mitte zu finden. Geführt von der Enttäuschung, handeln wir oft unüberlegt und meist nicht förderlich für die Situation. Wenn wir den Boden unter unseren Füßen nicht mehr als tragend empfinden, geraten wir ins Zweifeln und ins Wanken. Die Übung der Balance reinigt und erdet auf körperlicher Ebene, indem spürbar die Körpermitte gestärkt wird, und fördert auf mentaler Ebene die Fähigkeit, bei sich zu bleiben und den Geist zu zentrieren. Gleichgewicht lehrt, uns für heilsame Reaktionen zu entscheiden und gelassener mit Situationen umzugehen.

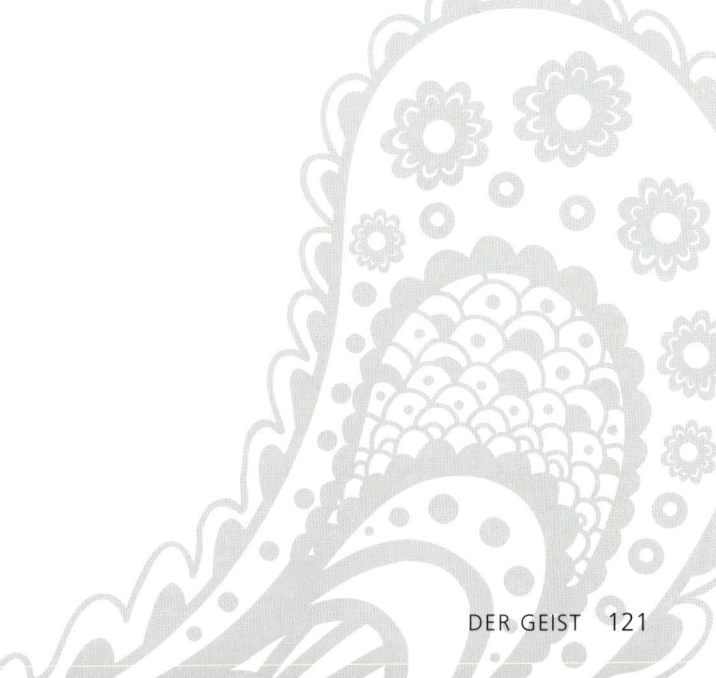

Die seitliche Krähe –
Parshva Bakasana

Beginnen Sie im aufrechten Stand. Einatmend, heben Sie beide Arme in weitem Bogen seitwärts an. Schließen Sie die Hände über dem Kopf, und neigen Sie sich ausatmend in die tiefe Vorbeuge nach vorn. Legen Sie beide Hände neben den Füßen zum Boden.

Beugen Sie beide Knie, und heben Sie gleichzeitig beide Fersen an, bis sie senkrecht stehen. Schmiegen Sie Fersen, Oberschenkel und Knie aneinander.

Beginnen Sie sich vom Becken aufzurichten. Richten Sie die Rückseite des Beckens senkrecht aus, und aktivieren Sie den Beckenboden. Lenken Sie die Bauchdecke nach innen und oben, und richten Sie die Wirbelsäule behutsam Wirbel für Wirbel auf. Lösen Sie die Hände vom Boden, und schließen Sie die Hände vor dem Herzen zur Gebetshaltung. Heben Sie anmutig den Kopf, bis der Blick gerade nach vorn gerichtet ist. Konzentrieren Sie sich bei der Einatmung auf eine Ausrichtung in die Länge nach oben, und lenken Sie ausatmend die Bauchkraft nach innen und oben. Finden Sie für drei bis fünf Atemzüge lang Ihre Balance.

Einatmend, heben Sie den linken Arm in großem Bogen seitwärts an. Neigen Sie sich ausatmend aus der Wirbelsäule nach rechts. Legen Sie die rechte Hand auf die Matte; die Finger sind gespreizt, der Mittelfinger zeigt gerade zum kurzen Mattenrand. Atmen Sie tief und gleichmäßig in die linke Flanke.

Drehen Sie sich aus der Mitte des Körpers nach rechts. Legen Sie die rechte Hand ebenfalls mit gefächerten Fingern auf die Matte. Die Hände stehen etwa schulterbreit auseinander. Beide Ellbogen sind gebeugt, und Sie legen die rechte, äußere Beckenseite oberhalb des rechten Ellbogens an den Oberarm und die Außenseite des Oberschenkels an den linken Oberarm.

Nun lenken Sie kraftvoll die Bauchdecke nach innen und schmiegen Fersen und Bei-

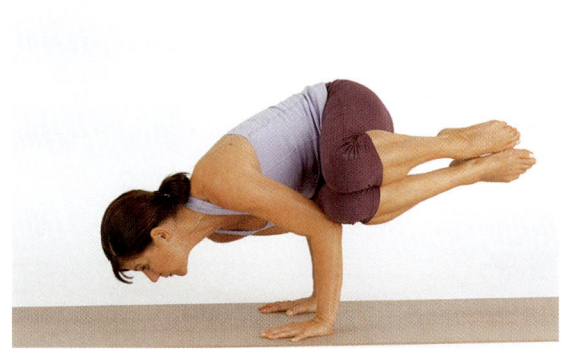

ne aneinander. Mit einem kraftvollen Zug der Körpermitte lösen sich beide Füße gleichzeitig vom Boden. Balancieren Sie sich auf den gebeugten Armen aus. Sollten Sie ins Wanken geraten, vertiefen Sie Ihren Atem. Um die Haltung aufzulösen, stellen Sie wieder beide Füße auf, drehen sich nach vorn, legen die Hände neben den Füßen zum Boden und strecken beide Beine wieder in die tiefe Vorbeuge. Dann wiederholen Sie nach links.

Die Gebetshaltung

Legen Sie die Handflächen vor dem Herzen behutsam aneinander. Dies ist wohl die bekannteste Mudra: die Gebetshaltung. In vielen asiatischen Ländern ist es eine Grußform, so wie der Händedruck oder das Händeschütteln.

Die Fingerkuppen berühren sich leicht, und es entsteht ein kleiner Hohlraum zwischen den Handinnenflächen. Das Verschmelzen der Hände wirkt sammelnd, beruhigend und zentriert den Geist. Es ist das Tor zu innerer Besonnenheit und zur Sammlung. Die Geste symbolisiert die Verbindung zum göttlichen Licht im eigenen Herzen, aber gleichermaßen die Anerkennung des göttlichen Lichtes in jeder Seele. Indem Sie Ihre Hände vor dem Herzen vereinigen, ehren und verneigen Sie sich vor sich selbst sowie Ihrem Gegenüber und begegnen der Welt mit Frieden und Achtung.

Mudra der Lotosblüte

Einatmend, bleiben Handballen, Daumen und kleine Finger in Berührung, und die freien mittleren Finger lösen sich und bilden einen Blütenkelch. Der Lotos besitzt die Fähigkeit, sich selbst zu reinigen, und steht als Symbol für Reinheit, Treue, Schöpfungskraft und Erleuchtung. Das Öffnen der Lotosblätter ist schon seit langem das Symbol für die tiefe Erfahrung in der Meditation, dass der Geist in immer höhere Bewusstseinsebenen aufsteigen kann.

Schließen Sie mehrfach in der Ausatmung die Hände zur Gebetshaltung, und verbinden Sie sich mit Ihren Herzensqualitäten. Lassen Sie einatmend den Lotos vor Ihrem Herzen entstehen, und öffnen Sie sich der Liebe zu sich selbst, Ihrem Selbstvertrauen und den schönen Dingen des Lebens.

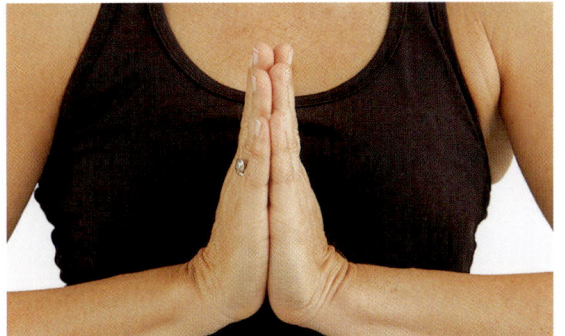

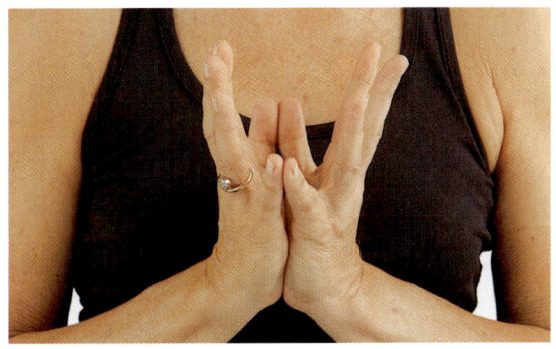

Flexibilität fördern

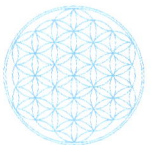 Multitasking, mehrere Dinge gleichzeitig tun, muten wir uns immer häufiger zu. In manchen Kreisen wird ein solcher Lebensstil als erstrebenswert angesehen, ja, sogar gefordert. An der Universität Harvard in Cambridge wurde aber wissenschaftlich nachgewiesen, dass geistige Ablenkung und Multitasking unglücklich machen. Sich gedanklich auf eine Sache zu konzentrieren fördert die Produktion von Glückshormonen und verbraucht weniger Energie.

Diese Erkenntnis ist allerdings nicht neu. Alle Meditationstechniken, viele fernöstliche Lehren und auch Yoga stellen Techniken in den Mittelpunkt, die sich mit Achtsamkeit und Konzentration auf einen Moment oder einen Meditationsgegenstand beschäftigen. Und viele Erfahrungsberichte beschreiben die Glücksmomente, den Zugewinn an Energie und die tiefgreifenden Einsichten, die sich daraus ergeben. Aus dem gewonnenen Gleichmut ist es möglich, flexibler zu werden und jede Engstirnigkeit aufzugeben. Auf einem Standpunkt beharren zu müssen deutet auf Befangenheit und Intoleranz hin. Eine angemessene Anpassungsfähigkeit erleichtert den Umgang mit wechselnden Umständen im sozialen, privaten oder beruflichen Umfeld. So wie verspannte Muskeln und verklebte Faszien Bewegungen einschränken und belastende Bewegungsmuster hervorrufen, verhindern festgefahrene Gedanken, dass wir über den Tellerrand hinwegschauen und Lösungen finden. Wenn wir unseren Geist entgiften wollen, sind diese festgefahrenen Gedanken ein wichtiger Ansatzpunkt.

Flexibilität zu üben heißt auch, momentane oder persönliche Grenzen anzuerkennen und das gesamte jetzige Potenzial auszuschöpfen. Es macht Freude und motiviert, wenn Sie spüren, wie die Flexibilität mehr und mehr zunimmt, wenn Sie konsequent dabeibleiben. So wie der biegsame Grashalm sich im Wind wiegt, statt wie ein Stab zu brechen, so versetzt uns geistige Flexibilität in die Lage, uns auf Gegebenheiten einzustellen und zu reagieren, statt zu scheitern. Dazu gehören eine große Bereitschaft zu Veränderungen und ein gutes Unterscheidungsvermögen. Beides üben wir im Yoga, wenn wir zur Ruhe kommen und uns selbst näherkommen: im Selbststudium.

Wir müssen nicht alle Veränderungen gutheißen, aber wir sollten mit ihnen umgehen können und sie als Bestandteil des Lebens sehen. Wenn wir den Fluss der Veränderungen mitgehen und dabei die Achtsamkeit für den Moment nicht verlieren, können wir unnötige Energieverluste vermeiden. Es gibt Veränderungen, die wir nicht abwenden können. Statt zu hadern, sich zu ärgern und sich zu weigern, die Situation anzuerkennen, stellen Sie sich flexibel der Gegebenheit und machen das Beste daraus. Nehmen Sie kurzfristig Ihre Enttäuschung, Wut oder Traurigkeit wahr. Lassen Sie sich von diesen Gefühlen aber nicht gefangen nehmen, sondern nutzen Sie Ihre Energie, um die neue Situation möglichst positiv zu gestalten.

Flexibilität zeigt sich aber auch in jenen Situationen, in denen es darum geht, Veränderungen aktiv entgegenzutreten. Wenn Ihr Partner Ihnen mitteilt, er sei unglücklich und denke über eine Trennung nach, haben Sie noch viele Möglichkeiten, das Ruder herumzureißen. Eine sinnlose Energieverschwendung wäre es, sich jetzt Vorwürfe zu machen. Arbeiten Sie lieber gemeinsam daran, wieder zueinanderzufinden. Flexibilität heißt, Wahlmöglichkeiten zu erkennen. Nicht nur den Weg vor der Nase zu sehen, sondern feinfühlig viele Wege zu erkennen.

Der stehender Spagat – Urdha Eka Padasana

Beginnen Sie im aufrechten Stand, und stimmen Sie sich über den Atem auf Weite und Schwingung ein. Einatmend, heben Sie beide Arme seitwärts an, ausatmend, verneigen Sie sich mit langem Rücken aus den Hüftgelenken in die tiefe Vorbeuge und legen beide Hände neben die Füße auf die Matte oder auf zwei Yoga-Blöcke.

Einatmend, verlagern Sie das Gewicht auf das rechte Bein und lassen das linke in großem Bogen so weit wie möglich himmelwärts aufsteigen.

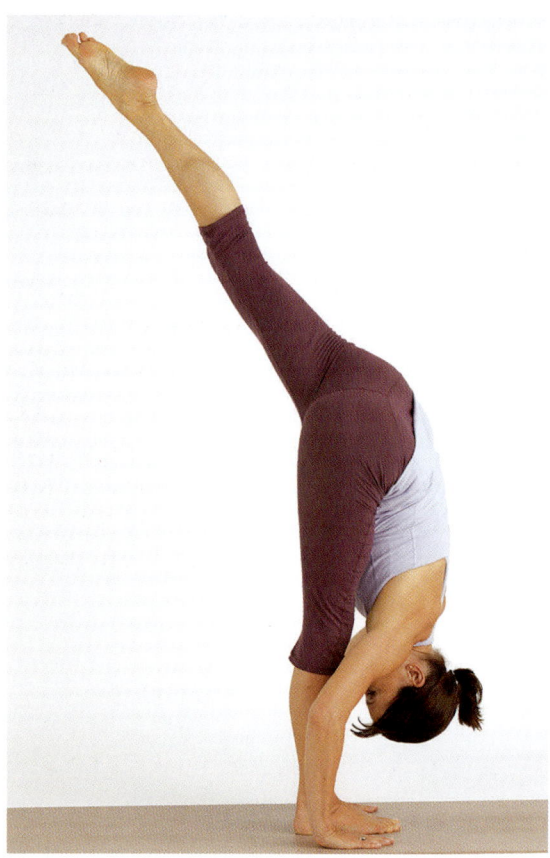

Verweilen Sie für fünf Atemzüge, und vertiefen Sie jeweils einatmend das Aufsteigen des linken Beins und ausatmend das Loslassen des Oberkörpers und damit die Dehnung des Standbeins. Vertiefen Sie die Beugung des rechten Hüftgelenks, um den Bauch immer mehr an den rechten Oberschenkel zu schmiegen und das linke Bein noch steiler aufsteigen zu lassen.

Der Reiher – Krauncasana

Ausatmend, beugen Sie das linke Knie und setzen es neben dem rechten Fuß ab. Setzen Sie sich auf die linke Ferse oder an die Innenseite des linken Unterschenkels auf die Matte oder einen Yoga-Block.

Umfassen Sie den rechten Oberschenkel, die Wade oder den Fuß mit beiden Händen, und strecken Sie das rechte Bein. Richten Sie den Rücken und die vordere Seite des Oberkörpers möglichst gleichmäßig und lang aus. Benutzen Sie einen Yoga-Gurt, wenn Sie sich

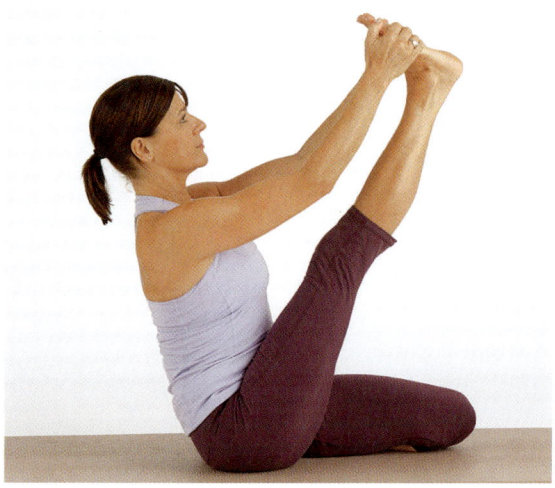

dadurch besser aufrichten können. Dehnen Sie das rechte Bein jeweils ausatmend zum

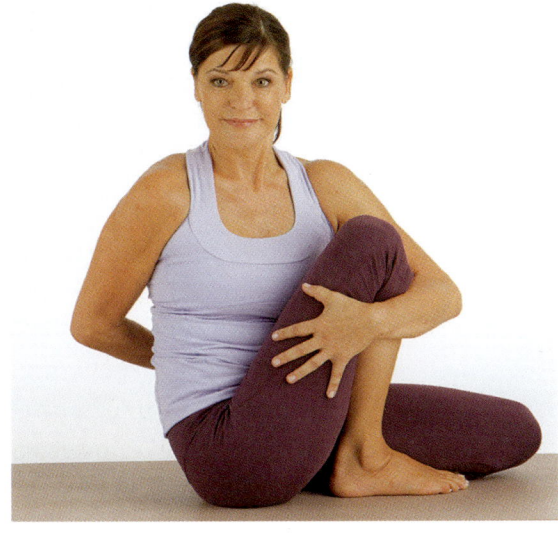

Oberkörper heran. Verweilen Sie auch hier fünf Atemzüge.

Beugen Sie das rechte Bein, und stellen Sie den Fuß wieder auf die Matte.

Einatmend, schieben Sie die Krone des Kopfes nach oben und drehen sich ausatmend vom unteren Rücken beginnend nach rechts. Umfassen Sie das rechte gebeugte Bein, und ziehen Sie es dichter zum Bauch heran.

Beginnen Sie mit zwanzig bis vierzig Zyklen Kapalabhati. Atmen Sie dann vollständig aus, und vertiefen Sie sanft die Drehung nach rechts. Verweilen Sie drei Atemzüge lang.

Drehen Sie sich nach vorn. Verlagern Sie das Gewicht auf den rechten Fuß. Heben Sie das Becken an. Strecken Sie das rechte Bein. Der Oberkörper kommt wieder in die tiefe Vorbeuge. Gleichzeitig steigt das linke Bein in den Standspagat auf.

Gleiten Sie noch ein zweites Mal durch den Ablauf mit rechts, und wiederholen Sie anschließend alles mit links.

Flexibilitäts-Mudra

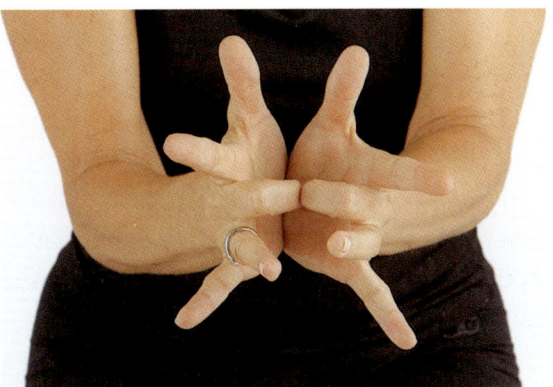

Legen Sie die gebeugten Mittelfinger aneinander, und spreizen Sie alle anderen Finger. An der Beweglichkeit der Finger ist meist auch die Flexibilität des gesamten Körpers erkennbar.

Mit der Mudra lassen Sie vor Ihrem geistigen Auge das Bild von Weite entstehen. Visualisieren Sie die große Weite des Meeres oder die Unendlichkeit des Himmels oder den weiten Blick von einem Berggipfel. Schmücken Sie das Bild von Weite mehr und mehr aus. Lassen Sie Ihren Atem weit werden. Nehmen Sie die Weite im Herzraum wahr. Nehmen Sie die Weite in Ihren Lungen wahr. Nehmen Sie aus dem Blick der Weite auch die Menschen, die Herausforderungen oder die Verpflichtungen wahr, die Sie einengen. Nehmen Sie sich so viel Raum, wie Sie benötigen.

Loslassen und genießen lernen

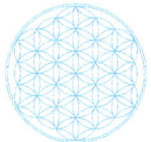 Bereits das Beobachten von schönen Dingen – berührende Naturerlebnisse, Menschen, die sich freuen oder Gutes tun – beeinflusst unseren Geist. Es wurde sogar mittels eines Bluttests festgestellt, dass sich die Immunfunktionen des Körpers positiv verändern, wenn wir helfende Bilder sehen. Den Probanden wurde ein Film über das Wirken von Mutter Teresa gezeigt. Sogar bei den Zuschauern, die sich in Körpersprache und Worten nicht berührt zeigten, waren die Blutergebnisse positiv. Wenden wir uns mit Herz und Geist positiven Dingen zu, dann können wir uns von Belastendem reinigen, befreien und lösen.

Entsprechend können Sie positive, befreiende Bilder gezielt einsetzen, um alle verfügbaren Kräfte von Körper und Geist zu mobilisieren, sich zu heilen und innerlich zu stärken. Das Visualisieren von positiven Bildern beruhigt die Gehirnströme, klärt den Geist, senkt den Blutdruck und stärkt das Immunsystem. Erinnern Sie sich an eine Situation, in der Sie zum Beispiel auf jemanden gewartet haben. Erst wundern Sie sich über die Verspätung, dann beginnen Sie sich zu ärgern, und nach einiger Zeit machen Sie sich Sorgen. Obwohl Sie keine Informationen über ein Unglück haben, reagieren Sie mit allen Anzeichen von Angst und Aufregung. Tatsächlich reagiert der gesamte Körper auf negative innere Bilder mit Steigerung der Gehirnwellen, Anstieg des Blutdrucks und Absonderung von Adrenalin und Galle. Doch Sie können diese Reaktionsmuster zu jeder Zeit umkehren und Ihren Geist damit reinigen und entgiften: Lassen Sie immer wieder positive Gedanken und Bilder entstehen. Drehen Sie Ihre Gedanken immer mehr um, lassen Sie Negatives los, und geben Sie dem Positiven mehr Raum. Ein wirksames Hilfsmittel zur Umkehr negativer Gedanken liegt in der Verlängerung der Ausatmung.

Die Schulterbrücke – Setubandhasana

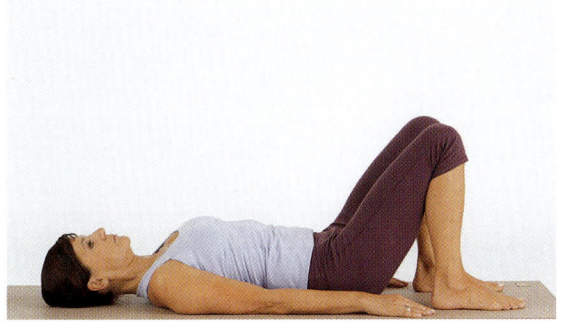 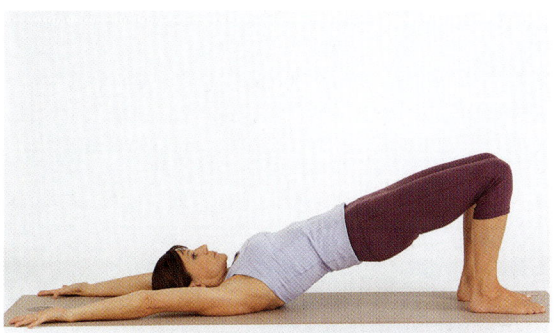

Beginnen Sie in Rückenlage, beide Füße vor dem Becken aufgestellt, die Arme liegen seitlich neben dem Körper. Einatmend, schieben Sie den Hinterkopf zum oberen Mattenrand und die Beckenrückseite zum unteren Mattenrand, um die Wirbelsäule zu verlängern. Ausatmend, lassen Sie alle überflüssige Spannung aus dem Körper herausgleiten.

Einatmend, drücken Sie beide Füße auf die Matte und heben das Becken an, bis eine Brücke zwischen den Füßen, den Schultern und dem Kopf entsteht. Ausatmend, lassen Sie das Brustbein nach innen sinken und rollen sich Wirbel für Wirbel zurück in die Rückenlage auf die Matte. Am Ende der Ausatmung liegt das Becken schwer auf der Matte.

Wiederholen Sie den Bewegungsablauf noch einmal sehr präzise und im Einklang mit Ihrem Atem. Die Grundbewegung bleibt während des gesamten Ablaufs, aber Sie verlängern die Atemzüge, vor allem die Ausatmung und die Pause, und fügen dabei Bewegungen hinzu.

Einatmend, heben Sie das Becken wieder in die Schulterbrücke an. Am Ende der Einatmung heben Sie beide Arme an und legen sie neben dem Kopf ab. Nehmen Sie die Fülle wahr.

Nun atmen Sie wieder aus, rollen vom oberen Rücken beginnend ab, legen das Becken ab. Immer noch in der Ausatmung führen Sie beide Arme wieder zurück neben das Becken. Dabei sind Ein- und Ausatmung etwa gleich lang.

Nun kommen Sie wieder einatmend in die Schulterbrücke. Am Ende der Einatmung legen Sie die Arme neben dem Kopf ab. Ausatmend, rollen Sie zunächst aus der Brücke ab. Immer noch ausatmend, legen Sie zunächst den rechten und dann den linken Arm neben dem Körper ab. Nun wird die Ausatmung länger als die Einatmung.

Wiederholen Sie nochmals, und beginnen Sie in der Ausatmung mit dem linken Arm.

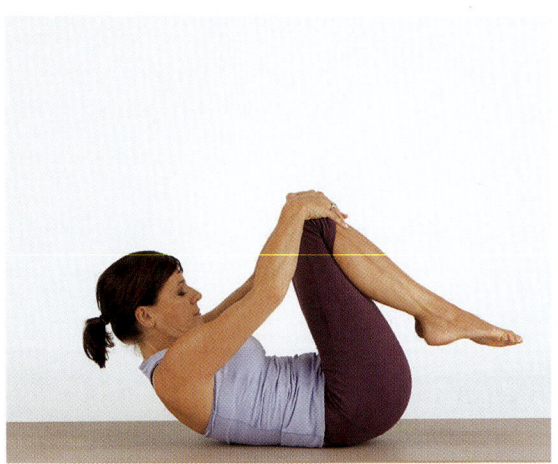

Muschel-Mudra

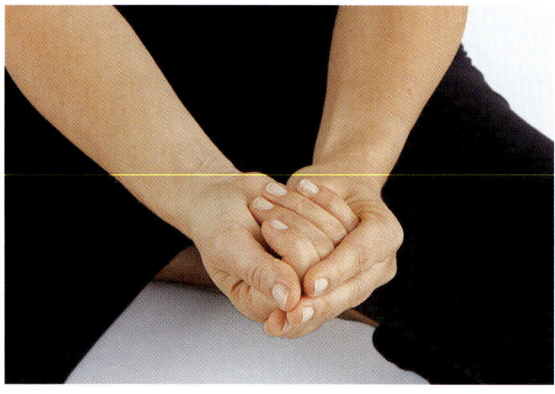

Wieder mit der Einatmung gehen Sie in die Schulterbrücke und führen die Arme zum Kopf. Ausatmend, rollen Sie erst ab und führen dann die Arme nacheinander zum Becken. Am Ende der Ausatmung heben Sie beide Knie zum Herzen, umarmen die Beine und heben den Kopf an.

Lassen Sie eine möglichst lange Atempause in der Leere entstehen. Entsteht das Bedürfnis einzuatmen, legen Sie zunächst den Kopf zurück und stellen dann die Füße aus. Dann lassen Sie die Einatmung entstehen und gleiten wieder in die Schulterbrücke.

Wiederholen Sie noch mindestens dreimal, und lassen Sie die Ausatmung und die Pause immer länger werden, ohne etwas zu erzwingen.

Die rechte Hand umschließt den linken Daumen, der rechte Daumen berührt die Kuppe des gestreckten linken Mittelfingers. In dieser Geste gleichen die Hände einer Muschel. Diese Geste wird frühmorgens in vielen Tempeln in Indien praktiziert, wenn die Tore geöffnet werden und das Muschelhorn geblasen wird. Die sogenannte Sankh-Mudra öffnet den inneren Tempel. Sie wirkt beruhigend und führt zur Sammlung in der Stille. Daneben soll sie die Stimme verbessern und Krankheiten der Kehle lindern.

Visualisieren Sie Ihren Daumen wie eine Perle im Inneren einer Muschel. Er steht für das göttliche Licht in Ihrem Herzen. Lassen Sie sich von einem aufrichtigen Gefühl von Geborgenheit und Zuversicht durchströmen.

»Die Dinge loszulassen bedeutet nicht, sie loszuwerden. Sie loszulassen bedeutet, dass man sie sein lässt.«
Jack Kornfield

Die Ruhe schätzen lernen

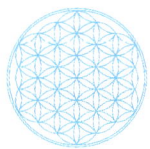 Yoga möchte unsere Gedankenwellen reinigen, transzendieren oder meistern. Wenn das gelingt, gleicht unser Geist einem klaren, friedvollen Bergsee, und wir wissen, wer wir sind. Albert Einstein hat auf die Frage, wie er das Atom entdeckt hat, geantwortet: »Ich habe das Atom nicht entdeckt. Ich habe darüber meditiert, und es offenbarte sich mir.«

Der Geist ist zunächst immer in Bewegung, das ist seine Natur. Wenn wir gegen die Wellen ankämpfen, wird er noch bewegter. Betrachten Sie Ihren Geist als wertvollen Freund. Sie können mit ihm Liebe, Freude und Frieden erfahren.

Stellen Sie sich vor, Sie schweben über Ihrem Geist und betrachten seine Aktivität aus einer gewissen Distanz. Von weitem betrachtet, werden die Gedanken klein und undifferenziert. Sie tauchen zwischen ihnen hindurch und finden Ruhe, Stille und Frieden. Der Geist transzendiert, und Sie finden dynamische Stille. Hier können sich Dinge offenbaren, neue Welten öffnen.

In einer tiefen Entspannung öffnet sich das Gefühl für ein Energienetz, das uns durchzieht, trägt und stützt. Die stille Quelle des inneren Wissens wird spürbar und ermutigt uns, unseren Geist von Dingen zu reinigen, an denen wir verbissen festgehalten haben. Verspannungen lösen sich auf. Gleichzeitig wird der Geist vitaler, und das Leben bekommt eine neue Leichtigkeit.

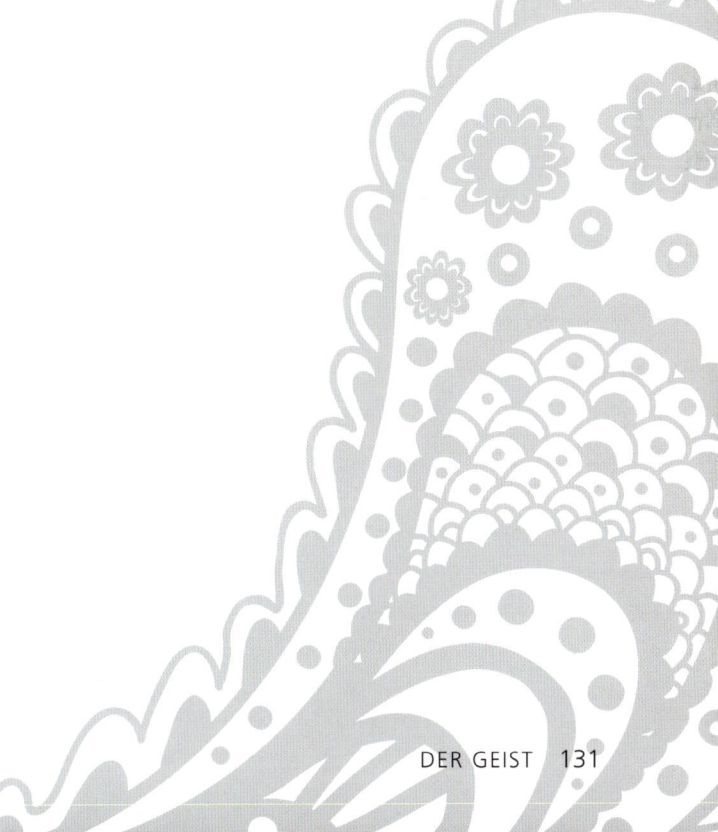

Die Vorbeuge in der Grätsche

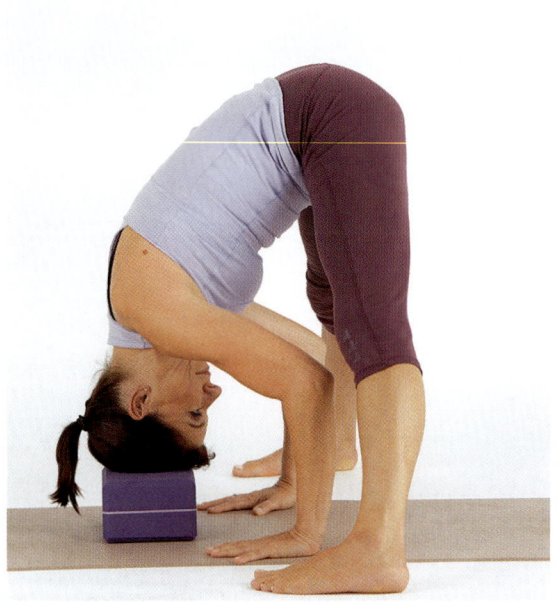

Stellen Sie sich mit weit geöffneten Beinen quer auf die Matte. Beide Beine sind gestreckt, die Außenkanten parallel zueinander, die Fußgewölbe aktiv. Neigen Sie sich aus den Hüftgelenken mit langer Wirbelsäule nach vorn, und legen Sie den höchsten Punkt des Kopfes auf die Matte, einen Yoga-Block oder ein festes Kissen. Der Nacken ist dabei lang und faltenfrei. Entspannen Sie die Augen, den Kiefer und das Gesicht. Lassen Sie den Atem gleichmäßig und ruhig fließen. Verweilen Sie, solange es angenehm ist. Begeben Sie sich dann in Ihren Meditationssitz. Tragen Sie den Kopf aufrecht, und spüren Sie nach.

Mudra der Göttin

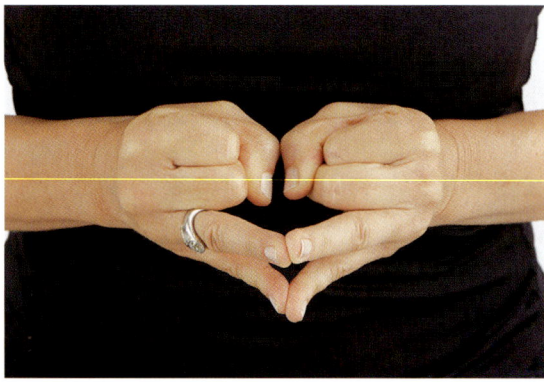

Legen Sie die Kuppen von Zeigefinger und Ringfinger aneinander und den Daumen jeweils um Zeige- und Mittelfinger. Dieses Handsiegel ist Shakti, der Göttin der Lebensenergie, gewidmet. Es wirkt beruhigend, vertieft den Atem und hilft bei Einschlafschwierigkeiten. Verbinden Sie sich während der Mudra mit Ruhe, Frieden und Harmonie.

Meditation

In Ihrem bevorzugten Meditationssitz lenken Sie Ihre Konzentration auf Ihren Atem. Lassen Sie ihn ruhig und gleichmäßig werden.
Atmen Sie Gelassenheit ein und Freude aus.
Atmen Sie Ruhe ein und Leichtigkeit aus.
Atmen Sie Liebe ein und Liebe aus.
Wiederholen Sie, solange es Ihnen angenehm ist, und bleiben Sie dann erfüllt und umhüllt von Liebe. Legen Sie beide Hände vor dem Herzen zur Gebetshaltung zusammen, und verneigen Sie sich vor sich selbst.

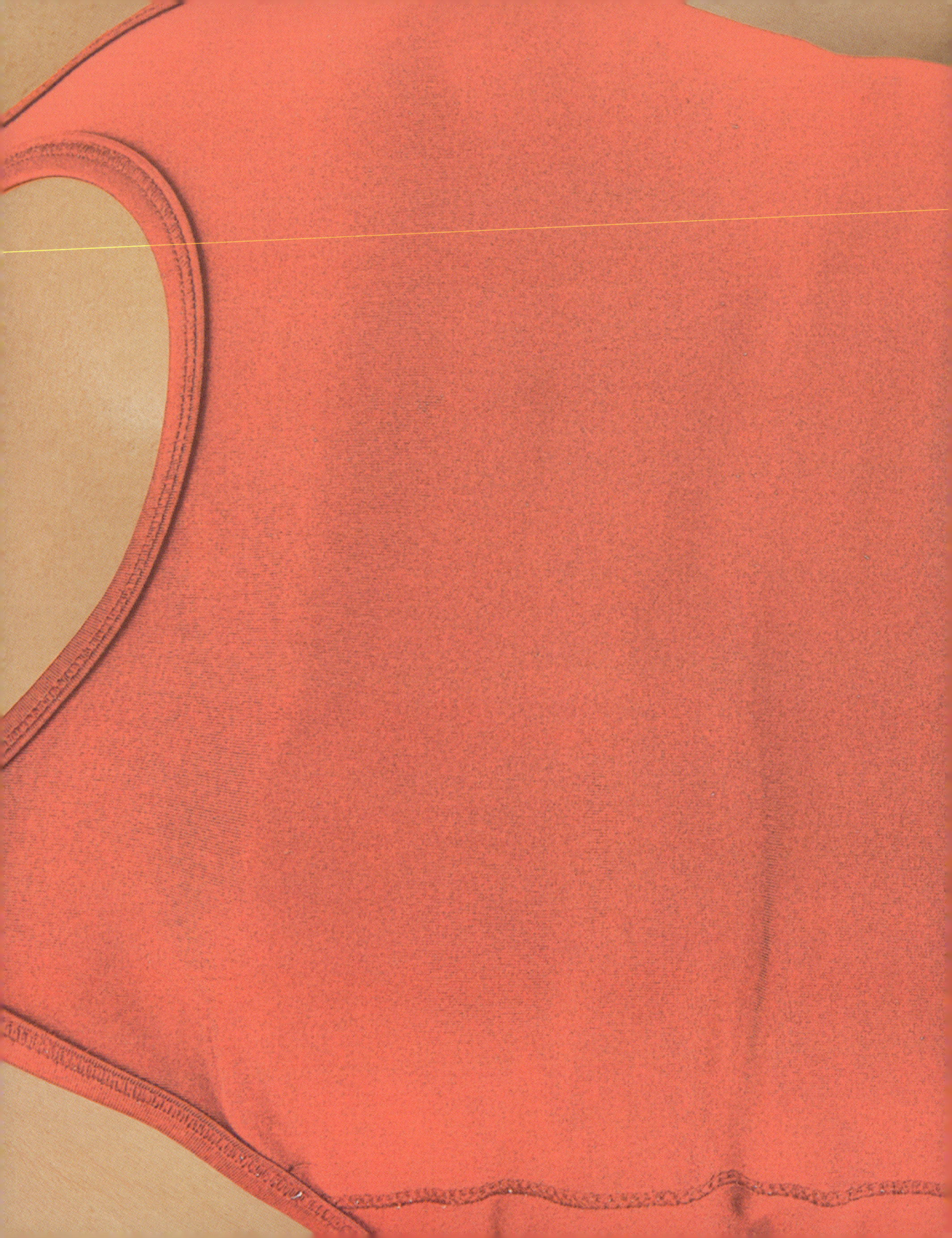

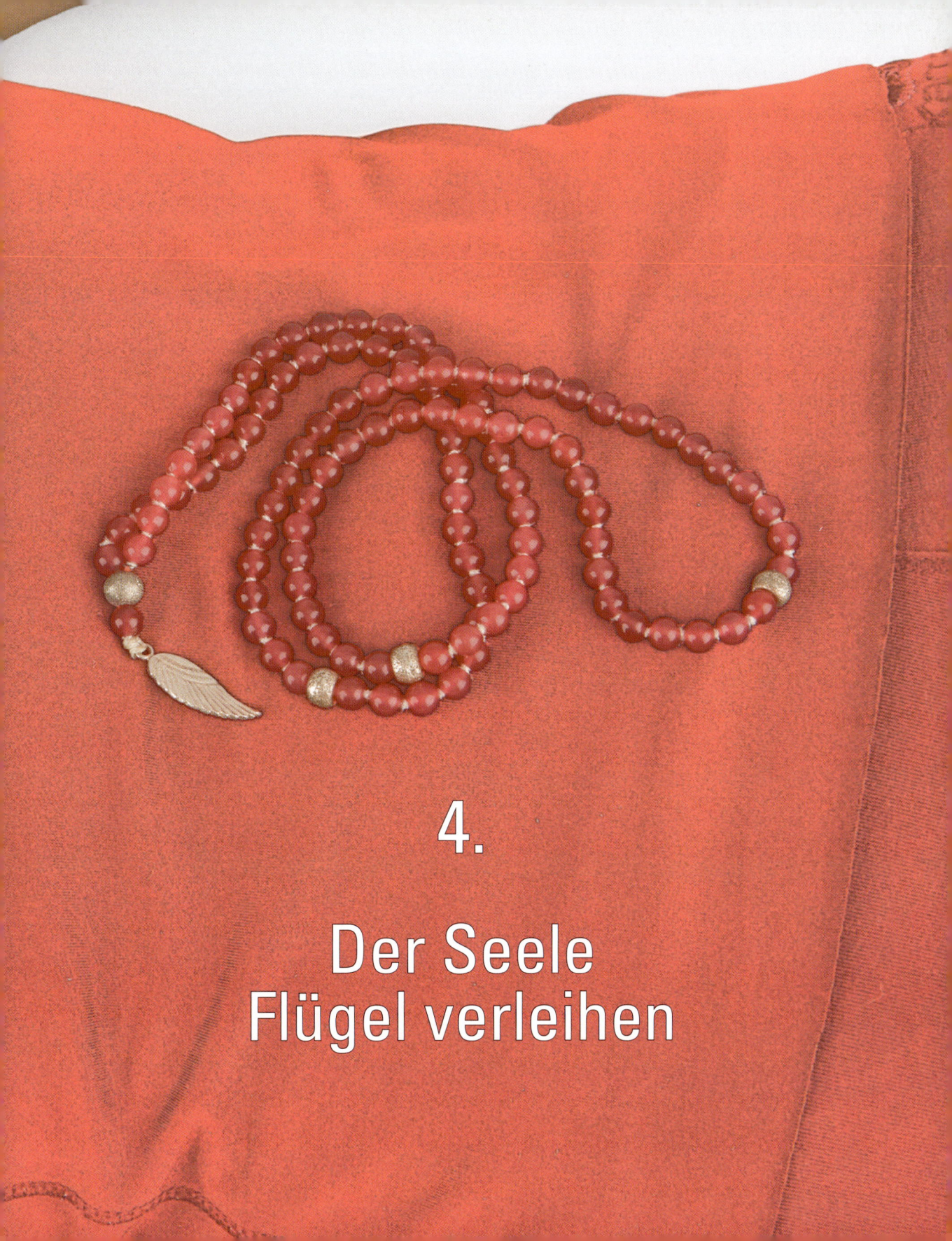

4.

Der Seele
Flügel verleihen

Yoga ist der Weg zu einem Schatz, der zunächst noch verborgen ist. Entdeckt man ihn aber, schenkt er Freude und Erkenntnis. Auf dem Weg erfahren wir immer deutlicher, dass das Ziel des Weges wir selbst sind, und vielleicht auch, dass wir uns bisher immer weiter von uns selbst entfernt haben. Außerdem wird in der Yoga-Praxis erfahrbar, dass wir viel wertvoller sind, als wir es uns je zu träumen gewagt hätten.

Wie so viele wertvolle Schätze ist auch unser Schatz tief vergraben. Im Yoga finden wir einen praktischen Weg, mehr und mehr in die Tiefe zu spüren, das oberflächliche Alltagsbewusstsein zu durchschauen und bei dem eigenen Schatz in unserer Seele anzukommen.

Dabei gilt es, einiges zur Seite zu legen, was sich in unserer Seele angesammelt hat und uns schadet. Meist sind wir gebunden an Bedürfnisse und sammeln Sichtweisen, Meinungen und Gewohnheiten, die wir für nötig und richtig halten, die uns aber blockieren können. Der Glaubenssatz »Ich bin unsportlich« hält uns wahrscheinlich davon ab, spannende Bewegungserfahrungen auszuprobieren, und wird bestätigt, wenn wir uns jahrelang nicht bewegen und dann zum Beispiel im Urlaub plötzlich eine Sportart ausprobieren – mit mäßigem Erfolg. Yoga bedeutet, auch die eigene Seele allmählich zu entgiften, zu reinigen und zu verwandeln, damit aus einem trüben Gewässer ein klarer See wird. Dazu müssen Sie oft wenig tun, bekommen aber viel zurück.

So, wie der Versuch, Verspannungen über Kraft lösen zu wollen, zum Scheitern verurteilt ist, kann auch emotionale Gebundenheit nicht mit Verbissenheit gelöst werden. Die Ruhe des Geistes, die Bereitschaft zur Stille sowie ein feinfühliges Wahrnehmen, verbunden mit der Bereitschaft, zuzulassen und anzunehmen, ebnen den Weg zum verborgenen Schatz. Wenn Sie das erste Mal das innere Licht erahnt haben, wenn Sie sich mehr und mehr darauf einlassen können, dass Sie einzigartig sind, verlieren die Äußerlichkeiten ihre Anziehungskraft.

Sinnliche Freuden, angesammelter Wohlstand, Anerkennung im Beruf oder im sozialen Umfeld sind vergänglich. Yoga zeigt einen Weg, die Annehmlichkeiten der Welt zu genießen, ohne sie zu sehr in den Mittelpunkt zu stellen oder sich davon abhängig zu machen. Sie lernen, mit sich selbst zufrieden und glücklich zu werden und Ihren Schatz, Ihren inneren Frieden, zu ehren und für sich und andere zu leben.

Die Angst heilen

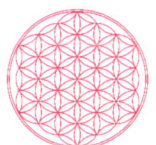 Ängste sind belastende, tiefsitzende Kräfte, die großes Leid verursachen können. Eine gewisse Angst schützt uns und bewahrt vor leichtsinnigen Aktionen. Schon Patanjali hat aber festgestellt: Wenn die Furcht vor dem Tod, das instinktive Festhalten am irdischen Leben, alles überdeckt und das Denken und Handeln einnimmt, sind wir unnötig beunruhigt und verunsichert. Furcht, Misstrauen, Existenzängste und Zukunftsängste können so bremsend wirken, dass sie die Lebendigkeit abschneiden. Aus einer übersteigerten Angst vor Krankheiten können diese sogar erst entstehen. Übersteigerte Ängste sind also reines Gift für unsere Seele und unseren Körper.

Ängste sind ein Teil unseres biologischen Erbes und schwingen immer mit. Jeder Mensch bringt eine für ihn typische Angstdisposition von Geburt an mit, die sich aber schon ab dem Kleinkindalter und noch lebenslang durch entsprechende Lernprozesse erheblich verändern lässt. Jede Art von Angst kann gelernt, aber auch verlernt werden.

Angst kann uns vorsichtig werden lassen und übertriebenes Selbstbewusstsein dämpfen oder ausbremsen. Die Auswirkungen einer übertriebenen Angst können sofort spürbar sein, oder sie zeigen sich erst viel später. Ob unser Handeln glückt, hängt davon ab, wie sehr die Angst der Ursprung unseres Tuns ist, unsere Handlungen führt und lenkt.

Es geht nicht darum, die Angst völlig hinter uns zu lassen, sondern sie zu reinigen, zu heilen und im Zaum zu halten. Um sie schwächer werden zu lassen, können Sie zunächst mit ihr in Verbindung treten und wahrnehmen, wann und wie Ihre Angst auftaucht. Aus der Distanz decken Sie auf, wann Ihre Angst Sie überwältigt und Situationen ausweglos erscheinen lässt. Oft ist die Wurzel der Angst Unkenntnis oder ein falsches Verständnis. Nehmen Sie wahr, wann Sie ungerecht, ungeduldig oder verletzend sind, weil Ihre Angst Sie dazu antreibt.

Vertrauen beseitigt die Angst und reinigt Ihre Seele. Deshalb verbinden Sie sich mental mit Situationen, in denen Sie Vertrauen zu sich und Ihrem Potenzial haben. Indem Sie Ihre Achtsamkeit auf Lebenssituationen lenken, in denen Ihr Vertrauen Sie getragen hat, stärken Sie diese innere Haltung. Aufrichtige Liebe, so wie sie im Licht Ihres Herzens schwingt, eine Liebe, die nichts erwartet, nichts fürchtet und keine Bedingungen stellt, ist das Gegenteil von Angst. Finden Sie in Ihrer Yoga-Praxis mehr und mehr von dieser Liebe, und heilen Sie die Angst.

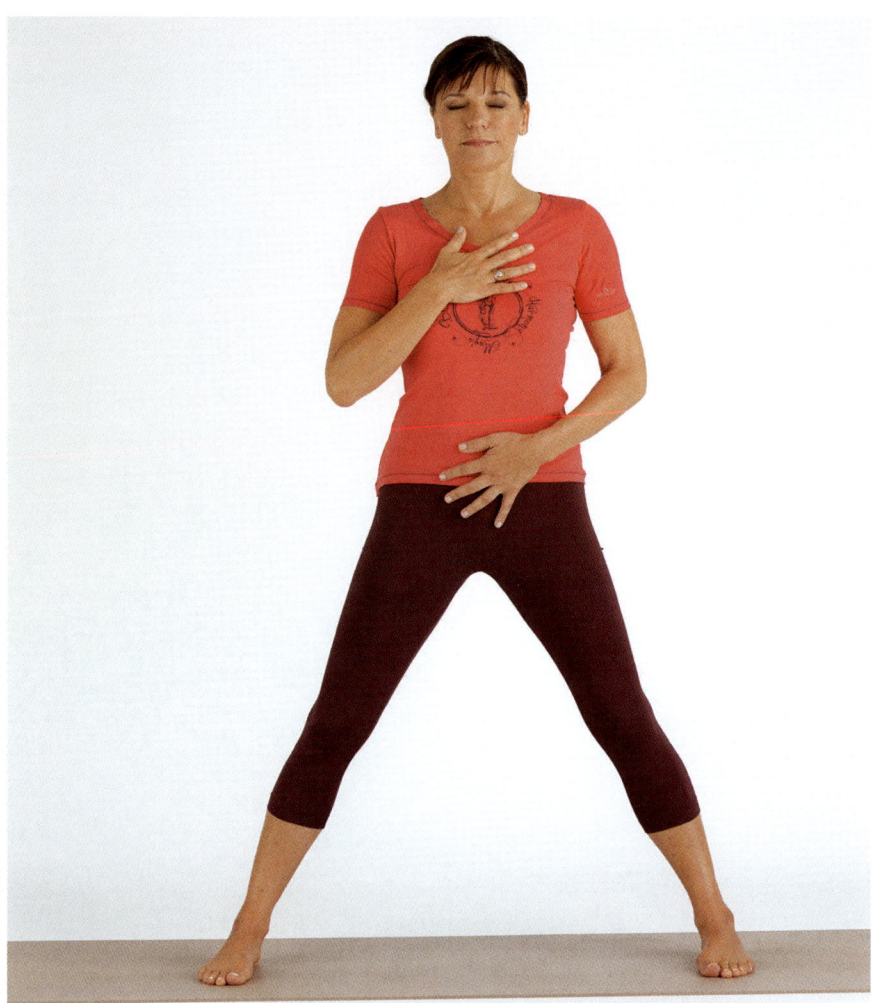

Das Vertrauen zelebrieren

Beginnen Sie im aufrechten Stand mit weit geöffneten Beinen. Die Füße stehen parallel, und Sie nehmen vertrauensvoll wahr, wie Ihre Beine Sie tragen. Richten Sie sich aus der Mitte des Körpers auf, und lenken Sie den höchsten Punkt des Kopfes dem Himmel entgegen.

Legen Sie eine Hand flach auf den Unterbauch. Er ist das Zentrum Ihrer Kraft, der Sitz der Gefühle und des Selbstvertrauens. Legen Sie die andere Hand auf Ihren Herzraum. Hier liegt das Herz-Chakra, der Ort des ungeschlagenen Tones, in dem die universelle Liebe, Dankbarkeit und Freude schwingen.

Lassen Sie Ihren Atem schwingen, und nehmen Sie die Bewegungen des Atems wahr. Welche Hand bewegt sich mit dem Atem? Gleichzeitig oder nacheinander? Nehmen Sie die verbindende Kraft Ihres Atems wahr.

Werden Sie eins mit dem Augenblick der Stille und des Atems. Verweilen Sie, solange Ihr Atem Sie trägt und nährt.

Bleiben Sie in Verbundenheit mit den Wellen des Atems, während Sie langsam blinzelnd die Augen öffnen.

Bauchraums mit der Weite des Herzraums. Verweilen Sie mehrere Atemzüge lang.

Die Drehung in der Grätsche

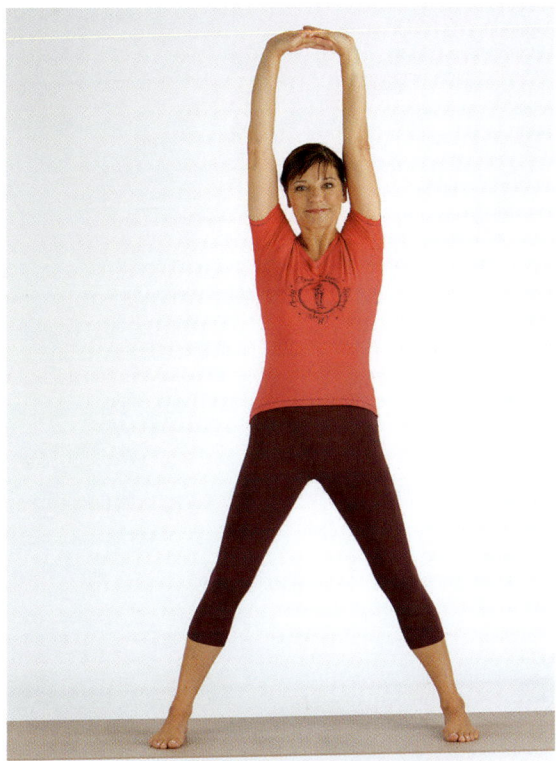

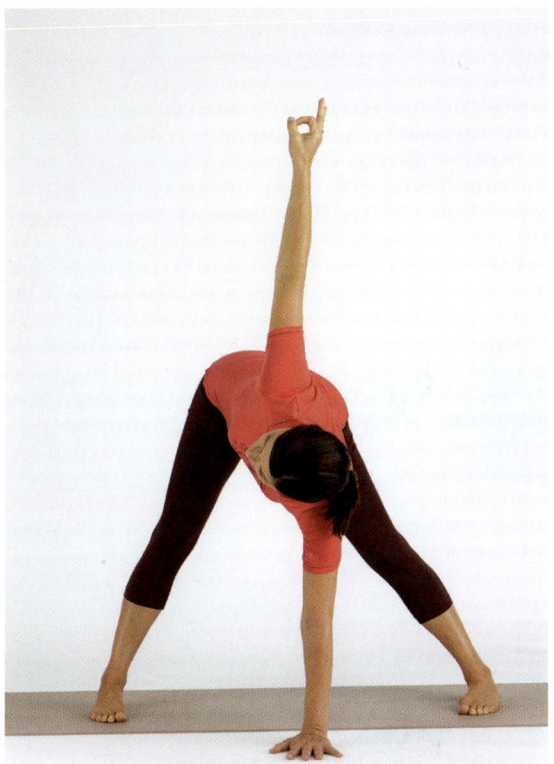

Verschränken Sie alle Finger. Atmen Sie vollständig ein, drehen Sie die Handinnenflächen nach vorn. Lenken Sie beide Schulterblätter über den Brustkorb gleitend nach unten Richtung Becken, und heben Sie die Arme senkrecht an. Die Handinnenflächen weisen zum Himmel.

Verweilen Sie gleichmäßig atmend und vertrauensvoll in dieser Weite. Die Vorder- und Rückseite Ihres Körpers sind gleichmäßig gedehnt. Ihr Atem verbindet die Weite des

Ausatmend, legen Sie beide Hände übereinander auf den Herzraum und neigen sich mit langer Wirbelsäule aus den Hüftgelenken bis in die Waagrechte nach vorn.

Legen Sie die linke Hand senkrecht unter dem Herzen auf die Matte oder einen Yoga-Block. Schieben Sie die Krone des Kopfes horizontal nach vorn und das Becken nach hinten. Aus der Länge dreht der Kopf nach rechts, das Herz folgt und dann die Lendenwirbelsäule. Abschließend ziehen Sie den rechten Arm senkrecht nach oben. Stellen Sie sich vor, die Energie der Beine zueinander zu ziehen und die Kraft in den Körper zu lenken. Nehmen Sie die weitende Drehung im Herzen wahr. Ausatmend, legen Sie die rechte Hand wieder auf den Herzraum und drehen sich vom unteren Rücken beginnend zurück. Legen Sie die linke Hand auf den Herzraum und die rechte zum Boden, und wiederholen Sie nach links.

Legen Sie dann wieder beide Hände auf den Herzraum, drehen Sie zur Mitte, richten sich, geführt mit langem Rücken, wieder auf in den weiten, aufrechten Stand.
Schließen Sie die Augen und lassen Sie sich mehr und mehr von einem tiefen Empfinden von Vertrauen durchströmen. Verweilen Sie einige Atemzüge.

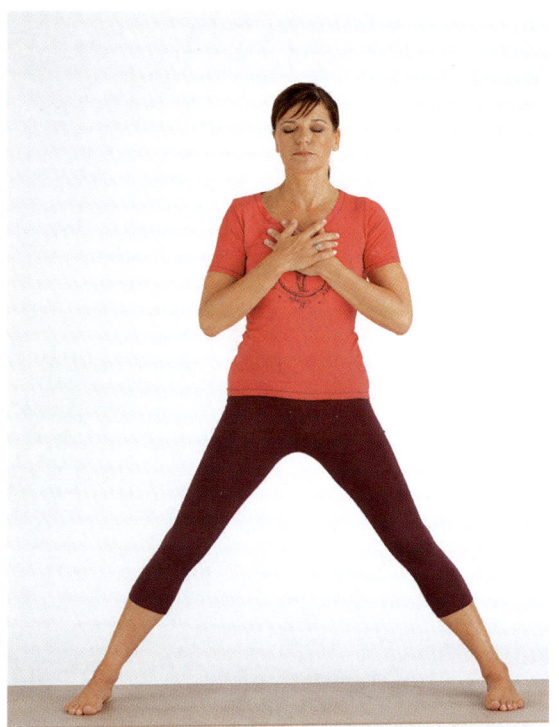

Nehmen Sie die Wärme und die Berührung Ihrer Hände wahr und lassen Sie sich vom Atem noch tiefer in Ihren Herzraum führen. Verweilen Sie einige Atemzüge.
Abschließend legen Sie Ihre Hände vor dem Herzen zur Gebetshaltung zusammen und verneigen sich.

Mudra des unerschütterlichen Vertrauens

Im Sanskrit ist diese Mudra mit dem Wort »Vajra« verbunden. Es steht für Kraft und Stärke, bedeutet Donnerkeil oder Diamant und bezeichnet die Waffe des Gottes Indra.
Legen Sie zunächst beide Handinnenflächen auf den Boden. Lassen Sie mit fünf Ausatemzügen Ihre Ängste abfließen, und geben Sie sie an die Erde ab. Dann verschränken Sie alle Finger locker an den mittleren Gliedern. Halten Sie die Hände vor dem Herzen, und drehen Sie die Handinnenflächen nach oben. Nehmen Sie Güte, Vertrauen und Liebe auf.
Nutzen Sie diese Handgeste regelmäßig im Alltag, um sich mit Vertrauen zu verbinden.

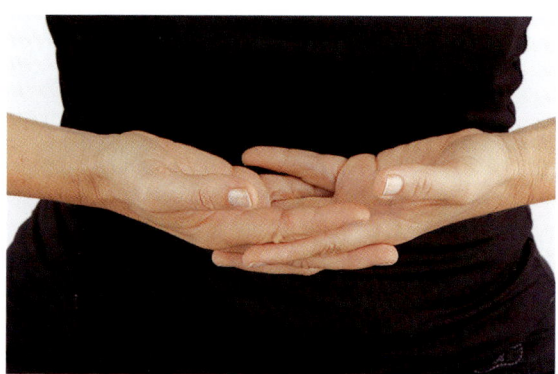

Die Trägheit überwinden

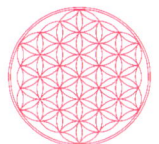

In jedem Leben gibt es Tage, da passt alles zusammen, das Leben ist im Fluss, und alles scheint von einem guten Stern gelenkt. Aber es gibt auch Tage, an denen man energielos, gleichgültig und wie gelähmt ist. Besonders schwierig wird es, wenn wir diese Gefühle zu unterdrücken versuchen. Meistens verdichten sie sich dann sogar.

Yoga lehrt uns, dass die Energie immer da ist. Es ist nur die Frage, was Sie daraus machen. Wir haben es in der Hand, uns lebendig und glücklich zu fühlen. Deshalb kann es helfen, zunächst der Unlust und Trägheit mit einer offenen, nicht urteilenden Haltung entgegenzutreten und wertfrei anzunehmen: »Ich bin heute träge.«

Gleichzeitig verbinden Sie sich aber mit dem aktiven Potenzial, das Ihnen eigen ist. Rufen Sie sich Ihre aktiven und starken Seiten in Erinnerung. Bestätigen Sie sich selbst, dass Sie auch die Lebendigkeit leben können, und denken Sie an Dinge, die Sie gerne und engagiert tun.

Natürlich ist die Atmung ein direkter Zugang zur Lebendigkeit. Vor allem die Einatmung verbindet uns mit der Lebendigkeit und dem Pausieren in der Fülle. Eine wirkungsvolle Sofortmaßnahme sind also die Reinigungstechniken, die im Grundlagenkapitel beschrieben sind. Dazu zählt vor allem der Feueratem.

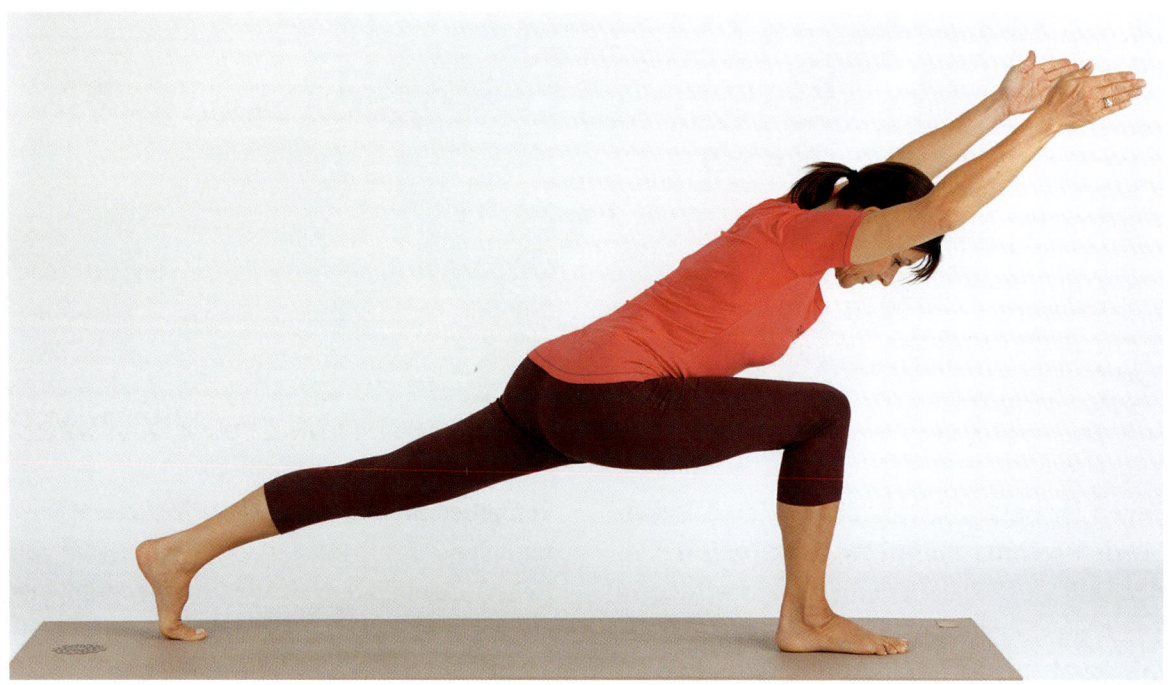

Das galoppierende Pferd – Ashwa Sanchalanasana

Beginnen Sie im aufrechten, hüftgelenks-breiten Stand. Beide Füße sind parallel zueinander ausgerichtet; ein dritter Fuß hätte dazwischen längs noch Platz.

Verlagern Sie das Gewicht auf das rechte Bein, und lassen Sie das linke Bein nach hinten gleiten. Gleichzeitig beugen Sie das rechte Bein kraftvoll und neigen den Oberkörper leicht nach vorn.

Stellen Sie die Zehen und Ballen des linken Fußes nahe dem hinteren Mattenrand auf. Lassen Sie eine lange Diagonale zwischen dem linken Bein und dem Oberkörper entstehen. Der Nacken ist lang, Ihr Blick zur Matte ausgerichtet. Ihr rechtes Bein ist kraftvoll gebeugt.

Einatmend, schwingen Sie beide Arme neben den Kopf, so dass sie die Diagonale aus linkem Bein und Oberkörper verlängern. Ausatmend, schwingen Sie die Arme zurück, bis sie parallel zum Rücken neben dem Becken schweben. Schieben Sie die Fingerspitzen kraftvoll nach hinten und die Mitte des Kopfes nach vorn. Beide Schultern dehnen sich weit weg von den Ohren.

Lassen Sie nun eine pulsierende Bewegung entstehen – einatmend nach vorn, ausatmend nach hinten. Steigern Sie den Rhythmus auf etwa einen Atemzug pro Sekunde. Lassen Sie dabei aber Ein- und Ausatmung gleich lang und explosiv geschehen. Ausatmend, lenken Sie jeweils die Bauchdecke kraftvoll nach innen.

Lassen Sie zwanzig bis vierzig kraftvolle Atemzüge fließen.

Der Berg – Parvatasana

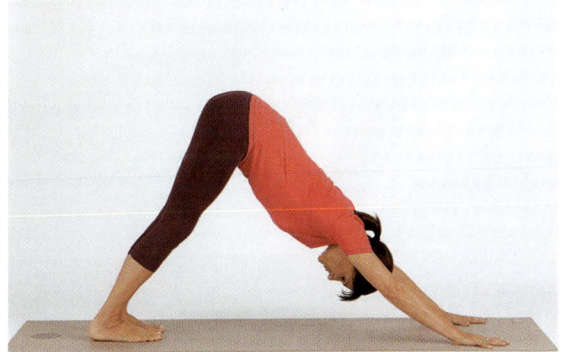

Legen Sie beide Hände auf die Matte. Stellen Sie den rechten Fuß hüftgelenksbreit neben den linken, und schieben Sie das Becken als Spitze des Berges steil nach oben. Drehen Sie die Schultern weit nach außen, und dehnen Sie die Rückseiten der Oberschenkel weit nach hinten und oben. Verweilen Sie drei bis fünf Atemzüge in der Haltung des Berges.

Nehmen Sie den vertieften Atem im Herzraum in der Umkehrhaltung wahr. Spüren Sie, wie die pulsierenden Wellen sich langsam wieder beruhigen und dennoch die Fülle erlebbar ist.

Nach fünf Atemzügen heben Sie das Herz und schauen über den vorderen Mattenrand hinweg. Springen Sie nach vorn zwischen die Hände. Strecken Sie beide Beine in die tiefe Vorbeuge.

Beugen Sie leicht beide Beine, rollen Sie das Becken sanft ein, und richten Sie sich dann einatmend Wirbel für Wirbel wieder in den aufrechten Stand auf. Wiederholen Sie mit der anderen Seite.

Mudra der Zeit

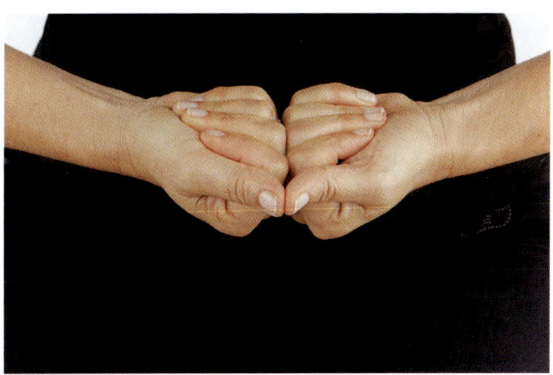

Schließen Sie beide Hände zu lockeren Fäusten. Nun legen Sie die mittleren Gelenke von Zeige-, Mittel-, Ring- und kleinen Fingern zusammen und abschließend die Daumenspitzen. Halten Sie die Hände so in Magenhöhe und die Unterarme waagrecht. Diese Mudra hilft, den richtigen Rhythmus zwischen Aktivität und Ruhe zu finden.

»Es gibt nur zwei Tage im Jahr, an denen man nichts tun kann. Der eine ist gestern, der andere morgen. Dies bedeutet, dass heute der richtige Tag zum Lieben, Glauben und in erster Linie zum Leben ist.«
Dalai Lama

Mutig sein

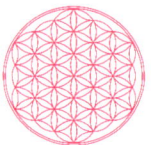 Es gibt unterschiedliche Gründe, warum der Mut verloren gehen kann. Bei Erschöpfung oder Resignation kreisen die Gedanken meist um die Sorgen. Yoga-Techniken helfen, die Gedanken zu entschleunigen, den Geist zu reinigen und zu klären und sich auf Lösungen zu konzentrieren. Bei Überlastung und Überarbeitung können entspannende Atemübungen den Geist beruhigen und regenerieren, und in den Körperhaltungen können die Kräfte langsam wieder wachsen.

Außerdem können Sie im Yoga einen ganz besonderen Perspektivwechsel üben. In der Regel verbinden uns die Füße mit der Erde und lassen uns fortschreiten, und der Kopf als Träger der Sinne ist der höchste Punkt des Körpers. In verschiedenen Yoga-Haltungen können Sie sich buchstäblich auf den Kopf stellen. Kopfstand und Schulterstand werden von dem großen Lehrer B. K. S. Iyengar als »Vater und Mutter der Yoga-Haltungen« bezeichnet.

Die Umkehrhaltungen werden von vielen Yogis als die wirkungsvollsten und essenziellen Asanas beschrieben. Während des Übens verlassen wir den eingetretenen Pfad und wechseln mutig die Perspektive. Wagen Sie etwas Neues, und stellen Sie sich beherzt auf die Hände. Erleben Sie, dass mit Ihrer Willenskraft und Ihrer Konzentration sowie der Bereitschaft, dranzubleiben, alles möglich ist, und lösen Sie sich durch diese Erfahrung von allem, was Ihrem Mut entgegensteht.

Der Handstand – Hastasana

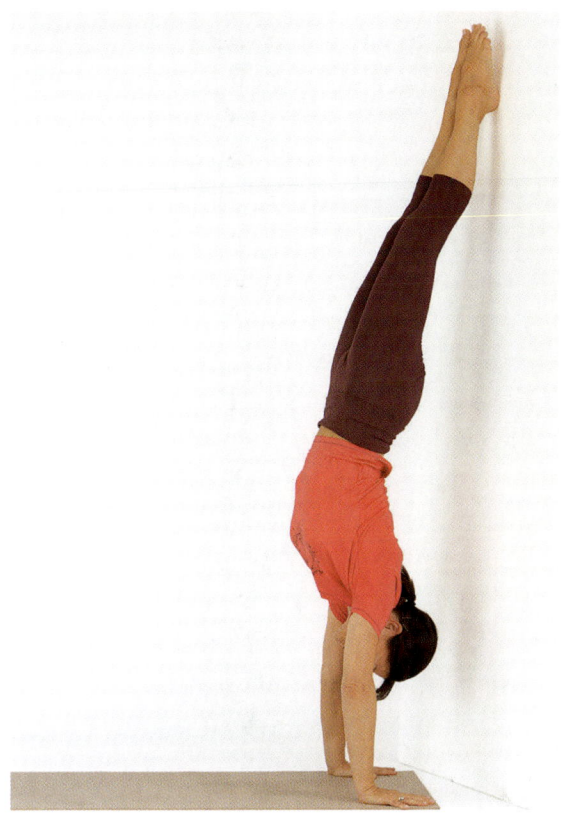

Legen Sie Ihre Matte mit der kurzen Seite dicht an eine freie Wand. Beginnen Sie im aufrechten Stand etwa einen Meter vor der Wand. Setzen Sie beide Hände schulterbreit gefächert auf die Matte. Gehen Sie mit dem rechten Fuß einen Schritt auf die Hände zu. Nun aktivieren Sie Ihre kraftvolle Mitte. Lenken Sie den Bauch nach innen und oben. Lösen Sie den linken Fuß von der Matte, als würden Ihre Bauchmuskeln das Bein heben. Führen Sie zunächst das linke Bein und dann das rechte Bein bis zur Wand. Ihre Körpermitte bleibt aktiv und stabilisiert. Verweilen Sie drei bis fünf Atemzüge.

Lösen Sie die Beine nacheinander wieder. Richten Sie sich auf und wiederholen Sie.

Mudra des Elefantengottes

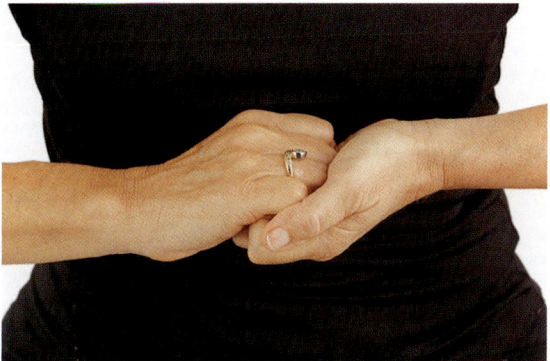

Verhaken Sie alle Finger vor dem Herzen. Die linke Hand zeigt mit der Handinnenfläche nach vorn. Ausatmend, ziehen Sie die Hände, ohne die Finger zu lösen, auseinander; einatmend, lösen Sie den Zug. Wiederholen Sie fünfmal, dann wechseln Sie die Hände und wiederholen.

Diese Mudra aktiviert das Element Feuer, weitet den Schultergürtel und soll das Herz stimulieren. Vor allem verbindet die Geste mit der Kraft des Elefantengottes Ganesha. Er öffnet viele Türen, beseitigt Hindernisse und schenkt Mut für einen neuen Anfang. Er verkörpert die höchste Weisheit, und wenn Sie sich mit ihm verbinden, dann können Sie seine unterstützenden Kräfte spüren. Ganeshas Mantra ist »Om Gam Ganapataye Namaha«. Übersetzt heißt es: »Gehe Neues beherzt an. Wenn du Neues beherzt angehst, werden gute Kräfte mit dir sein.«

Die Beharrlichkeit üben

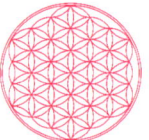 Dauerhaft dabeizubleiben ist oft eine Herausforderung, scheint aber für den Erfolg eines Vorhabens entscheidender zu sein als Intelligenz und Talent. Das Feuer der Begeisterung motiviert, anfangs engagiert und mit Herz dabei zu sein und manchmal auch, sich sehr viel vorzunehmen. Beflügelt vom Elan des Aufbruchs, stürmen wir zuversichtlich los.

Doch dann tauchen die ersten Hindernisse auf. Die Standhaftigkeit wird gebremst durch tausend Dinge, die uns durch den Kopf gehen und wichtiger zu sein scheinen. Der Geist kennt viele Tricks, die Ausdauer zu untergraben. Er flattert hin und her und lässt immer wieder Begründungen auftauchen, warum wir es uns anders überlegen sollten oder was jetzt wichtiger wäre. Es kommen Selbstzweifel auf, dass wir zu schwach oder zu unzulänglich seien. Und oft geraten dann Lust und Sinnhaftigkeit ins Wanken.

Um die Disziplin aufzubringen, am Ball zu bleiben, sollten Sie Ihren Geist zum Verbünden machen. Die beste Möglichkeit, dranzubleiben und sich nicht beirren zu lassen, ist, die Widerstände als Teil Ihrer Persönlichkeit anzunehmen. Bleiben Sie gegenüber den Widerständen liebevoll, geduldig, aber auch beharrlich. Veränderungen können nicht erzwungen oder übers Knie gebrochen werden. Das Wichtigste ist, Ihre Ziele nicht aus den Augen zu verlieren.

Sollten die inneren Widerstände Sie gebremst haben, nehmen Sie das an und gehen beherzt weiter. Sich darüber zu ärgern kostet unnötig Energie. Nehmen Sie Umwege, Irrtümer oder sogar Fehler als Erfahrungen, an denen Sie wachsen können. Der Geist soll nach Ansicht der Yoga-Meister unser Diener sein. Fokussieren Sie ihn auf Ihrem Weg, und setzen Sie Ihre Prioritäten.

Beharrlichkeit meint im Yoga nicht Strenge, Härte oder übermäßige Anstrengung. Finden Sie Ihre regelmäßigen Rituale, und nehmen Sie sich Raum und Zeit. Yoga schlägt uns ein regelmäßiges, engagiertes Tun vor, aber auch die Gelassenheit und die Fähigkeit, loszulassen. Daraus entsteht die Stärke, beharrlich und mit Freude bei der Stange zu bleiben.

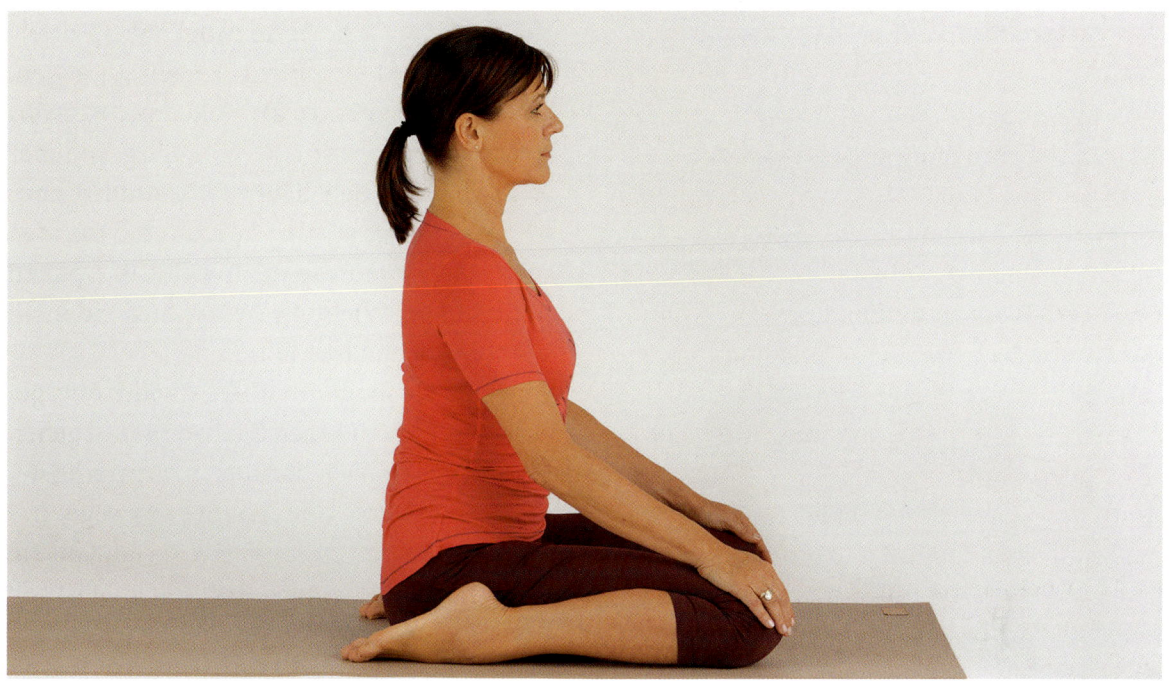

Der Heldensitz – Virasana

Beginnen Sie im Vierfüßlerstand – die Knie sind etwas weiter geöffnet, die Unterschenkel abgespreizt, der Fußspann liegt auf. Schieben Sie das Becken zurück, und setzen Sie sich zwischen Ihre Unterschenkel. Sie können das Becken mit einem festen Kissen oder zwei Yoga-Blöcken unterlagern. Nehmen Sie in diesem Sitz eine tiefe Erdung und Verwurzelung wahr. Beginnen Sie mit der reinigenden Atmung Kapalabhati, gleichmäßig, rhythmisch und harmonisch. Nach den ersten zehn bis zwanzig Atemzügen drehen Sie sich, indem Sie rhythmisch weiteratmen, vom unteren Rücken beginnend nach rechts, nach etwa zehn Atemzügen wieder nach vorn und dann nach links. Wiederholen Sie noch einmal nach rechts, links und wieder nach rechts.

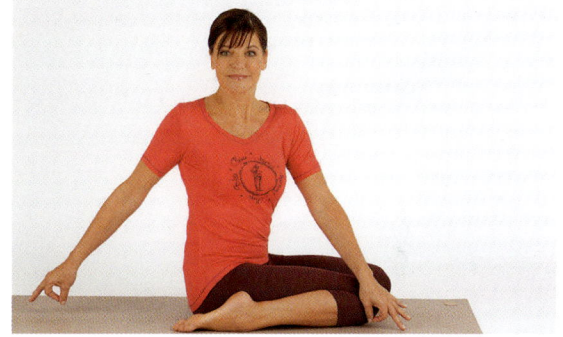

Atmen Sie vollständig aus, und intensivieren Sie die Drehung. Legen Sie den linken Arm an die Außenseite des rechten Beines, der rechte Arm ist nach hinten gestreckt. Richten Sie sich einatmend auf, und vertiefen Sie die Drehung ausatmend. Nehmen Sie die gewonnenen Atempausen wahr. Verweilen Sie fünf Atemzüge lang. Behalten Sie die innere Aufrichtung, und drehen Sie sich zurück. Beginnen Sie wieder mit der reinigenden Atmung Kapalabhati, und starten Sie mit einer Drehung nach links. Verweilen Sie in dieser Drehung.

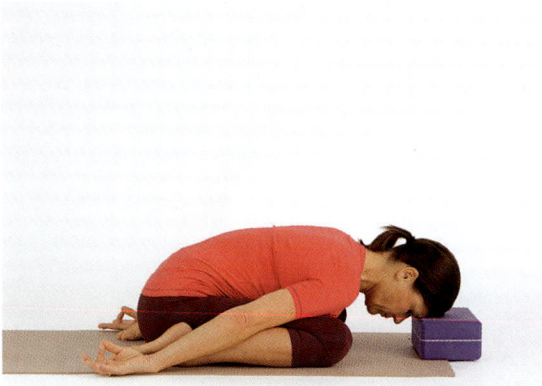

Neigen Sie sich mit langem Rücken aus den Hüftgelenken nach vorn. Erden Sie die Stirn auf der Matte, einem Kissen oder einem Yoga-Block.

Verweilen Sie in der Stille, und lenken Sie die Konzentration auf die Atempausen. Lassen Sie jeden Gedanken vorbeiziehen, und verweilen Sie in dem Moment der Pause. Widerstände lösen sich auf, und Sie sind eins mit sich.

Meditation der Mitte und der Leere

Nehmen Sie einen aufrechten, angenehmen Meditationssitz ein. Schließen Sie die Augen, und lenken Sie Ihre Achtsamkeit zum Becken. Nehmen Sie die Verbindung zur Erde wahr. Wandern Sie mit Ihrem inneren Auge an Ihrer inneren Achse nach oben bis zum Kopf. Streichen Sie mit dem Atem empfindsam an der inneren Achse auf und ab, jeweils ganz gelöst vom Becken bis zum Kopf und wieder zurück. Stellen Sie sich dann vor, die innere Achse löse sich auf und Ihr Körperraum würde zum weiten energetischen Feld.

Lenken Sie die Achtsamkeit wieder zum Beckenraum. Nehmen Sie auch hier Weite und Leere wahr. Das Becken wird zur durchscheinenden Schale. Gehen Sie durch den weiten Raum des Körpers wieder zurück zum Kopf. Visualisieren Sie den Raum über dem Himmelspol, die Weite und Unendlichkeit des Himmels. Die Schädeldecke wird weit, entspannt und durchlässig und verschmilzt mit der Weite des Himmels. Verbinden Sie sich mit der Leere an der Basis, am Kopf und im Körperraum.

Verweilen Sie in der Erfahrung von Luftigkeit, Weite und Durchlässigkeit.

Um die Meditation zu beenden, vertiefen Sie Ihren Atem und kommen zurück zu Ihrem Körper. Nehmen Sie die Bewegungen des Atems wahr, und lassen Sie sich genügend Zeit, bis Sie langsam die Augen wieder öffnen.

Die Freude willkommen heißen

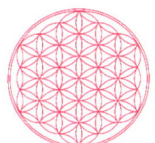 Der Herzraum ist für die Yogis der wichtigste Meditationsort, der Sitz der Seele, der Ort des göttlichen Lichtes. Wenn wir uns auf dem Yoga-Weg diesem besonderen Ort zuwenden, wenn wir das göttliche Licht erahnen oder sogar in Momenten der Praxis erleben, dann erhält diese Erfahrung eine ganz persönliche Bedeutung.

Der Alltag ist von Kopfentscheidungen, Kalkulation und Abwägen bestimmt. Oft wird das Herz auch lediglich mit Sentimentalität und Romantik verbunden. So entsteht der Eindruck, Freude und Glück müssten wir uns erkaufen und erarbeiten. Aber Freude entsteht in der Achtsamkeit und Wahrnehmung der kleinen Dinge und Unglück oft in deren Vernachlässigung. Sind es nicht die kleinen Gesten, wie ein Lächeln im richtigen Moment oder ein freundliches Wort, die das Herz mit Freude erfüllen?

Sie haben schon erlebt, was es bedeutet, wenn Sie in Ihrem Herzen zu Hause sind, zum Beispiel als Sie verliebt waren. Dann begegnen wir der Welt verständnisvoll und mit Freundlichkeit. Sind wir mit unseren Herzensqualitäten verbunden, brauchen wir uns nicht den Kopf zu zerbrechen und finden für viele Lebensfragen ganz leicht eine Antwort. Versucht der Verstand, die Sichtweisen des Herzens zu übernehmen, sind wir oft unzufrieden. Und das Verlangen, die Freude im Außen zu finden, überdeckt die Schwingungen des Herzens. Mit der Freude im Herzen können Sie sich dem Fluss des Lebens anschließen. Sie sind verbunden mit Ihrem Inneren und konzentrieren sich auf das, was Ihnen wirklich wichtig ist.

Freude zu leben ist in jedem Fall ansteckend. Menschen, die mit dieser Herzensqualität verbunden sind, strahlen die Freude nach außen und können bereits mit ihrer Anwesenheit einen Raum oder eine Gesellschaft erfreuen. Deshalb sind den Yogis auch spirituelle Gemeinschaften so heilig. Wenn wir mit Menschen gemeinsam praktizieren, singen oder uns austauschen, die in gleicher Schwingung sind, vertiefen sich das Erleben und das Empfinden, »eins« zu sein.

Je häufiger Sie sich auf die Freude konzentrieren, je genauer Sie hinschauen und hineinfühlen, wo es überall Freude zu erleben gibt, desto öfter erleben Sie, dass diese unterstützende Schwingung überall ist.

Der Sonnengruß

Die Sonne gilt als Symbol für ein positives Lebensgefühl, Freude sowie das Pulsieren des Lebens. Sie können Ihre innere Sonne wecken, sich aber auch jeden Morgen daran erfreuen, dass die Sonne uns wieder Licht, Wärme und Leben schenkt. Mit der Kraft der Sonne können Sie jeden Tag voller Freude auf Menschen zugehen und dem Leben mit Wachstum und Wandel begegnen.

Siehe Bild 1

Beginnen Sie im aufrechten, hüftgelenksbreiten Stand. Schließen Sie beide Hände im Stand zur Gebetshaltung vor dem Herzen. Lassen Sie den Atem fließen, und erfreuen Sie sich an den gleichmäßigen Schwingungen. Spüren Sie die vertrauensvolle Erde, auf der Sie stehen, und richten Sie sich sanft von innen auf.

Siehe Bild 2

Einatmend, strecken Sie beide Arme dem Himmel entgegen. Vertiefen Sie Ihre innere Aufrichtung, und halten Sie das Herz weit. Das Becken bleibt stabil, Ihr unterer Rücken bleibt aufgerichtet, der Raum zwischen Schultern und Ohren gibt dem Nacken Gelöstheit.

Siehe Bild 3

Ausatmend, neigen Sie sich mit langer Wirbelsäule aus den Hüftgelenken nach vorn und legen die Hände neben den Füßen zum Boden. Tauchen Sie in das Gefühl, sich in das Große und Ganze einzugliedern und aus der Erfahrung von Verbundenheit Freude zu erfahren.

Siehe Bild 4

Einatmend, beginnen Sie vom Becken den gesamten Rücken zu strecken. Die Fingerspitzen der gestreckten Mittelfinger stehen senkrecht unter den Schultern auf der Matte. Sie können die Knie leicht beugen, um den Rücken noch mehr aufzurichten.

Siehe Bild 5

Ausatmend, gehen Sie mit drei kleinen Schritten oder einem sanften Sprung zum hinteren Mattenrand. Lassen Sie das Becken etwas tiefer sinken als beide Schultern. Lenken Sie die Bauchdecke nach innen, um den Körper aus der Mitte zu tragen. Arme und Füße stehen senkrecht. Sie spannen sich in alle vier Himmelsrichtungen auf: die Schultern nach rechts und links, die Fersen nach hinten, die Krone des Kopfes nach vorn. Kraftvoll wie eine Planke kann Ihr Körper zwei Ufer miteinander verbinden.

Siehe Bild 6

Während die Bauchdecke Sie trägt und Ihnen Stabilität von innen gibt, beugen Sie ausatmend beide Arme, bis der Körper kurz über der Matte schwebt. Halten Sie den Körper in der Aufspannung in alle Richtungen und die Schultern weit entfernt von den Ohren.

Siehe Bild 7

Einatmend, tauchen Sie vom Herzen geführt mit dem Oberkörper nach vorn auf. Gleiten Sie auf den Fußspann, und lassen Sie eine gleichmäßige Rückbeuge entstehen. Ihre emotionale Vorderseite spannt sich vom Fuß über die Leisten und den Bauch- und Herzraum in die Weite auf. Der Blick ist geradeaus nach vorn ausgerichtet. Nehmen Sie die Weite des Herzens wahr, und bewahren Sie eine angemessene Stabilität im unteren Rücken, um diesen zu schützen.

Siehe Bild 8

Ausatmend, schieben Sie das Becken steil wie die Spitze des Berges nach oben. Der Rücken gliedert sich von unten über den Herzraum bis zum Kopf zwischen den Armen ein. Weiten Sie die Rückseite dem Himmel und der Sonne entgegen.

Siehe Bild 9

Einatmend, heben Sie das Herz, schauen über den vorderen Mattenrand hinweg und gehen wieder drei Schritte nach vorn oder springen sanft und anmutig nach vorn zu den Händen. Ihr Rücken ist lang gestreckt, die Hände befinden sich unter den Schultern.

Siehe Bild 10

Ausatmend, falten Sie sich aus den Hüftgelenken wieder in der tiefen Vorbeuge zusammen. Schmiegen Sie den Bauch an die Oberschenkel, und legen Sie die Hände neben die Füße. Sie können die Knie leicht beugen, wenn Sie sich dann entspannter nach unten dehnen können.

Siehe Bild 11

Einatmend, richten Sie sich mit langem Rücken wieder in den Stand auf und dehnen die Arme zum Himmel.

Siehe Bild 12

Ausatmend, sonnen Sie sich wieder in der Freude des Herzens und legen die Hände in der Gebetshaltung vor dem Herzen zusammen.

Klassisch wird der Sonnengruß zu Ehren jeder Sonnenstunde zwölfmal ausgeführt. Finden Sie für sich einen achtsamen, präzisen, aber dynamischen Ablauf der einzelnen Haltungen. Nehmen Sie die Wärme, die Aktivität des Atems und das Pulsieren der Lebensfreude im Ablauf wahr, und spüren Sie dann, solange es geht, dem Pulsieren nach.

Mudra der Energie

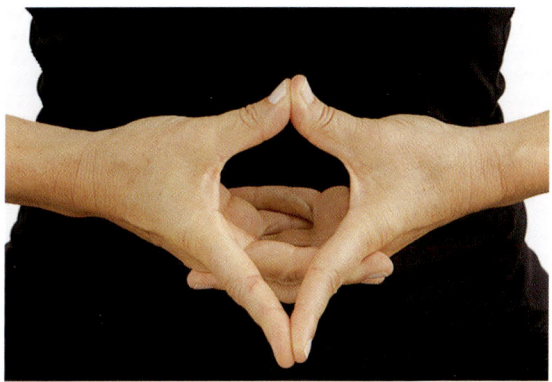

Verschränken Sie die hinteren drei Finger, und legen Sie die Kuppen von Zeigefinger und Daumen aneinander, so dass ein Dreieck entsteht.

Die Lebenskraft, die feinstoffliche Energie, die alles durchzieht und uns mit allem verbindet, wird im Sanskrit »Prana« genannt. Fühlen wir uns mit dieser Kraft verbunden, erleben wir Freude, Liebe, Licht und eine tiefe Verbundenheit. Das Dreieck zwischen den Zeigefingern und Daumen symbolisiert die Loslösung aus der Dualität. Mit der Fähigkeit zum wertfreien Beobachten lösen sich die Gegensätze auf. Statt schwarz und weiß, richtig und falsch können wir tiefe Freude erfahren.

12

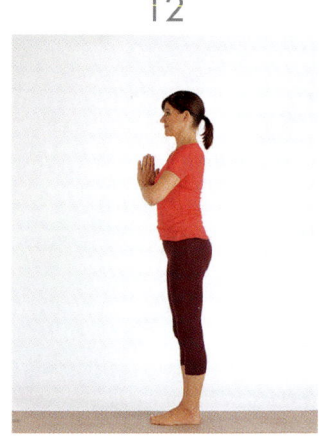

11

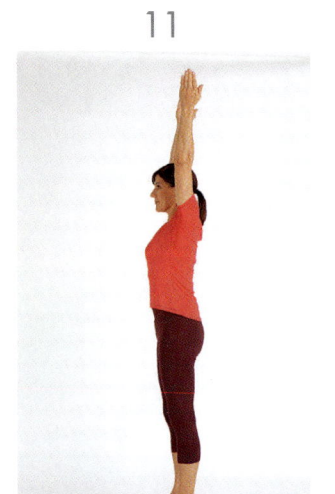

10

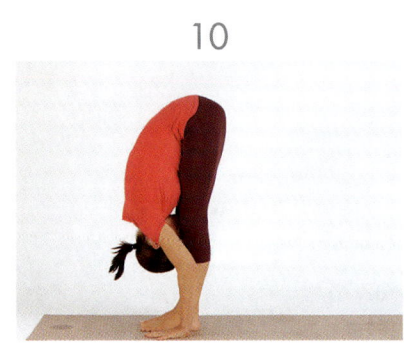

9

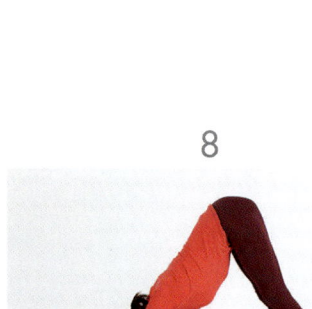

Der Sor

8

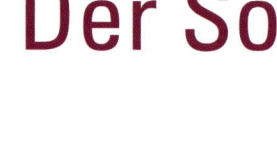

7

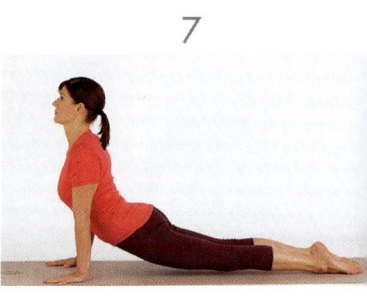

1

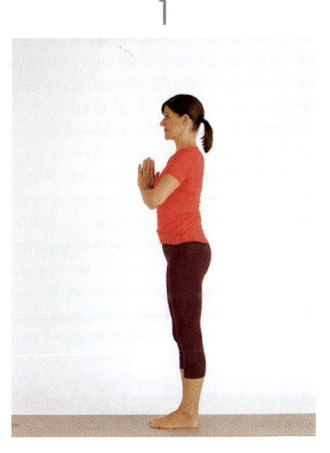

2

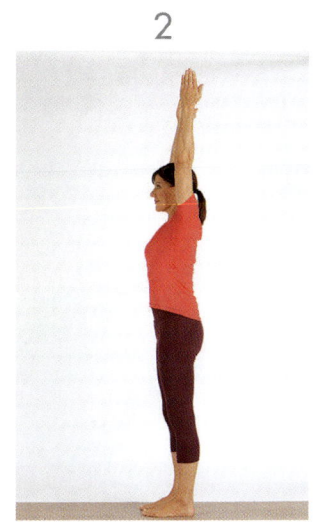

3

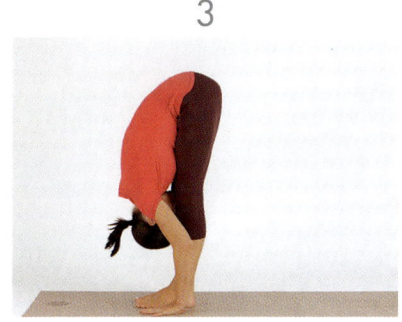

hengruß

4

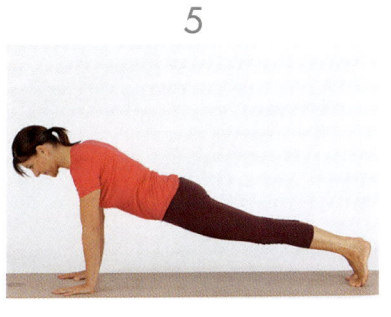

5

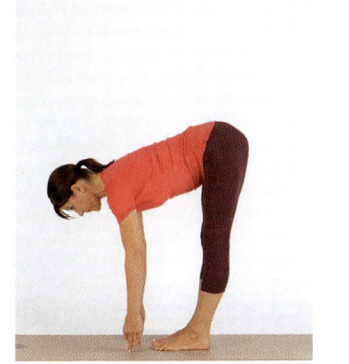

6

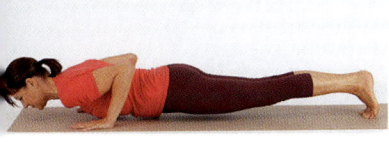

Die Begeisterungsfähigkeit vertiefen

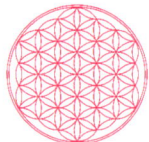 Patanjali macht in seinen Schriften fünf Vorschläge für einen friedvollen Umgang mit sich selbst. Einer davon bezieht sich auf die Entwicklung der inneren Zufriedenheit. Im Yoga wird der Mensch als Gefäß gesehen, welches das Göttliche verkörpert. Das bedeutet, dass der Mensch einzigartig und wundervoll ist. Im Buddhismus heißt es: »Du bist vollkommen, du weißt es nur noch nicht.«

Sich auf den Yoga-Weg zu begeben heißt, dieses Göttliche in sich erfahren zu wollen und sich von dem zu befreien, was den Blick auf das Einzigartige und Göttliche verstellt. Die Herausforderungen, die wir im Leben zu bestehen haben, und unsere jeweiligen Lebensbedingungen dienen uns dazu, Erfahrungen zu machen, um dem Licht begegnen zu können. Deshalb glauben die Menschen in Indien, dass sie immer zur richtigen Zeit am richtigen Ort und in den richtigen Umständen geboren sind.

Wenn wir aufhören zu hadern, uns nicht mehr mit Perfektionismus belasten, sondern Bedingungen anerkennen, entsteht eine innere Zufriedenheit. Denn wir erkennen, dass manche Dinge für unseren Weg wichtig sind. Dann können wir gelassener durch die Wellen des Lebens gleiten. Wenn Ihre persönliche Herangehensweise an Dinge eher langsam ist, ärgern Sie sich nicht, wenn andere vorbeiziehen, sondern genießen Sie die kleinen Details, die nur in der Ruhe erkenn-

bar sind. Dann kann aus genau diesen kleinen Details Begeisterung entstehen.

Die innere Zufriedenheit lässt Sie äußere Dinge annehmen, wenn sie nicht zu ändern sind. Aus ihr heraus entsteht dann eine tiefe innere Motivation und Begeisterung, sich auf den Weg zu machen. In Verbundenheit mit dem Potenzial, das in uns ruht, können Sie sich mit Ihrer Begeisterung frei entfalten und die wirkliche Kraft Ihrer Seele erfahren.

Der mystische Adler – Garudasana

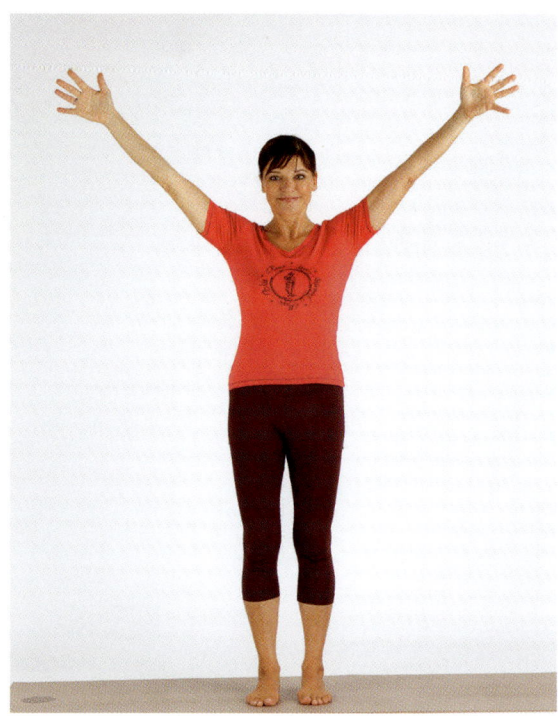

Beginnen Sie im aufrechten Stand, und strecken Sie beide Arme diagonal nach oben aus. Sammeln Sie sich einatmend in Ihrem Herzraum, und lassen Sie ausatmend die Schwingungen des Herzens durch die Arme nach außen strahlen. Sie können sich mit Ihrer Freude oder Begeisterungsfähigkeit verbinden und alle Zweifel beseitigen.

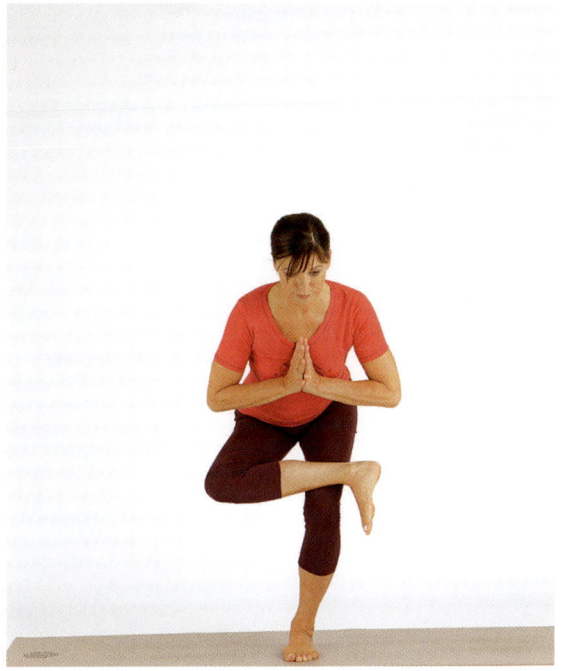

Legen Sie die Hände vor dem Herzen in die Gebetshaltung. Verlagern Sie das Gewicht auf das linke Bein, beugen Sie das Standbein, und legen Sie den rechten Unterschenkel auf den linken Oberschenkel. Das Fußgelenk bleibt frei, und der Fuß ist rechtwinklig zum Unterschenkel herangezogen. Neigen Sie sich mit langem Rücken aus den Hüftgelenken nach vorn. Die Wellenform der Wirbelsäule bleibt erhalten, die Sitzbeinknochen weiten sich. Sie können an der rechten äußeren Beckenseite eine Dehnung wahrnehmen. Breiten Sie einatmend wieder Ihre Arme wie zwei Flügel seitlich aus. Sammeln Sie sich einatmend im Herzen, und lassen Sie das Potenzial des Herzens sich ausdehnen.

Einatmend, richten Sie den Oberkörper auf und winden das rechte Bein um das gebeugte linke, bis der rechte Fuß an der Wade liegt.

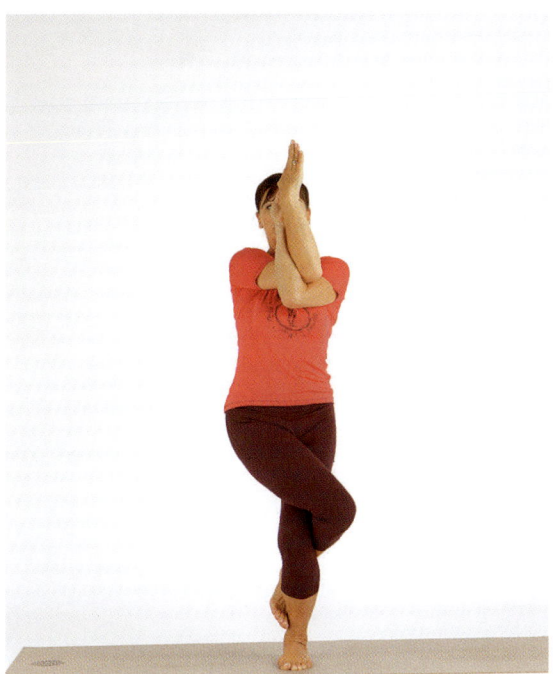

Legen Sie den rechten Ellbogen in die linke Ellenbeugen, und winden Sie die Unterarme umeinander.
In der Haltung des Adlers zentrieren Sie Ihre Gedanken wieder im Mittelpunkt Ihrer Stirn. Verweilen Sie fünf Atemzüge lang. Lösen Sie die Arm- und Beinhaltung, und beginnen Sie von vorn, diesmal mit der linken Seite.

Das Mitgefühl leben

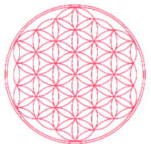 Der Dalai Lama sagt: »Wahres Mitgefühl lässt unsere inneren Spannungen schwinden und versetzt uns in einen ruhigen, gelassenen Zustand.« Diese Worte erweisen sich vor allem im Alltag als äußerst hilfreich, wenn wir auf Probleme stoßen, die unser Selbstvertrauen herausfordern. Eine mitfühlende Person erzeugt um sich herum eine warme, entspannte Atmosphäre, in der sich die anderen willkommen und aufgehoben fühlen. In den zwischenmenschlichen Beziehungen kann Mitgefühl Frieden und Harmonie fördern.

Das Mitgefühl ist ein verfeinertes Einfühlungsvermögen. Im Gegensatz zum Mitleid zeigt es sich in einer inneren Haltung und in Handlungen, die andere und die eigene Person unterstützen. Mitgefühl bietet Hilfe zur Selbsthilfe und damit den Blick zu neuen Wegen und Lösungen an. Verbunden mit dieser inneren Haltung, wächst eine Wertschätzung für Dinge und Menschen, statt alles einfach hinzunehmen und geschehen zu lassen. Das zeigt sich darin, dass Sie beispielsweise einem anderen nicht mehr mit Abneigung begegnen, sondern ihn so nehmen, wie er ist, sich dabei aber gleichzeitig schützend abgrenzen.

Getragen von Mitgefühl und Empathie für die eigene Entwicklung und die der Mitmenschen, können Veränderungen als Chance angenommen werden, statt sich dagegenzustemmen. Eine Grundvoraussetzung für diese verständnisvolle Zuneigung liegt in der Auseinandersetzung mit den eigenen Gefühlen. Das heißt vor allem, sich selbst gegenüber mitfühlend zu sein, freundlich und nicht zu streng. Betrachten Sie ruhig und offen Ihre Verhaltensmuster und Gefühle, nehmen Sie sie vorurteilsfrei an, und verzeihen Sie sich.

Der Bogen – Dhanurasana

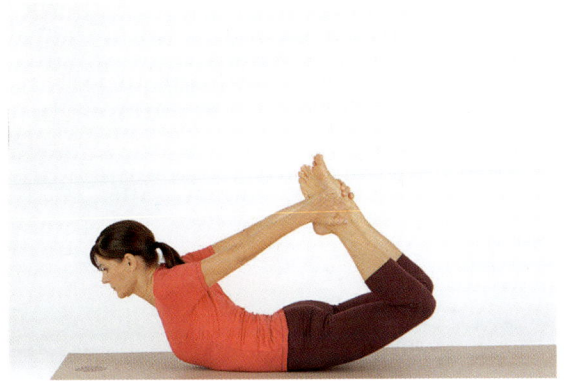

Beginnen Sie in Bauchlage, die Stirn liegt auf der Matte. Beugen Sie die Unterschenkel nach oben, und umgreifen Sie die Fußgelenke oder den Fußspann. Richten Sie das Becken auf, indem Sie das Schambein in Richtung Bauchnabel lenken. Die Bauchdecke schwingt stabilisierend nach innen. Einatmend, schieben Sie die Unterschenkel nach hinten in die Senkrechte. Beide Schultern werden nach hinten gedehnt. Im Spannen des Bogens steigt der Oberkörper auf, die emotionale Vorderseite des Körpers weitet sich.

Verweilen Sie für drei bis fünf Atemzüge im Bogen. Nehmen Sie wahr, wie der Bauch, der Sitz des Verdauungsfeuers, sich mit jeder Einatmung an die Erde schmiegt, und fühlen Sie die Weite des Herzens.

Die gedrehte Kobra – Parivrtta Bhujangasana

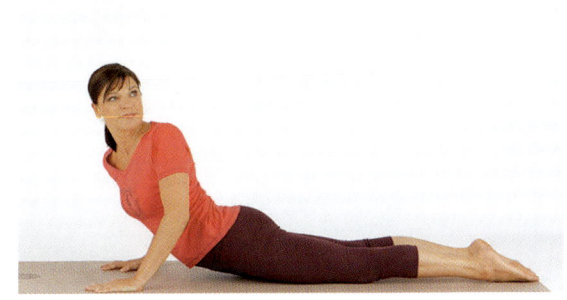

Lösen Sie noch im Bogen ausatmend die Hände von den Füßen, strecken Sie die Beine aus, senken Sie den Oberkörper, und legen Sie die Hände rechts und links neben dem Herzen auf die Matte.

Einatmend, heben Sie sanft das Herz. Der untere Rücken bleibt stabil in einer kleinen Kobra. Ausatmend, beginnen Sie sich vom Kopf über die Schultern, den Herzraum nach rechts zu drehen. Einatmend, kommen Sie zurück in die kleine Kobra. Ausatmend, begeben Sie sich in eine gedrehte Kobra nach links. Einatmend, gehen Sie wieder in die kleine Kobra. Ausatmend den Oberkörper ablegen.

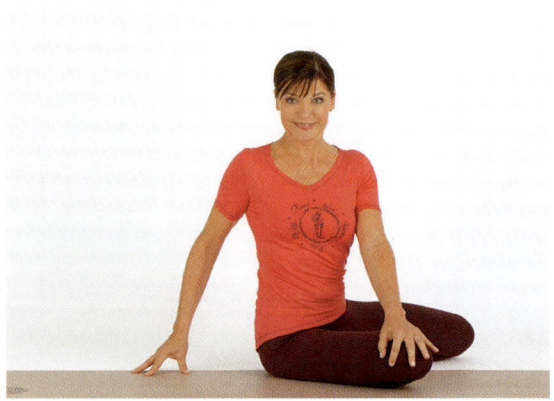

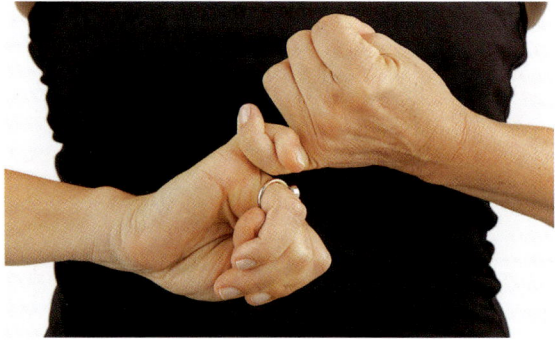

Einatmend, verlängern Sie das linke Bein aus der Mitte des Körpers, lassen das Bein aufsteigen und heben den Oberkörper an. Legen Sie das linke Bein auf der rechten Seite der Matte gebeugt ab. Sie sitzen in cinem Z-Sitz, das rechte Bein vor dem Körper gebeugt, das linke hinter dem Becken im rechten Winkel. Der Blick ist zum hinteren Mattenrand gerichtet. Beginnen Sie eine Oberkörperdrehung vom unteren Rücken nach rechts, bis die linke Hand am rechten Oberschenkel liegt. Drehen Sie sich zunächst wieder mit dem Oberkörper zurück in den Sitz. Dann schauen Sie über die linke Schulter und gleiten zurück in die Bauchlage.

Lassen Sie einen Tanz des Herzens entstehen: Bogen – gedrehte Kobra nach links und rechts – ein dynamisches Schwingen in den Z-Sitz – eine kraftvolle Wirbelsäulendrehung – vom Sitz wieder in die Bauchlage.

Wiederholen Sie mehrfach, und lassen Sie die Augen des Herzens im dynamischen Flow in alle Richtungen schauen. Finden Sie in den fließenden Bewegungen Anmut, Leichtigkeit und Weite im Herzen.

Legen Sie die Daumen jeweils an die Basis der Ringfinger. Zeigefinger und Mittelfinger beugen sich sanft darüber, die kleinen Finger sind umeinander verschränkt.

Bilden Sie die Mudra, und denken Sie an einen Menschen, mit dem Sie sich in aufrichtiger Freundschaft oder tiefem Mitgefühl verbunden fühlen. Verweilen Sie einige Atemzüge in dieser inneren Haltung, bis Sie sich ganz erfüllt wahrnehmen. Denken Sie jetzt an einen Menschen, zu dem Sie kein harmonisches Verhältnis haben. Betrachten Sie diesen Menschen mit der inneren Haltung von Freundschaft und Mitgefühl, bis sich alle Widerstände lösen.

Das Verständnis üben

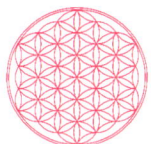 Tantra bedeutet wörtlich »Gewebe«. So heißt auch eine Strömung der indischen Philosophie des Hinduismus und Buddhismus, die im 2. Jahrhundert entstanden ist, aber ihre größte Bedeutung im 7./8. Jahrhundert hatte. In der Yoga-Philosophie steht der Tantrismus für eine machtvolle Geistesströmung und Lebensphilosophie. Er ist die Basis des Körper-Yoga.

Mit der Silbe »tan« (Ausdehnung) ist das allumfassende Wissen oder das Ausbreiten des Wissens gemeint. Gewebe beschreibt im Tantra eine innere Einstellung: Alles ist miteinander verwoben. Das Absolute und Relative sind untrennbar, alle Wirklichkeit ist Energie, und der Mikrokosmos ist so mit dem Makrokosmos verwoben, dass alle Handlungen ein Spiegel innerer Haltungen, innerseelischer Zustände sind. Alles, was wir tun, alles, was geschieht auf der Welt, hat eine unmittelbare Wirkung. Eine regelmäßige Yoga-Praxis vermittelt die Verbundenheit von Mensch und Natur und sensibilisiert uns für eine harmonische Verbindung zu den Menschen, die einander begegnen und sich – zufällig, gewollt oder ungewollt – ein Stück auf dem Lebensweg begleiten. Aus dieser Verbundenheit entsteht der Wunsch nach einem verständnisvollen und friedlichen Miteinander. Gemeinschaft, Familie und Freundeskreise gewinnen an Bedeutung.

Verständnis, jede Unterstützung untereinander, alles, was die Gemeinschaft trägt und wachsen lässt, vertieft Freude, lässt Harmonie spürbar werden und intensiviert das spirituelle Erleben. Erinnern Sie sich an ein schönes Gemeinschaftserlebnis, einen Abend, einen Urlaub, der von der Freude und dem Verständnis mehrerer Menschen getragen wurde, der noch lange in Ihrem Herzen nachschwingt. Vieles Schöne ist nur in der Gemeinsamkeit wirklich zu erleben. Das Gefühl der Verbundenheit macht es uns leichter, Menschen so zu nehmen, wie sie sind. Es schenkt uns und anderen die Möglichkeit, zu wachsen, zu reflektieren und mit einer inneren Wertschätzung den eigenen Beitrag zur Gemeinschaft zu finden. Verständnis zu leben bedeutet, sich selbst, die persönlichen Werte, zurückzunehmen und sich als ein Teil des großen Ganzen zu sehen.

Der Held 2 – Virabhadrasana 2

Beginnen Sie im breiten Stand quer auf der Matte. Drehen Sie das rechte Bein aus dem Hüftgelenk nach außen. Die Mitte Ihrer Kniescheibe steht genau über dem zweiten Zeh. Drehen Sie das linke Bein aus dem Hüftgelenk leicht nach innen. Auch hier stehen Knie und zweiter Zeh in einer Linie, so dass beide Knie gut stabilisiert sind. Beide Füße sind aktiv, die

gestreckt aneinander. Schieben Sie die Hände nach unten, die Krone des Kopfes himmelwärts. Die Schultern dehnen sich nach unten. Verneigen Sie sich in Hingabe und Demut. Lassen Sie den Oberkörper tief sinken. Verweilen Sie in dieser Haltung drei bis fünf Atemzüge. Um sich aufzurichten, schieben Sie die Arme kraftvoll nach oben. Wiederholen Sie den verständnisvollen Helden, die Heldin nach links.

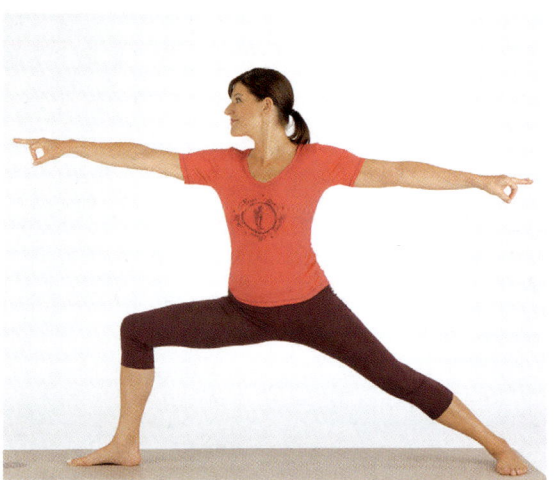 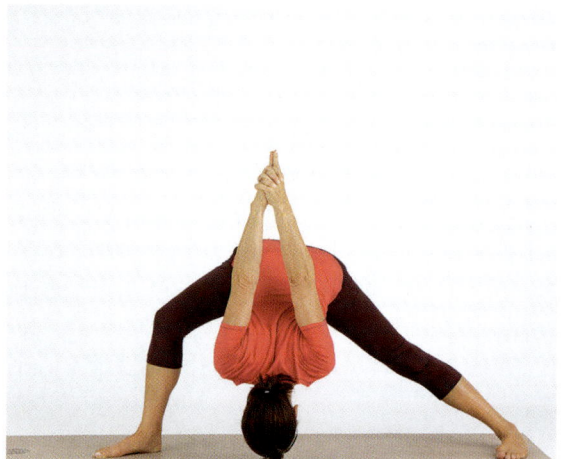

Außenkanten und der Großzehenballen sind stabil mit der Matte verbunden, die innere Fußkante bildet einen Bogen.

Breiten Sie Ihre Arme vom Herzen zur Seite aus, und beugen Sie kraftvoll das rechte Knie. Das Knie zeigt weiterhin gerade nach vorn. Richten Sie sich auf. Die Wirbelsäule ist senkrecht ausgerichtet.

Beginnen Sie mit der reinigenden Atmung Kapalabhati, verbinden Sie sich mit Ihrem Kraftraum im Bauch, der Ihnen die Energie zum Handeln gibt.

Atmen Sie vollständig aus, und verschränken Sie die Hände; die Zeigefinger liegen dabei

Verbundene Weisheits-Mudra

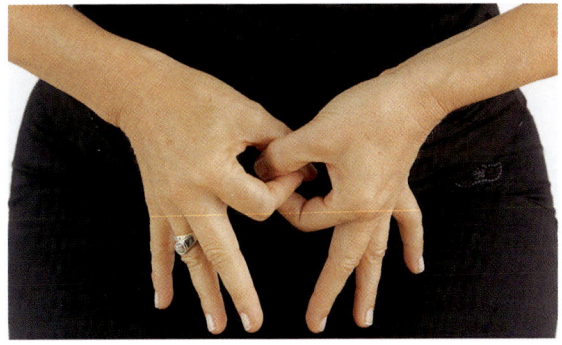

Bei dieser Mudra des inneren Wissens liegen die Fingerspitzen von Zeigefinger und Daumen zart aneinander, die anderen drei Finger sind entspannt und leicht gefächert. Diese Mudra können Sie in Ihrer Yoga-Praxis nutzen, um die Konzentration zu verstärken und den Blick nach innen zu vertiefen. Der Zeigefinger ist das Symbol für das individu-

elle Bewusstsein, die Energie von außen, die Inspiration. Hier wohnt das Fingerspitzengefühl. Der Daumen ist das Symbol für das kosmische Bewusstsein, das höhere Selbst. Er ist dem Element Feuer zugeordnet.

Durch die Berührung nährt die Energie den anderen Finger oder nimmt überschüssige Energie auf. Somit dient die Mudra der Harmonisierung und dem Gleichgewicht. Sie drückt den sehnlichen Wunsch nach Verbindung des individuellen mit dem göttlichen Bewusstsein, nach Einheit aus. Wenn das individuelle Selbst sich mit dem höheren Selbst verbindet, entsteht Harmonie, symbolisiert durch einen geschlossenen, gleichmäßigen Kreis. In der verbundenen Weisheits-Mudra umschließen sich zwei Kreise. Alles ist miteinander vernetzt und schwingt gemeinsam.

Die Großzügigkeit schätzen lernen

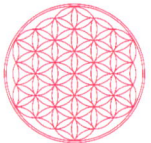 Karma-Yoga ist ein Yoga-Weg des Handelns. Er wird weniger in der Stille und Meditation geübt, sondern direkt im Alltag: dort, wo Handeln und Aktivität gefordert sind. Der bedeutendste Text des Karma-Yoga ist die Bhagavadgita (»Der Gesang Gottes«). Dieses Epos beschreibt die Geschichte Ajurnas, eines Heerführers, der in eine persönliche Krise gerät, die ihn handlungsunfähig macht. Er erhält göttliche Beratung im Gespräch mit seinem Wagenführer, dem göttlichen Krishna.

Karma-Yoga wird hier beschrieben als ein Handeln, das nicht an Früchten, also an persönlichem Erfolg, Macht, Anerkennung ausgerichtet ist. Es ist vielmehr von einem freien Geist bestimmt. Ein Handeln, das nicht aus einem Interesse der persönlichen Bereicherung oder einem Konkurrenzdenken geführt ist, sondern mit Fairness und Großmut einhergeht.

Großzügigkeit, die Schwester der Nächstenliebe, wird in vielen Kulturen und Religionen als wichtige Tugend angesehen. Dabei ist die Großzügigkeit nicht nur das Gegenteil von Gier, sondern die Fähigkeit, zu geben und dabei die eigenen Bedürfnisse zurückzustellen. Zu geben, ohne Gegenleistung zu erwarten, zu geben, was ich gut kann, was ich als Beitrag für die Gemeinschaft dazugeben kann. Großzügigkeit meint, nicht mehr zu nehmen, als uns zusteht oder als wir benötigen. Es geht um eine Befreiung von dem ständigen Drang, Dinge haben zu wollen, die uns nicht gehören, und um die Fähigkeit, sich mit anderen zu freuen und gerne zu teilen. Großzügigkeit bedeutet auch, über mögliche Fehler oder Versäumnisse anderer hinwegzusehen und Toleranz zu üben.

Großzügigkeit nährt das Herz und ist der beste Weg, unsere Liebe auszudrücken. Nach dem kosmischen Gesetz kommt alles zurück, was wir geben. Wir geben großzügig aus dem Göttlichen, das in uns schwingt. Durch Großzügigkeit entsteht ein Kreislauf, und dadurch lösen sich alle materiellen Probleme. Stellen Sie sich einen Raum vor, in dem nur eine Tür offen steht: Es kommt keine frische Luft herein. Mit dem Öffnen einer anderen Tür zirkuliert die Luft.

In Großzügigkeit zu leben heißt, die Schönheit von materiellen Dingen zu genießen, ohne sie gleich besitzen zu wollen, und zu erkennen, dass sie nicht die Erfüllung sein können. Großzügigkeit bedeutet, andere zu bewirten und ihnen Schutz zu gewähren, ihnen zu helfen, sich wohl zu fühlen, Frieden und Schönheit zu empfinden. Durch das Geben erlangen wir die größte Freude.

Der Held 1 – Virabhadrasana 1

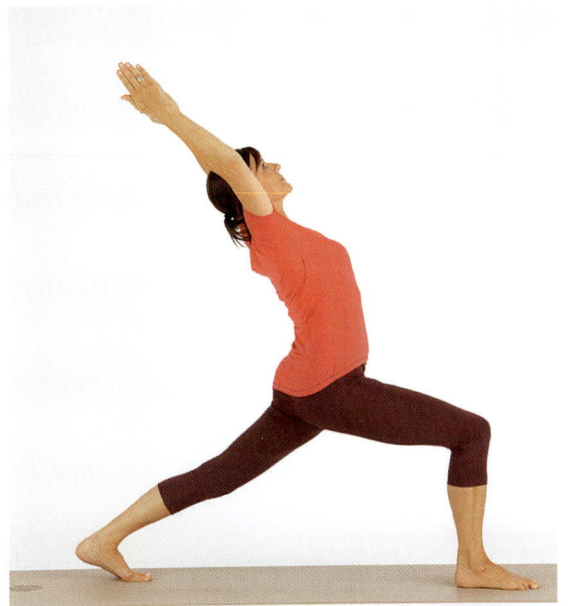

Der gedrehte Läufer – Parivrtta Dhavakasana

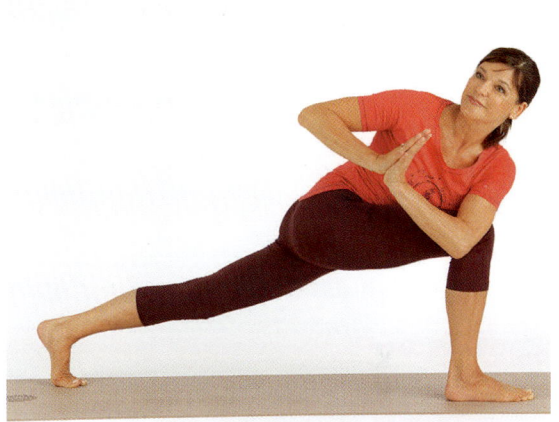

Beginnen Sie mit einem großen Ausfallschritt, das rechte Bein steht vorn. Legen Sie beide Hände vor dem Herzen zur Gebetshaltung zusammen. Nehmen Sie die Schwingungen des Atems im Herzen wahr. Färben Sie Ihren Atem mit Ihrem Klang. Nehmen Sie den Klang im Herzen wahr.

Einatmend, beugen Sie das rechte Knie gerade nach vorn. Lassen Sie die Beckenrückseite nach hinten unten sinken, so dass sich der untere Rücken verlängert, und neigen Sie sich in einem gleichmäßigen Bogen aus der gesamten Wirbelsäule zurück. Lassen Sie die Schulterblätter breit zum Becken sinken, und verlängern Sie die harmonische Rückbeuge, indem Sie beide Arme heben.

Verweilen Sie für fünf gleichmäßig klingende Atemzüge. Nehmen Sie die Schwingungen in der Weite des Herzens wahr.

Schließen Sie beide Hände wieder vor dem Herzen in der Gebetshaltung. Schieben Sie die linke Ferse zum hinteren Mattenrand und die Krone des Kopfes nach vorn oben. Beginnen Sie die Rotation nach rechts von der Mitte des Körpers aus. Legen Sie den linken Oberarm außen an den rechten Oberschenkel. Einatmend, verlängern Sie sich von innen. Ausatmend, vertiefen Sie die Drehung aus der Körpermitte.

Der Drehsitz – Matsyasana

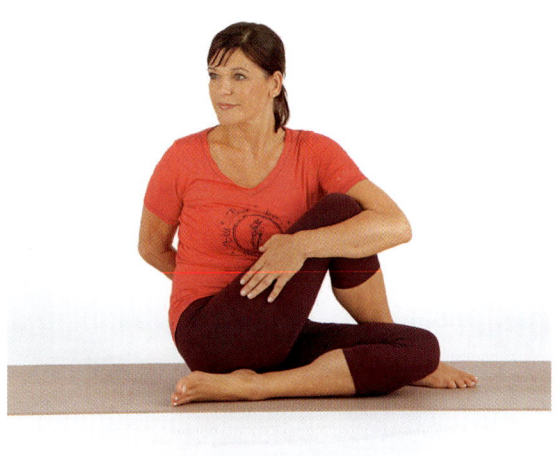

Ziehen Sie das linke Knie gebeugt nach vorn zur Außenseite des rechten Unterschenkels. Setzen Sie sich auf die Matte. Legen Sie den linken Arm um das rechte gebeugte Bein und den rechten Arm hinter den Körper. Intensivieren Sie wieder die Drehung. Einatmend, längen Sie sich und richten sich auf, ausatmend, drehen Sie sich. Das Drehen wird nun so fein ausgeführt, dass es von außen kaum sichtbar ist, aber für Sie innerlich fühlbar. Ihr klingender Atem schwingt fein und kontinuierlich.

Bewahren Sie die innere Aufrichtung, und drehen Sie feinfühlig zurück. Der rechte Fuß steht fest auf der Matte. Verlagern Sie das Gewicht auf das rechte Bein. Heben Sie das Becken an, legen Sie beide Hände neben den rechten Fuß. Strecken Sie das linke Bein zum hinteren Mattenrand, und richten Sie sich aus dem Herzen wieder in die Heldenhaltung 1 auf. Lächeln Sie aus der Weite des Herzens.

Schließen Sie die Hände wieder vor dem Herzen in der Gebetshaltung, und führen Sie den linken Fuß zum rechten.

Die Dankbarkeit leben

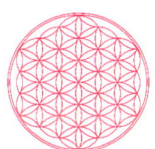 Eine meiner spirituellen Lehrerinnen meinte einmal: »Nach Loslassen, Annehmen und Vergeben ist Dankbarkeit der Schlüssel zum Glück.« Meist tendieren wir dazu, die negativen Aspekte unseres Lebens zu betonen. Wenn alles gut läuft, fällt uns ein »Aber« ein. Die positiven Dinge halten wir für selbstverständlich und suchen förmlich nach den schlechten Seiten der Situation. Der Urlaub war schön – aber … Die Beziehung läuft ganz gut. Aber soll das schon alles gewesen sein? Wir orientieren uns an Regeln, vergleichen uns mit anderen und erkennen das Licht nicht, weil wir die Dunkelheit wahrnehmen.

Dankbarkeit für alles, was wir erleben können, nicht nur für eine begrenzte Auswahl, öffnet das Tor in eine neue Zufriedenheit. Wenn wir dankbar sind, fokussieren wir unsere Aufmerksamkeit und Energie auf die positiven und schönen Aspekte unseres Lebens und verleihen ihnen dadurch mehr Kraft. Darin liegt das große transformative Potenzial der Dankbarkeit. Nach dem kosmischen Gesetz ziehen wir die Dinge an, an die wir denken, mit denen wir uns auseinandersetzen, die uns wichtig sind.

Selbst dem schlechten Wetter können Sie dankbar sein, beispielsweise dafür, dass Sie an diesem Tag Ihre Yoga-Praxis ausdehnen können und nicht Fenster putzen müssen. Oder dem unfreundlichen Verkäufer, weil er Ihnen verdeutlicht, was Ihnen wichtig ist. Dankbarkeit ist ein spürbares Mittel, sich selbst zu reinigen, zu heilen und das Licht des Lebens zu begrüßen. Die guten Seiten unseres Partners zu würdigen heißt, sie zum Blühen und Leuchten zu bringen. Das Ärgern über seine Schwächen wird hingegen Missverständnisse verstärken. Dankbar sein bedeutet, das Wunder dieses Lebens in all seinen Ausdrucksformen bewusst und mit Freude wahrzunehmen. Dankbarkeit nährt Liebe, Zufriedenheit und unsere spirituelle Entwicklung.

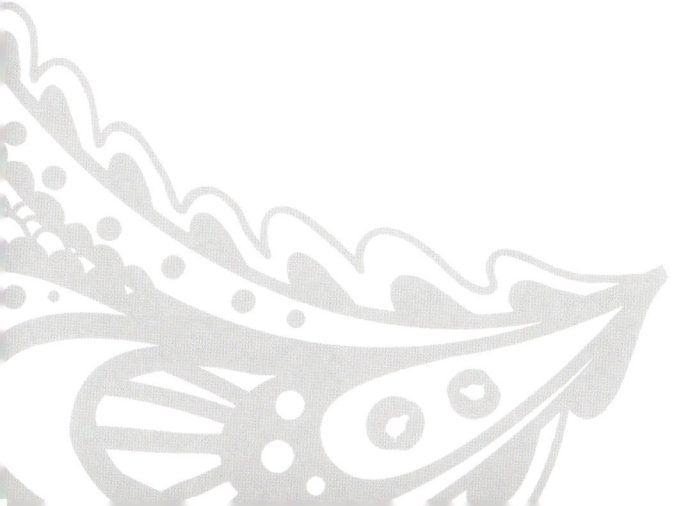

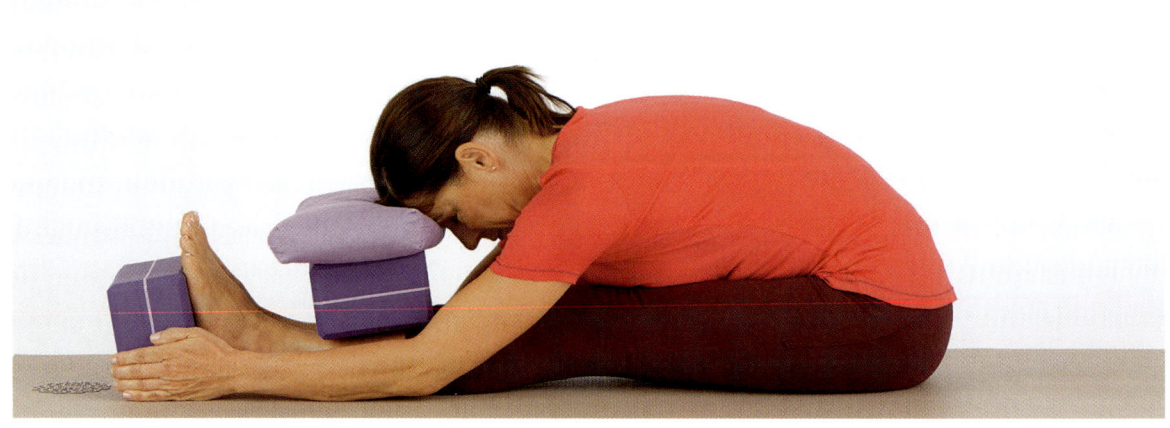

Die sitzende Vorbeuge

Beginnen Sie in einem aufrechten Sitz mit ausgestreckten Beinen. Richten Sie sich aus der Wirbelsäule auf, und beugen Sie beide Knie. Neigen Sie sich mit langer Wirbelsäule aus den Hüftgelenken nach vorn. Ihre Sitzbeinknochen weiten sich und zeigen nun zum hinteren Mattenrand. Halten Sie zunächst den Rücken noch kraftvoll gestreckt. Verlagern Sie das Gewicht auf den linken Sitzbeinknochen. Verankern Sie die rechte Ferse auf der Matte, und versetzen Sie den rechten Sitzbeinknochen etwas nach hinten, um Länge am hinteren Oberschenkel zu gewinnen. Wiederholen Sie mit der linken Beckenseite.

Nun geben Sie den Oberkörper dankbar an die Schwerkraft ab. Lassen Sie alle Rückenspannung los. Um vollständig abzugeben, können Sie ein kleines Kissen unter den Bauch oder unter den Kopf legen oder auch einen Yoga-Block mit Kissen. Nehmen Sie eine Vorbeuge ein, in der alle körperlichen Strukturen und alle Energiebahnen des Rückens sich dehnend lösen. Wenn es entspannt möglich ist, strecken Sie Ihre Beine. Verweilen Sie mehrere Atemzüge lang.

Nehmen Sie sich zum Auflösen genauso viel Zeit wie für das Hineingleiten in die Position. Kommen Sie ganz langsam wieder in den aufrechten Sitz. Lassen Sie ein tiefes Gefühl von Dankbarkeit entstehen, sich verneigen zu können, sich vertrauensvoll hingeben und aus Ihrer eigenen Kraft wieder aufrichten zu können.

Mudra der Meditation

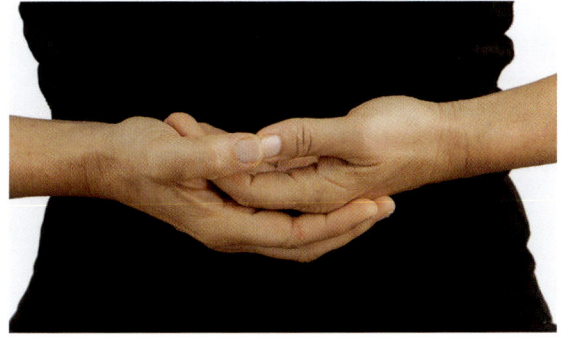

Legen Sie die rechte Hand in die linke, um eine Schale zu formen; die Daumen berühren sich. Ihre Hände und Arme bilden einen geschlossenen Energiekreis mit Ihrem Herzen.

Diese Geste ist eine klassische Meditations-Mudra. Sie hilft, zur inneren Stille zu kommen und Äußerlichkeiten zurückzustellen. Die Hände symbolisieren eine freie, reine und leere innere Haltung, um das Göttliche zu empfangen. Wie ein Verschmelzen in einem einzigartigen Moment, wie ein inniges Zusammensein mit einem wichtigen Freund, einer Freundin, die auf der gleichen Ebene schwingt, können Sie sich ganz und gar einlassen auf den Moment und diese Geste. Es wird das geschehen, was richtig ist.

Nehmen Sie Ihren Meditationssitz ein, und bilden Sie die Mudra. Entspannen Sie die Schultern; die Oberarme sind leicht abgewinkelt. Denken Sie beim Einatmen »Ruhe« und beim Ausatmen »Dankbarkeit«. Beim nächsten Einatmen »Stille«, ausatmend »Dankbarkeit«, dann einatmend »Frieden« und ausatmend »Dankbarkeit«. Wiederholen Sie diese Übung, sooft Sie wollen.

Meditation zum Zentrum des Herzens und des Geistes

Im angenehmen aufrechten Sitz oder auch in der friedvollen Rückenlage lassen Sie sich vom Atem in Ihren Herzraum führen. Nehmen Sie die Schwingungen und die sanften Berührungen hier wahr. Der Atem erfüllt Ihren Herzraum mit Weite. Tauchen Sie tiefer und tiefer in den Raum Ihrer Herzensqualitäten.

Lenken Sie Ihre Achtsamkeit zum Stirnraum. Nehmen Sie die Weite, die Tiefe und die Breite des Stirnraums wahr, wie er sich jetzt für Sie zeigt. Jeden aufkommenden Gedanken lassen Sie vorbeiziehen.

Tauchen Sie nun mit der Achtsamkeit tiefer in die Mitte des Kopfes, den Raum der Intuition und der inneren Weisheit. Lassen Sie sich erfüllen von der Stille des Raums.

Lassen Sie nun Ihre Konzentration ganz gelöst zwischen diesen beiden Energiezentren hin und her wandern. Verbinden Sie die Schwingung Ihres Herzens mit dem mentalen Raum.

Verweilen Sie, solange Sie möchten. Vertiefen Sie den Atem, um zurückzukommen, legen Sie die Hände vor dem Herzen in die Gebetshaltung, und verneigen Sie sich vor sich selbst.

Die Energien mobilisieren

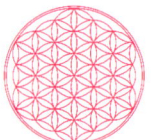 Der Yoga-Weg zur Bewusstheit verläuft entlang einer Energieleiter. Innerhalb der Wirbelsäule verläuft der wichtigste Energiekanal, und an ihm entlang befinden sich übereinander aufgereiht sogenannte Energieräder oder Strudel, die Chakren. Sie sind bestimmten Bewusstheitsstufen, Körperregionen, Charaktereigenschaften und Lebensphasen zugeordnet. Tantra-Meister, Yoga-Experten und auch der Schweizer Psychoanalytiker C. G. Jung haben sich mit der Kraft der Chakren intensiv beschäftigt.

Es heißt, wenn wir uns auf den Yoga-Weg begeben, entfalten sich die Energieräder mehr und mehr, und wir werden dadurch durchlässiger, feinfühliger und ausgeglichener. Dies ist kein abgeschlossener Prozess, sondern wir gleiten immer wieder die ganze Leiter hinauf und hinunter. Je feinfühliger, je bewusster wir werden, desto mehr erleben wir. Die Offenheit der Energieräder lässt sich nicht erzwingen. Yoga-Übungen und Meditation sprechen Chakren an und mobilisieren Energie.

Das unterste der sieben Chakren, das Wurzel-Chakra, sitzt am untersten Ende des Rumpfes, am Damm zwischen Anus und Genitalien. Es ist der Beginn des Aufstiegs. Hier finden wir Erdung, die Organisation des Alltags und begegnen den starken Gefühlen wie Angst, Aggression und Wut. An jedem Neubeginn müssen wir neue Wurzeln finden und unseren Standpunkt behaupten. Das Sakral-Chakra sitzt im Unterbrauch und ist für die Entfaltung einer authentischen und unabhängigen Persönlichkeit zuständig. Das Becken ist die Schale aller Gefühle, die wir an uns schätzen und die uns manches Mal erstaunen lässt. Das Solarplexus-Chakra mit dem Sitz im Nabelzentrum regelt Selbstwertgefühl, Selbstvertrauen und die Klärung der Egokräfte.

Diese drei unteren Chakren sind auch entscheidend für Agni, das Verdauungsfeuer. Ihre Öffnung und das Freisetzen der Energie in Bauch und Beckenraum bereitet die Feinfühligkeit für die feinstofflichen Schwingungen im Herzraum vor. Disharmonien in den unteren Chakren sind auf emotionaler Ebene erkennbar, wenn Gedanken und Taten sehr triebhaft oder von Angst, Wut, Aggression und Selbstüberschätzung geprägt sind. Je mehr grobe Energie im Agni verbrennt, je mehr Sie in Ihrem Becken und Bauchraum Geborgenheit und Stabilität fühlen, desto ausgeglichener fühlen Sie sich.

Der Pflug – Halasana

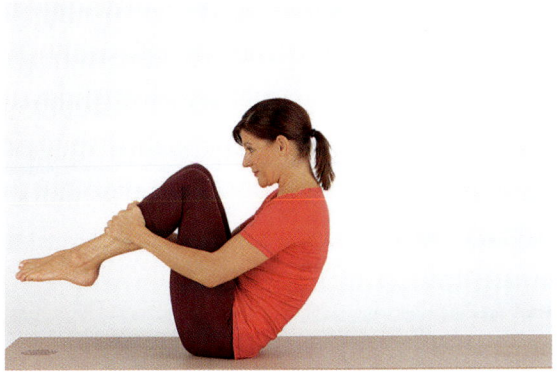

Beginnen Sie im Sitz mit aufgestellten Füßen auf dem ersten Drittel der Matte. Balancieren Sie sich etwas hinter den Sitzbeinknochen aus. Lösen Sie die Füße von der Matte, und legen Sie die Hände seitlich an die Unterschenkel. Lenken Sie die Bauchdecke nach innen zur unteren Wirbelsäule, und runden Sie den Rücken in einem gleichmäßigen C-Bogen. Rollen Sie wie ein Ball einatmend zurück bis zu den Schulterblättern. Die Beine bleiben gebeugt, Schultergürtel und Kopf schweben über der Matte. Ausatmend, rollen Sie zügig wieder auf in die Balance. Wiederholen Sie noch zwei gleichmäßige, dynamische Rollbewegungen.

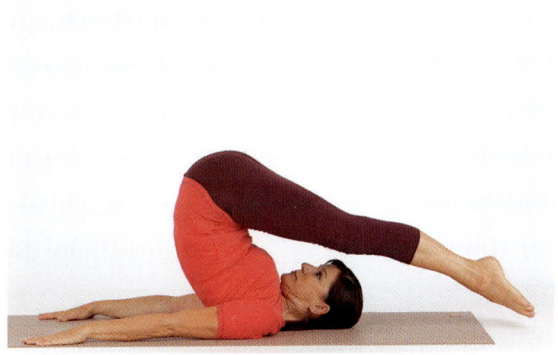

Rollen Sie noch einmal über den runden Rücken zurück. Lösen Sie in der Rollbewegung die Hände von den Unterschenkeln, und legen Sie die Arme lang gestreckt auf die Matte. Breiten Sie die Schultern auf der Matte aus, und legen Sie den Kopf ab. Der Nacken ist lang. Sie führen beide Beine gestreckt über den Kopf in den Pflug. Balancieren Sie sich aus. Schieben Sie das Becken himmelwärts. Das Kinn steht im rechten Winkel zum Hals, und ein sanfter Druck des Hinterkopfs auf die Matte aktiviert die tiefe Nackenmuskulatur zum Stabilisieren. Verweilen Sie für zwei bis drei Atemzüge.

Stellen Sie sich nun vor, eine imaginäre Hand halte gefühlvoll Ihre Füße fest. Sie lenken den Bauch nach innen und rollen sich ganz langsam Wirbel für Wirbel zurück in die Rückenlage. Liegt das Becken auf, beugen Sie die Knie und umarmen die gebeugten Beine.

Meditation zum Vitalpunkt

Im aufrechten Meditationssitz konzentrieren Sie sich auf einen Punkt zwei Finger breit unterhalb Ihres Bauchnabels. Hier schwingt das Sakral-Chakra, das für Lust am Leben, Kreativität und Ihr weibliches und männliches Potenzial steht. Lassen Sie an diesem energetischen Punkt Ihre Konzentration ruhen. Werden Sie stiller und stiller, und beobachten Sie die Wellen des Atems. Die Leere bringt Fülle, immer wieder. Verweilen Sie in dieser Achtsamkeit, damit entstehen kann, was entstehen soll.

Die Klarheit finden

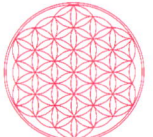 Es gibt keine schlechten Emotionen, nur unbequeme oder unangemessene Reaktionen und Verhaltensmuster, die aus Gefühlen entstehen. Da gibt es die Gefühle, die wir nicht wahrhaben wollen und deshalb immer wieder überdecken, bis uns der Kragen platzt. Dann gibt es die Gefühle, die uns fast erschrecken oder beschämen, wenn sie auftauchen, und wir wissen nicht, wie wir reagieren sollen. Und immer wieder tauchen Enttäuschungen auf, weil wir Erwartungen haben, die sich nicht erfüllt haben oder gar nicht zu erfüllen sind.

Jede Emotion hat ihre Berechtigung. Wenn wir uns das eingestehen, ist der erste Schritt zur Klarheit schon getan. Um auf dem Weg zur Klarheit weiterzugehen, können Sie lernen, die Emotionen, die Sie herausfordern, genauer anzusehen und wie Schatten aus einer angemessenen Distanz zu beobachten. Dann verlieren sie ihre Macht und werfen Sie nicht mehr aus der Bahn. Erinnern Sie sich an einen Streit, einen persönlichen Konflikt, vielleicht an eine schmerzliche Trennungssituation. In der emotionalen Hochphase ist keine Klarheit möglich, weil sich der Kummer, die Frustration und die Verletztheit wie ein Schleier über alles legen. Nach einiger Zeit, manchmal erst nach Jahren, zeigt sich diese Situation in einem anderen Licht.

Verständnis und Mitgefühl schwingen im Rückblick. Aus dieser Perspektive sehen Handlungen anders aus, hören sich Worte anders an, und manches wünschten wir, nicht gesagt oder getan zu haben. Üben Sie die Klarheit schon früher. Betrachten Sie in der Stille die Emotionen, die Sie ins Wanken bringen. Betrachten Sie sie einzeln, und meditieren Sie darüber, wie Sie mit ihnen umgehen wollen. Nehmen Sie sich für den Klärungsprozess Zeit, und seien Sie geduldig mit sich. Freuen Sie sich über jede angemessene Reaktion, die Sie leben konnten.

Der Halbmond – Ardha Chandrasana

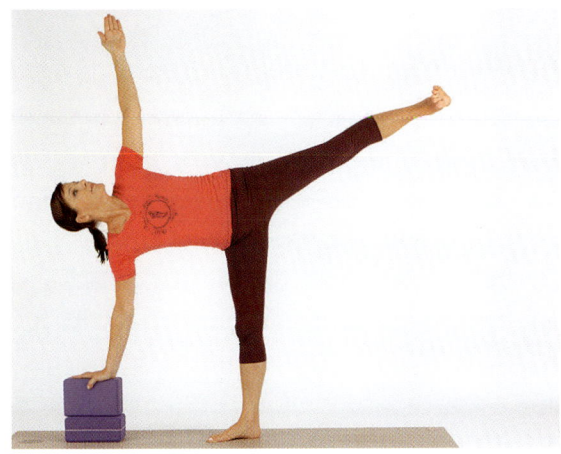

Legen Sie am kurzen Mattenrand etwa einen Meter vor Ihren Füßen zwei Yoga-Blöcke übereinander. Beginnen Sie im aufrechten Stand, und legen Sie beide Hände auf Ihren Solarplexus, den Ort des Verdauungsfeuers. Betonen Sie den Atem in diesem Körperbereich.

Beugen Sie sich ausatmend mit geradem Rücken aus den Hüftgelenken horizontal nach vorn. Plazieren Sie die rechte Hand auf beide Blöcke, die jetzt senkrecht unter Ihrer Schulter stehen sollten. Die linke Hand bleibt am Solarplexus.

Verlagern Sie das Gewicht auf das rechte Bein, der Rücken bleibt lang. Lassen Sie das linke gestreckte Bein nach hinten aufsteigen. Ziehen Sie den Fuß zum Schienbein, und schieben Sie die linke Ferse und die Krone des Kopfes weit auseinander. Das innere Aufspannen schenkt Stabilität.

Beginnen Sie sich vom Becken nach links aufzudrehen. Strecken Sie den linken Arm senkrecht nach oben. Richten Sie beide Beckenseiten und beide Schultern senkrecht übereinander aus. Den Blick gerade oder zur linken Hand gerichtet, verweilen Sie drei bis fünf Atemzüge. Bleiben Sie bei vollständigen Atemzügen.

Der gedrehte Halbmond

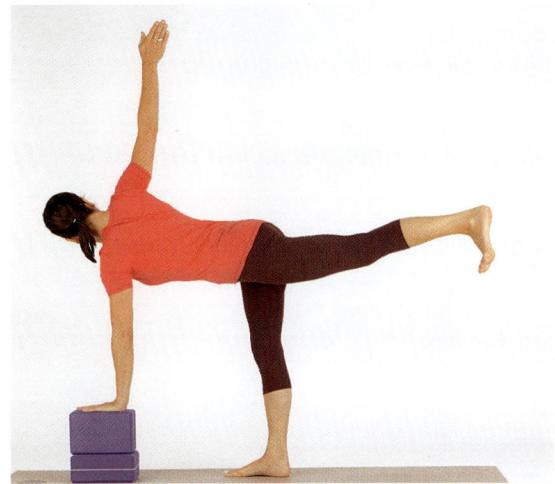

Ausatmend, wenden Sie den Blick zur rechten Hand. Drehen Sie den Körper behutsam wieder zurück. Legen Sie die linke Hand auf die Blöcke. Drehen Sie sich vom Kopf beginnend nach rechts in den gedrehten Halbmond. Behalten Sie die Längsspannung. Strecken Sie den rechten Arm senkrecht nach oben. Verweilen Sie drei bis fünf Atemzüge.

Drehen Sie sich langsam zurück. Stellen Sie den linken Fuß neben den rechten. Richten Sie sich mit langem Oberkörper auf, und legen Sie wieder beide Hände auf den Solarplexus. Wiederholen Sie zur linken Seite.

Entgiftungs-Mudra

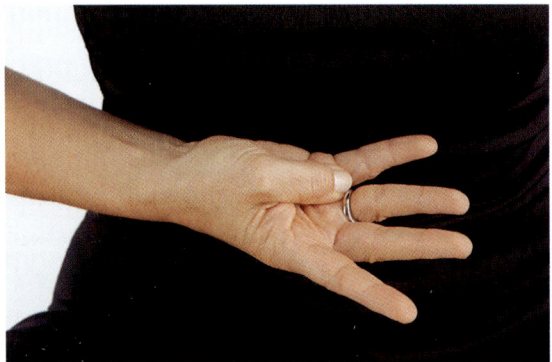

Legen Sie den Daumen an die Basis des Ringfingers. Nach der TCM, der traditionellen chinesischen Medizin, ist der Ringfinger dem Magen- und dem Leber-Meridian zugeordnet. Geben Sie bei der Ausatmung einen sanften, aber bestimmten Druck mit dem Daumen an die innere Seite des Grundgelenks der Ringfinger. Visualisieren Sie dabei jeden Groll, jede Gewohnheit, jede Unsicherheit, und lassen Sie sie abfließen.

Die Mondatmung

Im aufrechten Meditationssitz schließen Sie die rechte Hand zur Vishnu-Mudra, wie bei der Nasen-Wechselatmung beschrieben. Atmen Sie durch beide Nasenflügel aus. Legen Sie den Daumen sanft an den rechten Nasenflügel, und atmen Sie durch den linken, der Mondenergie zugeordneten ein. Verweilen Sie in der Fülle. Legen Sie den Ringfinger an den linken Nasenflügel und atmen Sie rechts aus. Verweilen Sie in der Leere, und atmen Sie gleichmäßig fließend immer wieder links ein und rechts aus. Füllen Sie sich mit der kühlenden, klärenden Mondenergie. Halten Sie den rechten Oberarm etwas zur Seite, damit die Rippen ungehindert schwingen können. Entspannen Sie Schultern, Gesicht und Augen.

Atmen Sie Gelassenheit und Klarheit ein. Wenn Sie beenden wollen, atmen Sie abschließend rechts aus. Lassen Sie den rechten Arm sinken, und verweilen Sie in der Schwingung des Mondes.

Dem Fluss des Lebens folgen

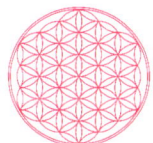 Es gibt diese Tage, diese Momente, an denen alles läuft wie geschmiert. Eins gibt das andere, und manches Mal vergessen wir sogar Raum und Zeit und gehen ganz auf in dem, was wir gerade tun. Der Atem lehrt uns diesen Fluss. Ein stetiges Kommen und Gehen, die Leere bedingt die Fülle. Der Fluss des Atems ist abhängig von unserer körperlichen Aktivität, der Gesundheit und der Psyche. Die Herztätigkeit ist immer im Fluss, auch ohne unsere Bewusstheit, aber dennoch abhängig, beispielsweise von Nahrung, Stress oder Schlaf.

Der Lebensstil beeinflusst den Fluss der körperlichen Abläufe und das geistige Leben. Um im Moment aufzugehen, statt an Ungereimtheiten festzuhalten, müssen wir im Hier und Jetzt sein. Konzentration und Aufmerksamkeit auf den gegenwärtigen Zeitpunkt sind die Basis für ein mitschwingendes Verhalten. Sind die Gedanken zerstreut und flattern hin und her, dann sind wir mit ihnen in der Zukunft oder in der Vergangenheit und verpassen den Zauber des jetzigen Moments. Wenn wir aber die Gedanken auf die momentane Situation lenken, wird der Moment leicht und schwingend. An Kindern können wir das Leben im Hier und Jetzt erkennen. Sie spielen und gehen darin auf, statt sich über die Zukunft zu sorgen oder der Vergangenheit nachzutrauern.

In Ihrer Yoga-Praxis lernen Sie, die innere Zerstreuung der Gedanken zu beruhigen. Sie üben das »Nicht-Denken«, indem Sie ruhig, absichtslos ein Meditationsobjekt betrachten und Gedanken wie Seifenblasen zerplatzen lassen. Sie ziehen die Sinne nach innen, um mit dem inneren Klang zu schwingen, oder bündeln die Augen auf einen Gegenstand. Je häufiger es Ihnen gelingt, den Geist zu entschleunigen, desto öfter treten Sie in Resonanz mit dem Fluss.

Der nächste Schritt in den Fluss des Lebens ist das Vertrauen, dass es das Leben gut mit uns meint. Die Yogis sprechen von der Hingabe an das Große und Ganze, an eine göttliche Fügung. In diesem Vertrauen können wir Selbstzweifel, Sorge vor Fehlern, Angst vor Ablehnung, aber auch Gleichgültigkeit ablegen. Vertrauen in eine höhere Ordnung und in sich selbst ermöglichen Leichtigkeit.

Im Fluss zu sein, das heißt, mit Leichtigkeit den Aufgaben des Alltags zu begegnen. So wird es uns möglich, uns ganz auf den gegenwärtigen Augenblick zu konzentrieren, ohne zu bewerten, und vertrauensvoll den nächsten Schritt zu wagen. Dann zeigt sich oft eine innere Stimme, die uns spontan das Angemessene tun lässt.

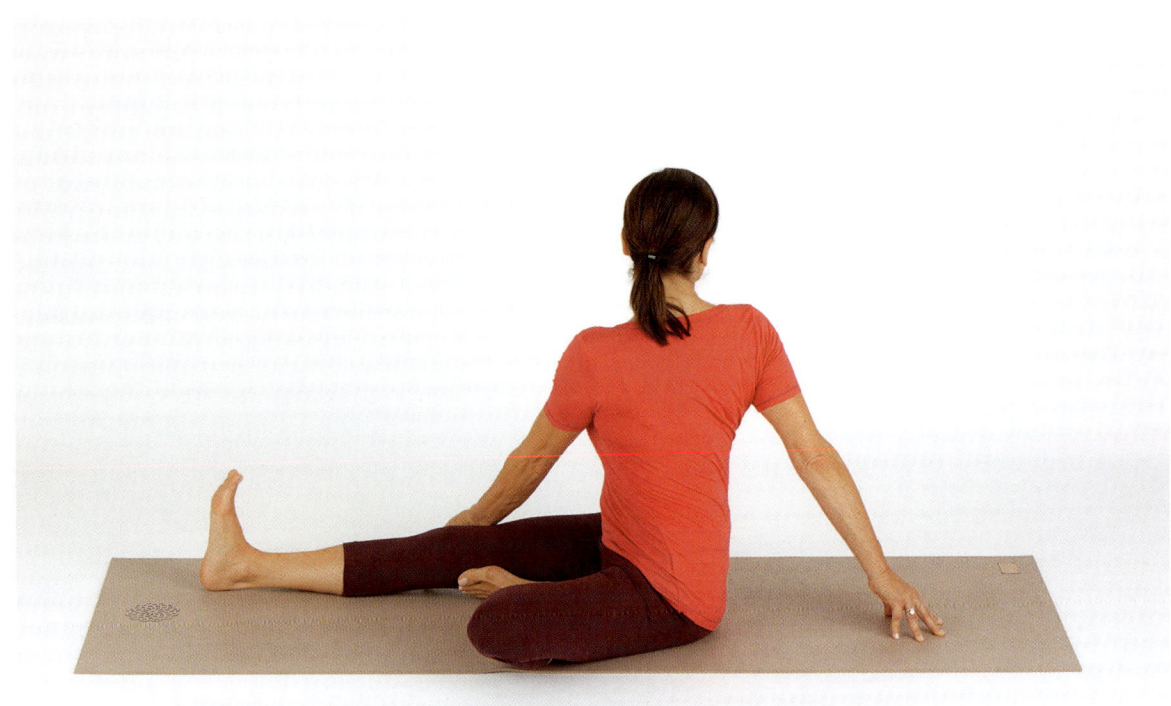

Der Seitstütz im Flow

Beginnen Sie im Sitz mit gestreckten Beinen. Richten Sie sich von innen auf, und lauschen Sie dem Fluss Ihrer Atmung. Stellen Sie den linken Fuß dicht neben die Innenseite des rechten Oberschenkels. Lassen Sie ausatmend das linke Knie nach außen gleiten, und rotieren Sie den Oberkörper vom unteren Rücken beginnend nach rechts.

Einatmend, drehen Sie den Oberkörper schwingend zurück, stellen den rechten Fuß auf und stützen die linke Hand hinter dem Körper ab. Kreisen Sie den rechten Arm in großem Bogen am Körper vorbei nach links oben. Gleichzeitig heben Sie das Becken, neigen sich weit zurück und weiten das Herz.

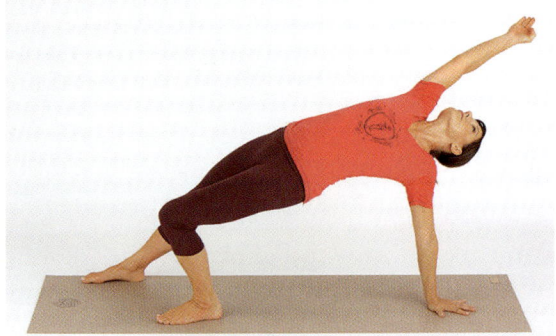

Setzen Sie das Becken wieder ab. Öffnen Sie das linke Knie, und drehen Sie den Oberkörper nach rechts. Einatmend, begeben Sie sich mit fließender Rückbeuge wieder in den Seitstütz.

Fließen Sie im Einklang Ihres Atems hin und her, und verweilen Sie dann in jeder Haltung als Asana, bevor Sie den Flow zur anderen Seite wiederholen.

Die Hand voller Blumen

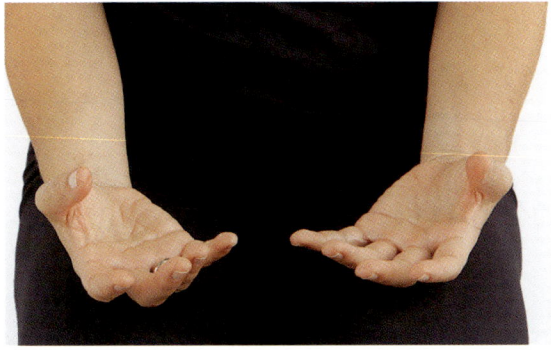

Drehen Sie die Handinnenfläche himmelwärts, und formen Sie die Hände wie zwei Schalen. Diese Geste bringt die Offenheit zum Ausdruck, das Leben mit seiner Fülle, seinem Reichtum im Fluss anzunehmen. Es ermutigt uns, das Leben zu akzeptieren und mit Freude anzunehmen. Wir dürfen den Reichtum unseres Lebens mit offenen Augen und weitem Herzen erkennen und können es uns leisten, aus der Fülle heraus zu teilen und zu verschenken. Freuen Sie sich auf alle Blüten, die das Leben noch für Sie bereithält.

Meditation – durch das Tor gehen

Geh durch das Tor ins Gefühl deiner Schwäche, und du findest deine Stärke.
Geh durch das Tor ins Gefühl deines Schmerzes, und du findest Lust und Freude.
Geh durch das Tor ins Gefühl deiner Angst, und du findest Sicherheit und Geborgenheit.
Geh durch das Tor ins Gefühl deiner Einsamkeit, und du findest Erfüllung, Liebe und Freundschaft.
Geh durch das Tor ins Gefühl deines Hasses, und du findest deine Fähigkeit zu lieben.
Geh durch das Tor ins Gefühl deiner Hoffnungslosigkeit, und du findest wahre und berechtigte Hoffnung.
Nimm die Entbehrungen deiner Kindheit an, und du findest Erfüllung in der Gegenwart.

Die Fülle genießen

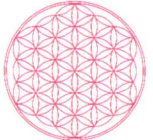 Hatha setzt sich aus den beiden Silben Ha, Sonne, und Tha, Mond, zusammen. Diese beiden polaren Aspekte werden im Yoga-System vereinigt. Das Mondprinzip gilt als empfangend, weiblich, ausgleichend, entspannend und kühlend. Die Sonne steht für das, was bewegt, für die aktive, wärmende und extrovertierte Energie. Das Leben besteht aus Polaritäten, es ist wie ein kosmischer Tanz zwischen den Gegensätzen. Sonne und Mond, Tag und Nacht, hell und dunkel, wärmend und kühlend sind nur einige Eigenschaften. Idealerweise suchen wir einen Zustand der Balance, in dem sich alles im Gleichgewicht befindet.

Yoga kann uns helfen, die Polaritäten zu erkennen und uns in die Mitte zu führen, so dass wir uns von diesen Gegensätzen weniger berühren oder negativ beeinflussen lassen. Beide Qualitäten üben Sie in der Yoga-Praxis. In den aktiven Asanas finden sich das bewusste Ausrichten, das Korrigieren und die Präsenz in jeder Haltung. Dabei erleben Sie aber auch Ruhe und Stille und lernen, den Atem zu beobachten, Energie zu empfangen und achtsame Feinfühligkeit zu entwickeln. Oftmals lernen wir in der Praxis unsere Vorlieben und Stärken kennen, aber eben auch das Gegensätzliche zu schätzen. Zunächst fühlen wir uns von dem angezogen, was wir kennen oder auch gut können, was wir verinnerlicht haben, was uns wichtig und förderlich ist. Mit der Bereitschaft zu spüren und dem Wunsch nach Veränderung und Weiterentwicklung wächst das Interesse an den gegensätzlichen Themen. Yoga führt die beiden auseinanderstrebenden Aspekte zusammen. Wir erleben einen wohltuenden Ausgleich und gegenseitige Befruchtung. Die Freude an der Fülle wächst, denn alles wird bunter, abwechslungsreicher, und es öffnen sich ungeahnte Türen.

Durch die Praxis wächst die Bewusstheit, dass beide Qualitäten auch Anteile der eigenen Persönlichkeit sind. In dieser Anerkennung fällt es leichter, sich auch als engagierte, emanzipierte und selbständige Frau einmal anzulehnen und Hilfe anzunehmen. Die Fülle zu leben heißt, erkannt zu haben, dass alles in uns schwingt. Auch Gegensätzliches, und wir haben die Möglichkeit, das eine und das andere zu genießen. Die Fülle macht unabhängig und frei. In tiefer Verbindung zu den beiden Polaritäten, im Erleben, dass beides im Innen und Außen schwingt, lösen sich die Gegensätze auf, und Sie fühlen sich innerlich erfüllt.

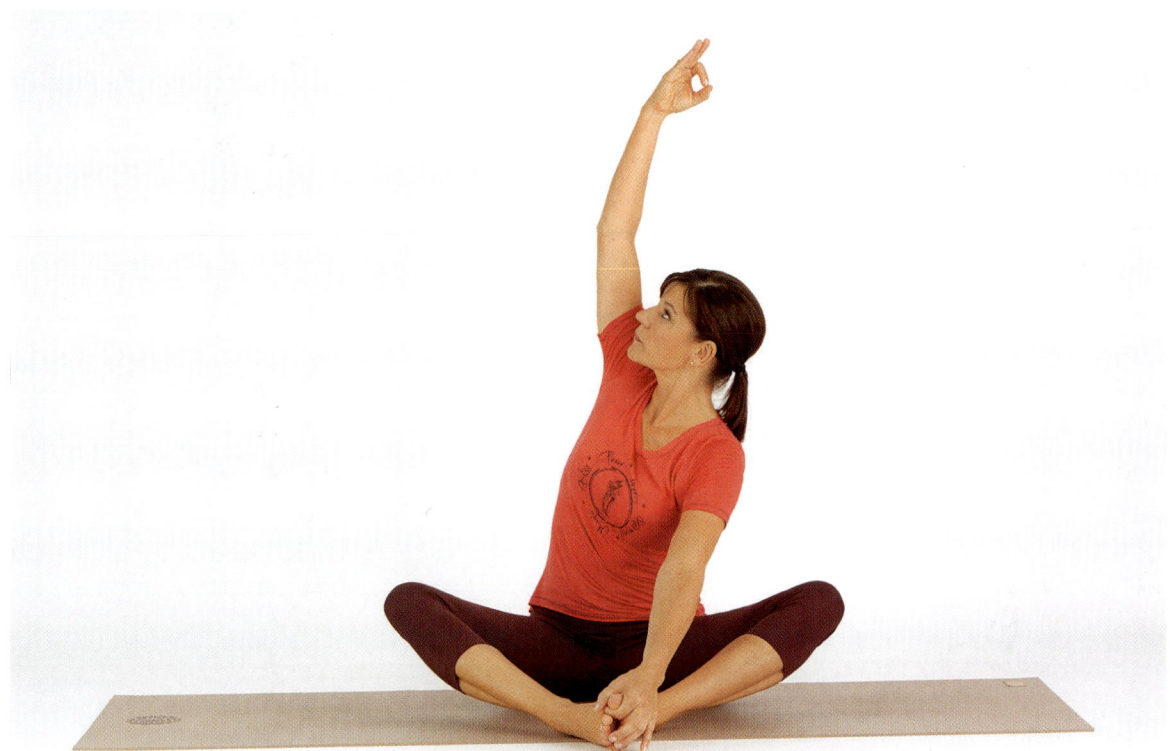

Die gebundene Winkelhaltung –
Baddha Konasana

Wählen Sie einen aufrechten Sitz, und legen Sie die Fußsohlen aneinander. Lassen Sie die Knie nach außen gleiten. Spüren Sie, ob Sie in diesem Schmetterlingssitz längere Zeit entspannt und aufrecht sitzen können. Um den Sitz zu erleichtern, können Sie das Becken mit einem festen Kissen unterlagern oder unter die Knie jeweils einen Yoga-Block legen.

Beginnen Sie mit der Wechselatmung. Harmonisieren Sie die beiden Qualitäten. Bleiben Sie bei der fließenden, ausgleichenden Atmung präsent und gelöst.

Schließen Sie dann mit dem Ringfinger den linken Nasenflügel, und atmen Sie zehn bis zwanzig Kapalabhati-Atemzüge durch den rechten Nasenflügel aus. Schließen Sie dann mit dem Daumen den rechten Nasenflügel, und atmen Sie links ein. Bewahren Sie die Fülle, und führen Sie in der Atempause den Beckenbodenverschluss und den Halsverschluss aus.

Heben Sie den Kopf, um links einzuatmen. Lösen Sie die Kontraktion des Beckenbodens. Atmen Sie dann zehn- bis zwanzigmal Kapalabhati-Atmung durch den linken Nasenflügel. Atmen Sie rechts ein, und führen Sie die Verschlussübungen wieder aus. Fahren Sie gelassen und gleichmäßig fort.

Beenden Sie auf der linken Seite. Lassen Sie den rechten Arm sinken, und spüren Sie nach.

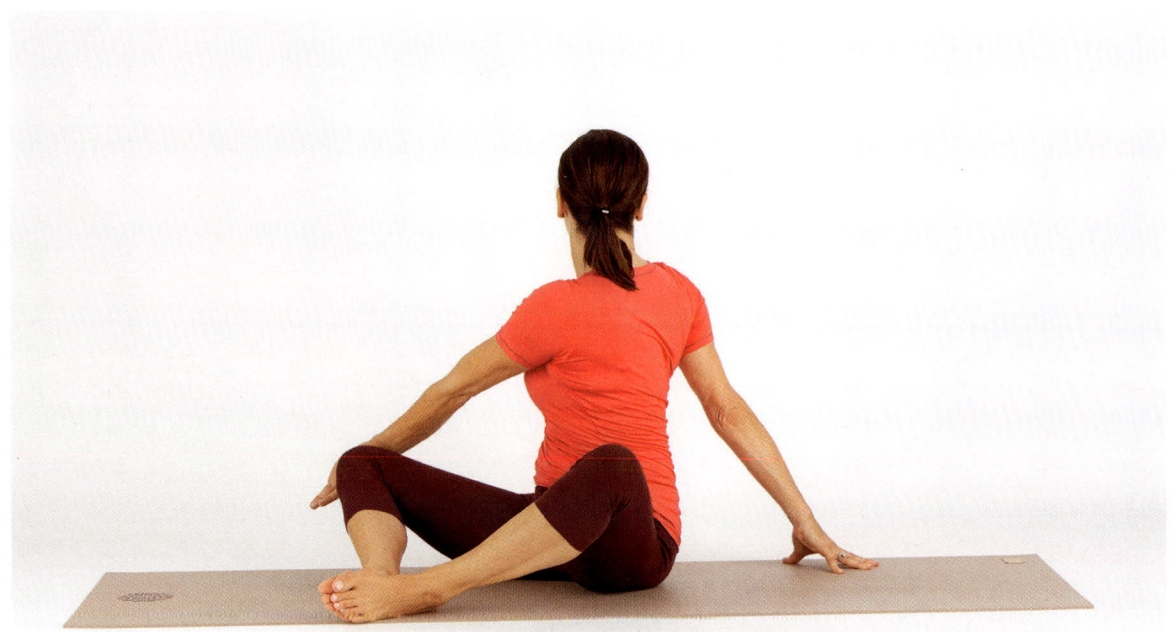

Legen Sie die linke Hand auf den rechten Fuß, oder umgreifen Sie mit Daumen und Zeigefinger den rechten großen Zeh.

Heben Sie einatmend den rechten Arm seitwärts an, und neigen Sie den Oberkörper ausatmend im großen Bogen nach links, zur Seite des Mondes. Die rechte Beckenseite bleibt fest verankert auf der Matte.

Lassen Sie den rechten Arm vor dem Körper im Bogen nach unten gleiten. Richten Sie den Oberkörper aus der Seitneige auf, und drehen Sie sich, vom unteren Rücken geführt, nach rechts, zur Sonnenseite. Die linke Hand fließt zur Außenseite des rechten Oberschenkels.

Wechseln Sie die Seiten: rechte Hand zum linken Fuß, der linke Arm steigt einatmend fließend auf. Ausatmend, neigen Sie sich nach rechts. Einatmend, richten Sie sich auf und drehen sich nach links.

Lassen Sie auf den Wellen des Atems ein fließendes, gleitendes Seitneigen und Drehen entstehen. Nach fünf Wiederholungen verweilen Sie in jeder der vier Haltungen drei bis fünf Atemzüge lang.

Verweilen Sie im aufrechten Sitz, und spüren Sie die Fülle innen und außen. Alles, was glücklich macht, ist erlebbar.

Den Frieden im Herzen finden

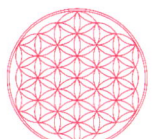 Wenn wir in Berührung kommen mit dem göttlichen Licht, mit dem Einzigartigen, das in unserem Herzen schwingt, bekommt unser Sein eine ungeahnte Leichtigkeit. Erfahren wir über die Wege des Yoga unser Innerstes, dann werden wir uns bewusst, dass in uns ein unverletzlicher, ewiger und unsterblicher Wesenskern strahlt. In uns schwingt eine Form reiner Intelligenz, die uns mit allem verbindet. Wir sind Teil dieser Intelligenz, wir müssen uns nichts beweisen, um nichts kämpfen – alles ist schon da. Aus dieser Erkenntnis können beispielsweise Verdacht, Neid, Eifersucht oder Machtgier konsequent beendet werden. Im Einklang mit dem Herzen spüren wir uns mehr und denken weniger.

Wir beginnen mit dem Herzen zu sehen, auf intuitive Art und Weise zu handeln. Der Frieden im Herzen strahlt nach außen und ist für die anderen, für unser Umfeld spürbar und erlebbar. Aus Achtsamkeit und Stille entwickelt sich der innere Frieden mit sich selbst und mit allen Lebewesen und Seinsformen unserer Welt. Liebe und Mitgefühl sind die stärksten Kräfte, die uns Menschen als zutiefst soziale Wesen zusammenhalten. Uneigennützige Gefühle wie Güte, Toleranz und Freundlichkeit sind die einzigartigen Eigenschaften im Herzen, die wechselseitige berührende Verbindung ermöglichen und die Welt verändern. Glück, Freude und Liebe werden erst dann zu lebenserfüllenden Momenten, wenn wir sie mit anderen teilen können.

Mögen alle Wesen auf allen Planeten Glückseligkeit erfahren. Mögen alle Wesen auf allen Planeten glücklich sein.

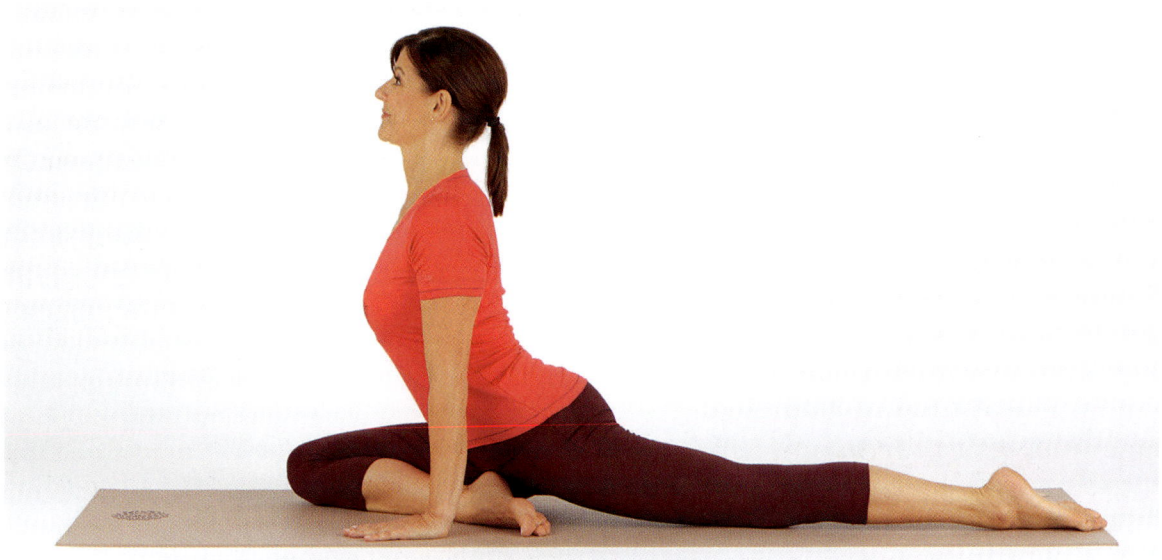

Der Schwan – Hamsasana

Beginnen Sie im Vierfüßlerstand; beide Hände sind weit gefächert, die Mittelfinger zeigen zum vorderen Mattenrand. Die Hände stehen unter den Schultergelenken. Stellen Sie die Zehen und Ballen beider Füße auf. Heben Sie ausatmend beide Knie an. Lösen Sie den rechten Fuß von der Matte, und führen Sie das rechte Knie zwischen die Hände. Legen Sie es etwas dichter zur rechten Hand. Lassen Sie das linke Bein gerade nach hinten in die Streckung gleiten. Gleichen Sie beide Beckenseiten so gut wie möglich aus. Lenken Sie die rechte Seite nach hinten, während die linke Leiste sich vollständig streckt und in Richtung Matte sinkt. Ziehen Sie beide Hände zu sich heran, und lassen Sie das Brustbein anmutig aufsteigen. Lenken Sie die Einatmung innerlich an der Wirbelsäule nach oben, und entspannen Sie ausatmend die Schultern und das Gesicht. Lassen Sie die Schulterblätter breit nach unten zum Becken sinken, um noch mehr Weite im Herzen zu erfahren.

Der weiße Schwan wird als Ehrentitel für die höchsten spirituellen Meister verwendet. Er steht symbolisch für unseren reinen, innersten Wesenskern, der nicht zu beflecken ist, für die reine Intelligenz.

Nach fünf Atemzügen neigen Sie sich mit langem Rücken aus dem rechten Hüftgelenk nach vorn. Legen Sie die Arme nach vorn auf die Matte. Die Handflächen ruhen auf

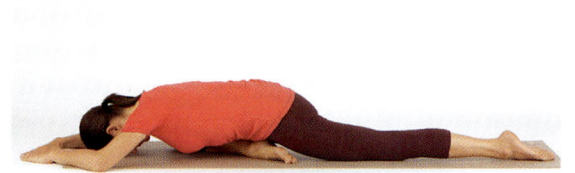

der Matte, zwischen den beiden Zeigefingern und den Daumen lassen Sie ein Dreieck entstehen.

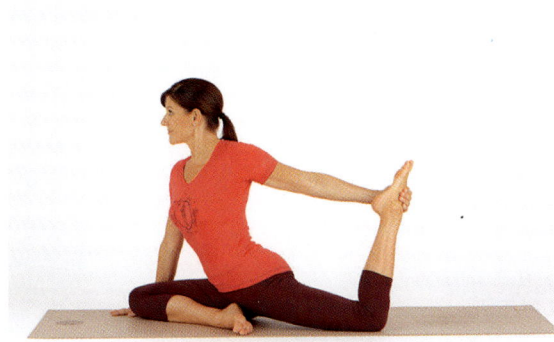

Legen Sie ausatmend die Hände unter den Schultern auf. Richten Sie sich einatmend wieder in den Schwan auf. Beugen Sie das linke Bein, und umgreifen Sie mit der linken Hand den linken Fußspann. Dehnen Sie den linken Unterschenkel zurück, bis die linke Schulter zurückgedehnt wird. Verweilen Sie in der Weite des Herzens fünf Atemzüge lang.

Spüren Sie in der Haltung des Kindes nach, und wiederholen Sie mit links. Seien Sie sich Ihres gesamten SEINS gewiss – heilend, klärend, mitfühlend, ruhig, bewusst und empfangend.

Meditation zum Frieden der Seele

Lassen Sie sich in einem angenehmen Meditationssitz von Ihrem Atem tiefer und tiefer in den Raum Ihres Herzens führen. Nehmen Sie die immer sanfteren Schwingungen Ihres Atems im Herzraum wahr. Immer zarter berührt der Atem Ihren Herzraum. Visualisieren Sie ein helles, strahlendes Licht, das Ihren Herzraum durchströmt.

Dieses Licht erfüllt Ihr Herz mit Zärtlichkeit.
Dieses Licht erfüllt Ihre Augen mit Lachen.
Dieses Licht erfüllt Ihre Ohren mit Musik.
Dieses Licht erfüllt Ihre Seele mit Frieden.

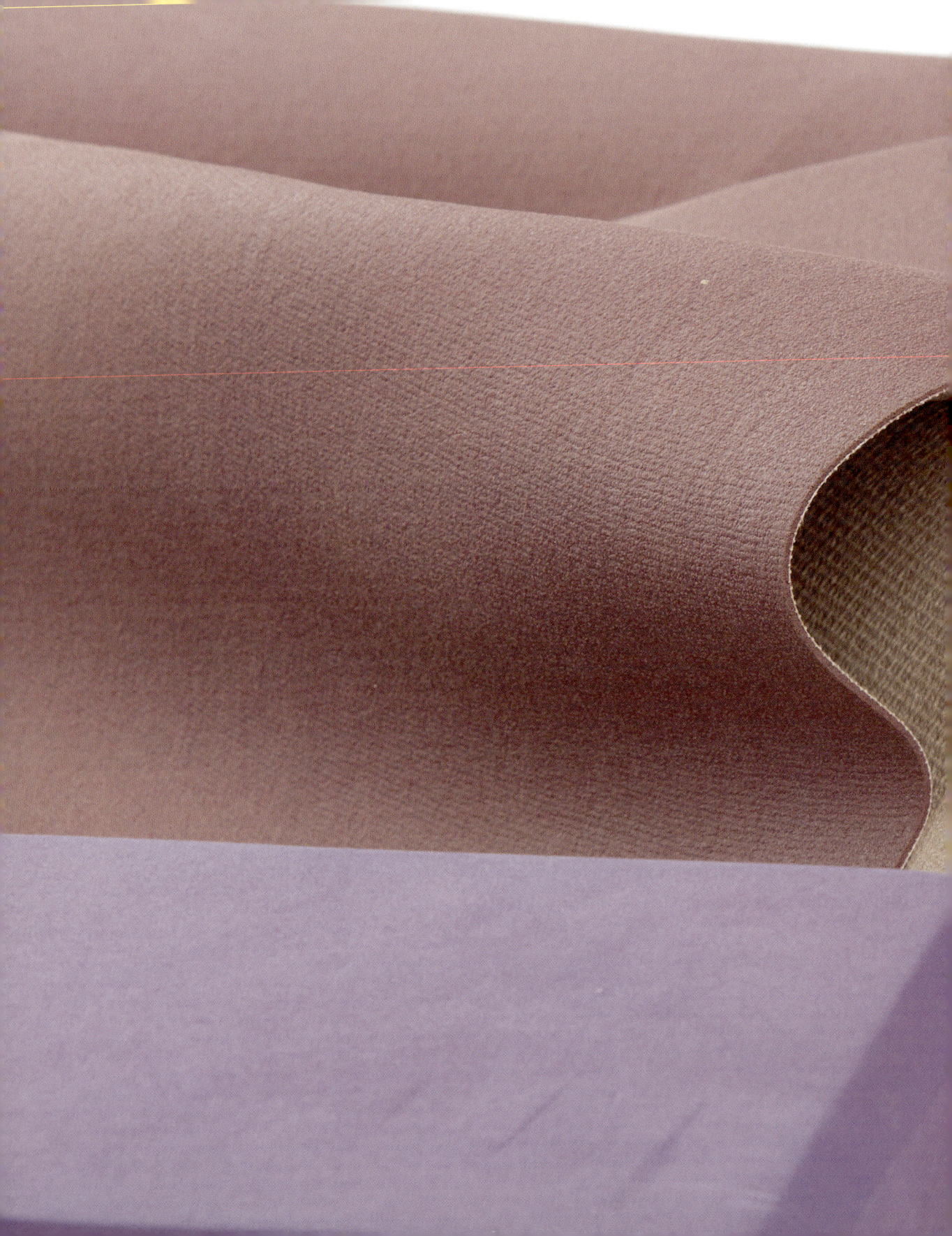

5.

Das Power-Detox-Wochenende

Ein guter Einstieg, aber auch eine besondere Erfahrung, wenn Sie schon einige
Zeit üben, kann ein Wochenende sein, das Sie
sich schenken und dem Thema Yoga-Detox
widmen.

Beginnen Sie mit Ihrer Vorbereitung bereits
eine Woche zuvor. Verzichten Sie auf Kaffee, Alkohol, Fleisch und tierische Produkte.
Gehen Sie viel in der Natur spazieren und
achten Sie auf erholsamen und ausreichen-
den Schlaf.

Ihr Power-Detox-Wochenende startet am
Freitagnachmittag mit dem Abstellen von Internet, Telefon und Handy, und das Programm
dauert von Freitagabend bis Sonntagabend.

Für die Vormittage und die Abende Ihres
Wochenendes habe ich für Sie unterstützen-
de Übungen aus den jeweiligen Bereichen
Körper, Geist und Seele zusammengestellt.

Um die reinigende Wirkung der Übungen
zu bewahren, verzichten Sie auf Fernsehen
oder Ablenkungen und genießen stattdessen
meditative Musik, Stille und Ruhe.

Samstag- und Sonntagmorgens beginnen
Sie mit den im Teil »Grundlagen« beschriebenen Reinigungstechniken: zunächst die
Nasenreinigung mit Wasser oder Öl, dann
die Mundhygiene mit Zungenreinigung, Ölziehen, Zähneputzen. Anschließend trinken
Sie ein erstes Glas warmes Wasser und begeben sich zu Ihrem Yoga-Platz. Es folgen die
Augenreinigung und die Bauchmassage.

Spüren Sie den Ritualen nach und trinken
Sie noch eine oder zwei Tassen Wasser.

Bereiten Sie an allen drei Tagen mit Liebe
und Hingabe Ihr Essen zu und nehmen Sie
sich viel Zeit für die Mahlzeiten.

Schritt für Schritt durch das Power-Detox-Wochenende

Freitagabend

Nutzen Sie den Freitagabend in Ruhe und
Stille für die folgenden Übungen:

- Das Hören verfeinern (Teil 3, Geist)
- Loslassen und genießen lernen (Teil 3, Geist)
- Die Augen beruhigen (Teil 3, Geist)
- Die Schultern weiten (Teil 2, Körper)
- Klärendes Abschlussritual: die Wasser-quelle (Teil 1, Grundlagen)

Samstagmorgen

Nach den morgendlichen Reinigungstechniken begrüßen Sie den Tag mit dem Sonnengruß. Kommen Sie in Ihrer Vormittags-
Yoga-Praxis in Ihrem Körper an:

- Das Becken vitalisieren (Teil 2, Körper)
- Den Körper zentrieren (Teil 2, Körper)
- Die Beine stärken (Teil 2, Körper)
- Die Füße erden (Teil 2, Körper)
- Die Nase reinigen (Teil 3, Geist)
- Abschlussritual: die Dankbarkeit (Teil 1, Grundlagen)

Samstagabend

Stimmen Sie sich auf Ihre Yoga-Praxis mit
der Wechselatmung ein. Üben Sie anschließend wie folgt:

- Die Fülle genießen (Teil 4, Seele)
- Den Frieden im Herzen finden (Teil 4, Seele)
- Die Dankbarkeit leben (Teil 4, Seele)
- Die Gedanken bündeln (Teil 3, Geist)
- Die Ruhe schätzen lernen (Teil 3, Geist)
- Die Pausen lernen (Teil 3, Geist)

Sonntagmorgen

Nach den morgendlichen Reinigungsritualen beginnen Sie auch den Sonntag mit der reinigenden Atmung. Noch vor dem Trinken begrüßen Sie den Tag mit dem Sonnengruß. Üben Sie anschließend wie folgt:

- Die Begeisterungsfähigkeit vertiefen (Teil 4, Seele)
- Die Flexibilität fördern (Teil 3, Geist)
- Die Gedanken aufhellen (Teil 3, Geist)
- Den Atem vertiefen (Teil 3, Geist)

Sonntagabend

Üben Sie am Sonntagabend abschließend wie folgt:

- Den Nacken befreien (Teil 2, Körper)
- Die Schultern lockern (Teil 2, Körper)
- Die Drehfreudigkeit fördern (Teil 2, Körper)
- Das innere Feuer anregen (Teil 3, Geist)
- Das Mitgefühl leben (Teil 4, Seele)
- Die Ruhe schätzen lernen (Teil 3, Geist)
- Die Pausen lernen (Teil 3, Geist)

Achtsamkeitsübung zur Dankbarkeit

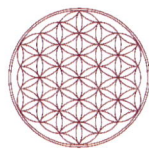 Nehmen Sie sich an diesem Wochenende ausreichend Zeit, sich eine Dankbarkeitsliste zu erstellen. Vielleicht macht es Ihnen auch Freude, ein Erfahrungsbuch über Ihren Reinigungsprozess zu führen.

Ein Kapitel widmen Sie Ihrer Dankbarkeit. Schreiben Sie alles auf, wofür Sie in Ihrem Leben dankbar sind. Verlagern Sie die Energie von Sorgen und Ängsten auf die schönen Seiten Ihres Lebens. Die folgenden Fragen können Sie beim Aufspüren von Dankbarkeit in Ihrem Leben anleiten.

Welches sind Ihre Talente?

Für welche Erfahrungen wollen Sie dankbar sein?

Welche Menschen haben Sie unterstützt, getragen oder aufgefangen, wofür Sie dankbar sein können?

Welche Menschen haben Sie inspiriert?

Was verdanken Sie Ihrer Mutter, Ihrem Vater, Ihren Großeltern oder Geschwistern?

Welche positiven Eigenschaften verdanken Sie Ihrer Erziehung?

Was haben Sie gut gemacht?

Wofür bedanken Sie sich bei sich selbst?

Ernährungstipps für das Power-Detox-Programm

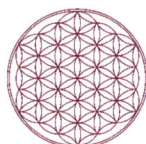 Für Ihr Power-Detox-Wochenende hat der Yoga- und Ernährungsexperte Mitradeva Michael Hoffstiepel eine ganze Reihe von Rezepten zusammengestellt. Sie können ihm in vielen Filmen auf YouTube beim Kochen zuschauen, erfahren dort eine Menge über vegane Ernährung und bekommen Anregungen zum gesunden Kochen. Für das Power-Detox-Wochenende hat Mitradeva eine Kombination aus sanftem flüssigem Fasten und einer Diät mit entgiftenden Nahrungsmitteln zusammengestellt. Die angegebenen Mengen sind für jeweils ein bis zwei Personen berechnet.

Mitradevas persönliche Erfahrungen und Empfehlungen für Ihre Detox-Praxis

Ernährung ist für mich Teil der Yoga-Praxis. Sie gibt meinem Leben einen Rhythmus, wie in der Musik.

Zu einer gesunden Ernährung gehören pflanzliche, vollwertige, biologisch angebaute und frische, zum Großteil naturbelassene Lebensmittel.

Um die Ernährung umzustellen, sich innerlich zu reinigen oder auch Gewicht zu reduzieren, empfiehlt sich nach yogischer Lehre ein maßvolles und regelmäßiges Vorgehen. Ich habe gute Erfahrungen damit gemacht, jeden Tag einen großen frischen grünen Saft zu trinken. Ohne dass Sie sonst etwas an Ihren Ernährungsgewohnheiten ändern, beginnt der Körper dabei bereits nach drei Wochen, sich spürbar umzustellen, und verlangt nach mehr gesunder Nahrung. Auch die Lust nach Süßigkeiten kann nachlassen.

Ein anderes Beispiel ist das regelmäßige sanfte Fasten, wie es im TriYoga praktiziert wird. Kali Ray, die Begründerin von TriYoga, empfiehlt, einmal pro Woche vierundzwanzig Stunden lang weniger Kalorien zu sich zu nehmen, ohne dabei jedoch dem Körper die Nährstoffe vorzuenthalten.

Besonders wirksam ist nach yogischen Schriften das Fasten an Voll- und Neumondtagen und am jeweils elften Tag danach. An diesen sogenannten Ekadashi-Tagen sind die Einflüsse von zu- und abnehmendem Mond im Gleichgewicht: eine gute Voraussetzung, um Körper und Geist zu entgiften und zu reinigen.

Dieses sanfte TriYoga-Mondfasten kann als besonders wirksam gelten. Jede Woche einmal zu fasten entspricht in sieben Jahren einem ganzen Fastenjahr!

Fasten bedeutet auch, mehr Zeit zu haben. Wir müssen uns nicht mit der Zubereitung von Nahrung beschäftigen, und die Energie, die der Körper sonst zur Verdauung benötigt, kann zur Selbstreinigung und Meditation verwendet werden. Wir können uns ganz uns selbst zuwenden.

Beim sanften Fasten verzichten wir nicht vollständig auf Nahrung. Das können wir uns zunutze machen, weil bestimmten Nahrungsmitteln eine entgiftende Wirkung zugesprochen wird. Es liegt in der Natur von Körper und Geist, sich selbst zu reinigen. Diese Neigung brauchen wir lediglich zu unterstützen. Zunächst einmal putzen pflanzliche Faserstoffe den Darm und reinigen ihn von Ablagerungen.

Chlorophyll, der grüne Farbstoff der Pflanzen, ist besonders wirksam bei der Entgiftung von krebserregenden Substanzen und für die Gesundheit des Blutes.

Dann gibt es einige Pflanzen, die besonders die Ausscheidung von Schwermetallen fördern. Das ist wichtig, weil unser Körper so lange an seinen Fettreserven festhält, bis die Schwermetalle ausgeschieden sind. Im Fett können diese für die Gesundheit sehr schädlichen Substanzen nämlich gespeichert werden, ohne dass sie im Blutkreislauf aktiv werden. Petersilie und Korianderkraut gehören zu den wenigen Pflanzen, die in der Lage sind, Schwermetalle auszuleiten. Ebenso sind dazu Pflanzen fähig, die Gelee bilden, beispielsweise Leinsamen, Buchweizen, Chiasamen und Aloe vera.

In den Rezepten für das Power-Detox-Wochenende werden diese Erkenntnisse, die sämtlich auf eigenen Erfahrungen beruhen, zugrunde gelegt.

Mit einem leichten Abendessen wird auf einen Fastentag vorbereitet. Für den Fastentag selbst bieten sich als eine Möglichkeit frisch zubereitete Säfte an. Fasten bedeutet freilich eine gewisse Herausforderung der Disziplin. Wird das Hungergefühl zu intensiv, sind Smoothies zu empfehlen. Das sind faserstoffhaltige Frucht-, Gemüse-, Nuss- oder Saatgetränke. Es können auch leichte Suppen und Salate zum Fasten gewählt werden.

Der Fastentag soll eine angenehme und schöne Erfahrung werden, bei der der Körper gereinigt wird, wir uns auf eine geistige Läuterung einlassen und uns auf die innere Reise der Meditation begeben können. Oder er dient uns zur Inspiration, so dass wir schöpferisch tätig werden können.

Am Tag nach dem Fasten beginnen wir wieder mit kalorienreicheren Speisen und Getränken, in denen ebenfalls Nahrungsmittel verwendet werden, die die Entgiftung des Körpers befördern.

Freitagabend

Zur Vorbereitung auf einen sanften Fastentag bereiten Sie sich eine Ingwer-Karotten-Suppe: Zitrone-Apfel-Karottensaft (5 Karotten, 1 Apfel, 1 Zitrone) mit 1 Avocado, 1 cm einer Ingwerknolle, 1 TL Piment und etwas Salz mixen.

Samstag

An diesem Fastentag gibt es Säfte, die Sie mit einem Entsafter oder mit einem Standmixer und einem Nussmilchbeutel bzw. einem sehr feinen Sieb herstellen können.

Sellerie-Gurken-Saft: 2 Schlangengurken, 1 Stange Sellerie, 1 Apfel, 1 Zitrone, 1 cm Ingwer

Möhrensaft: 5 Möhren, 1 Apfel

Apfel-Koriander-Saft (im Verhältnis 1 : 1)

Birne-Rote-Bete-Saft: 1 Rote Bete, 1 Birne, 1 geschälte Zitrone

Petersilie-Spinat-Saft: Gleiche Menge Spinat und Petersilie mit der gleichen Menge Apfel und Birne im Verhältnis 1:1, mit 1 Zitrone, der Hälfte der Zitronenschale und 1 cm Ingwer auf 3 Äpfel und Birnen.

Mango-Kurkuma-Kokosmilch: Kokosmilch mit Banane, Ingwer, Kurkuma und Mango mixen.

Wenn das reine Saftfasten zu intensiv wird, können auch Smoothies, Suppen oder Salate zubereitet werden. So etwa ein Smoothie aus Spinat, Mango, Zitrone und Wasser.

Koriander-Gurken-Suppe: 1 Schlangengurke, gemixt mit 1 Avocado, 1 Bund Korianderkraut, dem Saft 1 Zitrone, 1 Messerspitze Chilipulver, Pfeffer, Salz und Wasser je nach gewünschter Konsistenz.

Spinatsalat mit Kurkumadressing: Frischen Blattspinat mit Tomaten, Zwiebeln und Pinienkernen anrichten. Dazu gibt es ein Dressing, gemixt aus 1 EL Tahin, Zitronensaft, 1 cm frischer Kurkumaknolle oder 1 TL Kurkumapulver, 1 TL schwarzem Pfeffer, ½ TL Himalaja-Salz und etwas Wasser.

Sonntag

Zum Fastenbrechen am **Morgen** gibt es einen Smoothie oder einen Pudding mit Obst.

Mango-Koriander-Smoothie: 1 Bund Koriander mit 1 Mango, 1 Banane und etwas Wasser mixen.

Chiapudding mit gemischtem Obst: 3 EL Chiasamen in 250 ml Kokosmilch, gemixt mit 1 cm Kurkumaknolle oder 1 TL Kurkumapulver, 1 EL Zimt, 4 EL Dattelmus (15 Datteln mit Wasser fein mixen) einrühren, eine halbe Stunde quellen lassen und mit Obst servieren.

Am **Sonntagmittag** bereiten Sie sich einen köstlichen grünen Cocktail und einen nahrhaften Salat.

Apfel-Spinat-Cocktail: 250 g Babyspinat mit 1 Apfel, 1 geschälten Zitrone, 10 Datteln, entsteint und eingeweicht, und ¼ l Wasser mixen und, um den Saft zu gewinnen, durch einen Nussmilchbeutel pressen oder durch ein sehr feines Sieb passieren.

Rotkohlsalat mit Curry-Bananen Dressing: 100 g Rotkohl raspeln, 1 mittelgroße Möhre stifteln, ½ rote Paprika entkernen und in feine Streifen schneiden. 1 Stange Sellerie in Ringe schneiden, 1 Apfel entkernen, achteln und in kleine Dreiecke schneiden. 1 Frühlingszwiebel in kleine Scheibchen schneiden. Den Salat mit 1 EL Rosinen und 1 EL Sonnenblumenkernen verfeinern und das Dressing darübergeben.

Für das **Curry-Bananen-Dressing** 2 EL Tahin (gemahlener Sesam), Zitronensaft, 2 EL Currypulver, 1 TL Paprikapulver, 1 Banane, 1 Knoblauchzehe, 1 cm einer Ingwerknolle, Pfeffer, Salz, Wasser zu einem cremigen Dressing mixen und über den Salat geben.

Am **Sonntagabend** gönnen Sie sich eine warme Suppe.

Chili-Vanille-Erbsen-Suppe: ½ Packung gefrorene junge Erbsen mit ½ Schalotte, 2 EL Kokosnussbutter, ½ Avocado, 1 EL Vanillepulver, 1 Messerspitze Chilipulver, Pfeffer, Salz und kochendem Wasser mixen. Um der Suppe die gewünschte Konsistenz und Temperatur zu geben, das kochende Wasser bis 2 cm über die gefrorenen Erbsen in den Mixer füllen.

Als Beilage zu den Suppen oder als Zwischenmahlzeit am Freitag und Sonntag können Sie einige Leinsamenkräcker genießen. Die Zutaten: 500 g gelbe Leinsamen, die Hälfte zu Mehl vermahlen, 500 g getrocknete Tomaten, 250 g frische Tomaten, geviertelt, 250 g rote und gelbe Paprika, entkernt und in Stücken, 250 g Zwiebeln, gehackt, 2 Bund Korianderkraut, 125 g Kürbiskerne, Saft von 3 großen Limetten, 2 EL Kreuzkümmel, gemahlen, 2 EL Oregano, getrocknet und gemahlen, 1 EL Korianderkraut, getrocknet, 1 EL Knoblauchpulver

Die Anleitung:
Das Leinsamenmehl beiseitestellen, alle anderen Zutaten in der Küchenmaschine mit der wellenförmigen Klinge zu einem Teig verarbeiten. Dann das Mehl einarbeiten und den Teig etwa 2 mm dünn mit einem Spatel auf zwei quadratische Dörrlagen (36 x 36 cm) mit Antihaftfolie (im Backofen auf Backpapier) auftragen. Die Lagen mit dem Spatel in Kräcker unterteilen und im Dörrautomaten oder Backofen zehn Stunden bei 42 °C dörren – oder so lange, bis die Kräcker sich leicht von der Folie lösen lassen. Dann die Lagen wenden und auf netzförmigen Unterlagen weiterdörren, bis sie knusprig sind. Schließlich entlang der zuvor mit dem Spatel gezogenen Linien in Kräcker brechen, einige Minuten abkühlen lassen und in luft-

dichten Behältern bis zu zwei Monate lagern – oder sofort genießen, einfach so oder zum Beispiel mit Guacamole oder leckerem Frischkäse aus Nüssen.

Speiseplan und Rezepte von Mitradeva Michael Hoffstiepel, Martinstr. 3, 12167 Berlin, mehr vegane Rezepte auf YouTube auf dem Kanal MD Vegan.

Die Getränke

In der ayurvedischen Gesundheitslehre wird empfohlen, abgekochtes Wasser zu trinken. Das fünf bis zehn Minuten lang abgekochte Wasser regt das Verdauungsfeuer (Agni) an. Besonders spürbar und wirksam ist dies, wenn Sie direkt nach dem Aufstehen zwei bis drei Tassen abgekochtes Wasser trinken. Durch Kochen wird es mit Energie angereichert und kann so besser gut aufgenommen und verarbeitet werden. Gekochtes Wasser während der Mahlzeiten verbessert die Aufnahme und Verarbeitung der Nahrung. Zwischen den Mahlzeiten wird die Ausscheidung wasserlöslicher Toxine aus dem Körpergewebe wirkungsvoll unterstützt.
Sie können das heiße Wasser auch verfeinern. Mit oder ohne Zutaten kann das warme Wasser in eine Thermoskanne abgefüllt werden und über den Tag verteilt schluckweise getrunken werden.

Heißes Wasser, das Vata ausbalanciert
2 l Wasser 5 Minuten aufkochen, dann vom Herd nehmen und 3 Blätter Minze, einen

½ TL Fenchelsamen und einen ¼ TL Eibischwurzel hinzufügen.

Heißes Wasser, das Pitta beruhigt

2 l Wasser 5 Minuten aufkochen, dann vom Herd nehmen und einen ¼ Teelöffel Fenchelsamen, 2 Rosenknospen und 1 Gewürznelke hinzufügen.

Heißes Wasser, das Kapha ausgleicht

2l Wasser 5 Minuten aufkochen, dann vom Herd nehmen und 3 ganze Basilikumblätter, 2 dünne Stücke frischen Ingwer, ¼ Teelöffel Kreuzkümmel und ½ Teelöffel Fenchel hinzufügen.

Zitronenwasser für den Morgen

Für Zitronenwasser wird das Wasser 5 Minuten gekocht und pro Glas der Saft ½ Zitrone hinzugefügt.

Direkt nach dem Aufstehen, wenn der Organismus noch in der Ausleitungs- und Entgiftungsphase ist, wird das Wasser getrunken. Das Trinken von warmem Zitronenwasser entschlackt den Organismus, säubert ihn, regt Verdauung und Ausscheidung an und versorgt ihn gleichzeitig mit Vitaminen und sekundären Pflanzenstoffen.

Ingwerwasser

Kochen Sie 1 l Wasser und fügen Sie 2 bis 3 Scheiben frischen Ingwer hinzu. Lassen Sie das Wasser 10 Minuten köcheln. Direkt nach dem Aufstehen wirkt das Ingwerwasser reinigend. Ingwer ist außerdem eine starke Heilpflanze und entfaltet seine Wirkung, wenn das Wasser über den Tag verteilt getrunken wird. Er wirkt entzündungshemmend, schmerzlindernd, verbessert die Verdauung, lindert Blähungen, Völlegefühl und auch Übelkeit. Auch in der Krebstherapie, zur Blutverdünnung und zur Thromboseprophylaxe wird Ingwer eingesetzt.

Um die positiven Wirkungen Ihres Detox-Wochenendes zu bewahren, legen Sie für sich am Sonntagabend fest, welche Rituale Sie für die nächsten Wochen in Ihren Alltag integrieren wollen. Weniger ist dabei manches Mal mehr, denn alles sollte in Ihren Tagesablauf passen. Wichtig ist die regelmäßige Übung, auf das ganze Jahr verteilt.

Wie viele Momente der Ruhe und Meditation können Sie in Ihren Alltag einbauen? Welche Anregungen der Ernährung wollen Sie weiterhin umsetzen? Lässt sich das Trinken von abgekochtem Wasser regelmäßig umsetzen? Wie viel Raum und Zeit können Sie sich täglich oder wöchentlich für Ihre Yoga-Rituale nehmen?

Ein intensives Yoga-Detox sollten Sie sich mindestens alle drei Monate gönnen. Aber freuen Sie sich gleichermaßen über jede Idee dieses Detox-Programmes, die Sie für sich umsetzen können.

Ich wünsche Ihnen dabei viel Freude, positive Schwingungen und spannende Erfahrungen.

»Du willst Gutes tun? Dann tue es! Achte dabei nicht auf Anerkennung, auf Belohnung und auf Dank. Wenn du Gutes tust, dann tue es wegen seiner selbst, und du wirst Anerkennung, Belohnung und Dank empfangen, ohne es zu ahnen.«
Zenbuddhistische Weisheit

Widmung und Danksagung

Ich widme dieses Buch meiner Mutter, die in mir die yogische Schwingung geweckt hat. Sie hat Licht und Liebe, Mitgefühl und Freiheit gelebt und viele Menschen mit ihrem Engagement inspiriert und unterstützt.

Ich bedanke mich bei allen Lehrern und Lehrerinnen, die mein Wissen bereichert haben, mich berührt und inspiriert haben. Großer Dank gebührt auch meinen Geschwistern, die meine Arbeit immer unterstützen und bereichern, aber auch allen Schülerinnen und Schülern für ihr Feedback und die regelmäßige Teilnahme an meinem Unterricht und meinen Aus- und Fortbildungen. Die gemeinsamen Schwingungen haben mich zu der Autorin und Yoga-Lehrerin werden lassen, die ich heute bin.

Und schließlich bedanke ich mich bei Ihnen dafür, dass Sie sich für dieses Buch interessieren, und wünsche Ihnen beim Praktizieren viel Freude und ein lichtvolles Erleben.

Über die Autorin:
Christiane Wolff ist Yoga-Lehrerin BDY/EYU und -Therapeutin. In ihrem Yoga-Unterricht verbindet sie anatomische Präzision mit spiritueller Tiefe. Als Fachreferentin ist sie national wie international tätig und bekannt über zahlreiche Buch- und DVD-Veröffentlichungen. Sie leitet die Yoga-Schule und das Yoga-Ausbildungszentrum *Flowing Om* in Frankfurt am Main. www.christiane-wolff.de

Bildnachweis:
3 Illustrationen von Shutterstock:
Lebensblume und OM Zeichen: styleuneed/Ornament: Transia Design
Alle Fotos: Alexander Kupka, München

Besuchen Sie uns im Internet:
www.mens-sana.de

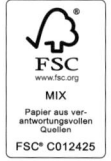

FSC
www.fsc.org
MIX
Papier aus ver-
antwortungsvollen
Quellen
FSC® C012425

Originalausgabe 2015
Copyright © 2015 Knaur Verlag
Ein Unternehmen der Verlagsgruppe Droemer Knaur
GmbH & Co. KG, München.
Alle Rechte vorbehalten. Das Werk darf – auch teilweise –
nur mit Genehmigung des Verlags wiedergegeben werden.
Redaktion: Ulrike Strerath-Bolz
Umschlaggestaltung: ZERO Werbeagentur, München
Umschlagabbildung: Alexander Kupka, FinePic®, München
Satz: Adobe InDesign im Verlag
Druck und Bindung: Offizin Andersen Nexö Leipzig GmbH, Zwenkau
Printed in Germany
ISBN 978-3-426-65759-1

2   4   5   3   1